全国高职高专护理类专业规划教材（第二轮）

康复护理学

（第2版）

（供护理及助产类专业使用）

主　编　谭　工　邱　波

副主编　王家陟　孟晓旭

编　者（以姓氏笔画为序）

王家陟（重庆三峡医药高等专科学校）

刘春江（重庆医药高等专科学校）

何　伟（四川中医药高等专科学校）

邱　波（漳州卫生职业学院）

闵芬梅（四川护理职业学院）

孟晓旭（兴安职业技术学院）

海润玲（天津医学高等专科学校）

谭　工（重庆三峡医药高等专科学校）

薛　瑶（毕节医学高等专科学校）

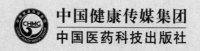

中国健康传媒集团

中国医药科技出版社

内 容 提 要

　　本教材为"全国高职高专护理类专业规划教材（第二轮）"之一，共5章内容，主要包括康复、康复医学、康复护理、残疾等基础知识，以及与护理实践紧密相关的康复基础理论、评定方法和护理技术等，其中对一些常见伤病的康复护理进行了重点阐述。教材内容突出技能和实用性，融入了问题导向、案例导入等先进的教育理念，引导学生思考，提高学生学习兴趣。

　　本教材为书网融合教材，即纸质教材有机融合电子教材、教学配套资源（PPT、微课、视频、图片等）、题库系统、数字化教学服务（在线教学、在线作业、在线考试），使教学资源更加多样化、立体化。

　　本教材可供全国高职高专院校护理及助产类专业师生使用，也可作为医药行业培训和自学用书。

图书在版编目（CIP）数据

康复护理学/谭工，邱波主编．—2版．—北京：中国医药科技出版社，2019.7

全国高职高专护理类专业规划教材（第二轮）

ISBN 978－7－5214－0904－8

Ⅰ．①康…　Ⅱ．①谭…②邱…　Ⅲ．①康复医学－护理学－高等职业教育－教材　Ⅳ．①R47

中国版本图书馆CIP数据核字（2019）第115956号

美术编辑　陈君杞

版式设计　友全图文

出版　**中国健康传媒集团** | 中国医药科技出版社

地址　北京市海淀区文慧园北路甲22号

邮编　100082

电话　发行：010－62227427　邮购：010－62236938

网址　www.cmstp.com

规格　889×1194mm $\frac{1}{16}$

印张　14 $\frac{1}{2}$

字数　306千字

初版　2015年8月第1版

版次　2019年7月第2版

印次　2022年12月第2次印刷

印刷　三河市万龙印装有限公司

经销　全国各地新华书店

书号　ISBN 978－7－5214－0904－8

定价　42.00元

获取新书信息、投稿、为图书纠错，请扫码联系我们。

数字化教材编委会

主　编　谭　工　邱　波

副主编　王家陟　孟晓旭

编　者（以姓氏笔画为序）

王家陟（重庆三峡医药高等专科学校）

刘春江（重庆医药高等专科学校）

何　伟（四川中医药高等专科学校）

邱　波（漳州卫生职业学院）

闵芬梅（四川护理职业学院）

孟晓旭（兴安职业技术学院）

海润玲（天津医学高等专科学校）

谭　工（重庆三峡医药高等专科学校）

薛　瑶（毕节医学高等专科学校）

出版说明

"全国高职高专护理类专业规划教材"于2015年由中国医药科技出版社出版，全套教材共27门，是针对全国高职高专医药院校护理类专业教育教学需求和复合型临床人才培养目标要求而编写，自出版以来得到了各院校的广泛欢迎。为了进一步提升教材质量，使教材更好地服务于院校教学，同时为了进一步贯彻落实国务院办公厅《关于深化医教协同进一步推进医学教育改革与发展的意见》（〔2017〕63号）等有关文件精神，不断推动职业教育教学改革，推进信息技术与医学教育融合，加强医学人才培养，使职业教育切实对接岗位需求，教材内容与形式及呈现方式更加契合现代职业教育需求，培养具有整体护理观的护理人才，在教育部、国家卫生健康委员会、国家药品监督管理局的支持下，中国医药科技出版社组织了本套教材的修订工作，并由全国近百所高职高专院校及附属医疗机构260余名专家、教师精心编撰，即将付梓出版。

本轮教材共包含27门，其中24门教材为新修订教材（第二版），主要特点如下。

一、内容精练，专业特色鲜明

本轮教材建设对课程体系进行科学设计，整体优化；对上版教材中不合理的内容框架进行适当调整；内容上吐故纳新，力求达到基础学科与专业学科紧密衔接、主干课程与相关课程合理配置的目标。教材内容精练、针对性强，具有鲜明的专业特色和高职教育特色。

二、对接岗位，强化能力培养

本轮教材强化以岗位需求为导向的理实教学，注重理论知识与护理岗位需求相结合，对接职业标准和岗位要求。每门教材在由教学一线经验丰富的教师组成编写团队的基础上，吸纳了多位具有丰富临床经验的医护人员参与编写，满足培养应用型人才的需求。在教材正文适当插入临床案例，起到边读边想、边读边悟、边读边练，做到理论与临床护理岗位相结合，强化培养学生临床思维能力和护理操作能力；同时注重护士人文关怀素养的养成，注重吸收临床护理新技术、新方法、新材料，体现教材的先进性。

三、对接护考，满足考试需求

本轮教材内容和结构设计，与国家护士执业资格考试紧密对接，在国家护士执业资格考试相关课程教材中以"考点提示"和"目标检测"的形式插入护士执业资格考试考点与真题，为学生学习和参加护士执业资格考试奠定基础，提升学习效率。

四、书网融合，学习便捷轻松

全套教材为书网融合教材，即纸质教材与数字教材、配套教学资源、题库系统、数字化教学服务有机融合。通过"一书一码"的强关联，为读者提供全免费增值服务。按教材封底的提示激活教材后，读者可通过 PC、手机阅读电子教材和配套课程资源，并可在线进行同步练习，实时反馈答案和解析。同时，读者也可以直接扫描书中二维码，阅读与教材内容关联的课程资源（"扫码学一学"，轻松学习 PPT 课件；"扫码练一练"，随时做题检测学习效果），从而丰富学习体验，使学习更便捷。教师可通过 PC 在线创建课程，与学生互动，开展在线课程内容定制、布置和批改作业、在线组织考试、讨论与答疑等教学活动，学生通过 PC、手机均可实现在线作业、在线考试，提升学习效率，使教与学更轻松。此外，平台尚有数据分析、教学诊断等功能，可为教学研究与管理提供技术和数据支撑。

本轮教材修订在组织、编写和审定过程中，得到众多专家的悉心指导和相关院校的大力支持，在此一并致谢！

改革创新的过程也是探索提升的过程，目标的提出至目标的实现是一个漫长、曲折的过程。在此殷切希望各医药卫生类院校师生和广大读者在使用中对教材进行检验，并提出宝贵意见，使本套教材日臻完善，为促进我国高职高专护理类专业教育教学改革和人才培养做出积极贡献。

中国医药科技出版社

2019 年 5 月

全国高职高专护理类专业规划教材（第二轮）
建设指导委员会

主 任 委 员　史瑞芬（南方医科大学）

顾　　　问　黄庶亮（漳州卫生职业学院）

副主任委员（以姓氏笔画为序）

马　波（安徽中医药高等专科学校）

郑翠红（福建卫生职业技术学院）

房立平（漳州卫生职业学院）

姚永萍（四川护理职业学院）

谭　工（重庆三峡医药高等专科学校）

委　　　员（以姓氏笔画为序）

王　刚（四川护理职业学院）

王亚宁（江西科技学院）

王珊珊（福建卫生职业技术学院）

尹　红（漳州卫生职业学院）

兰　萌（天津医学高等专科学校）

朱　霖（安徽医学高等专科学校）

朱美香（衢州职业技术学院）

汲　军（长春医学高等专科学校）

严家来（安徽医学高等专科学校）

杜庆伟（山东医学高等专科学校）

杨　峥（漳州卫生职业学院）

杨小玉（天津医学高等专科学校）

李大权（毕节医学高等专科学校）

李正姐（安徽中医药高等专科学校）

李丽娟（漳州卫生职业学院）

李钟峰（湄洲湾职业技术学院）

苏湲淇（重庆医药高等专科学校）

邱　波（漳州卫生职业学院）

张　庆（济南护理职业学院）

张　荣（毕节医学高等专科学校）

张　健（长春医学高等专科学校）

张　敏（安徽医学高等专科学校）

张　德（四川护理职业学院）

张亚军（内蒙古医科大学继续教育学院）

陈　燕（惠州卫生职业技术学院）

陈秋云（漳州卫生职业学院）

陈顺萍（福建卫生职业技术学院）

陈晓玲（安徽卫生健康职业学院）

陈瑄瑄（漳州卫生职业学院）

林建兴（漳州卫生职业学院）

林斌松（漳州卫生职业学院）

周卫凤（安徽医学高等专科学校）

周谊霞（贵州医科大学）

庞　燕（四川护理职业学院）

洪　霞（福建卫生职业技术学院）

郭永洪（云南工商学院）

黄小凤（漳州卫生职业学院）

谌　秘（南昌大学第四附属医院）

谢万兰（襄阳职业技术学院）

薛　梅（天津医学高等专科学校）

前 言 / PREFACE

随着时代的发展，人们对健康的要求已经不是简单的"没有疾病"，而是追求"身体、精神和社会适应的完好状态"，医学模式也由传统的"生物医学模式"向"生物－心理－社会"模式发生了深刻的转变，影响包括护理学在内的医学科学的各个领域，由此发展出了一门新兴的学科——康复护理学。

本教材为"全国高职高专护理类专业规划教材（第二轮）"之一，主要涉及康复护理的基础理论、康复护理评定、常用康复护理技术、常见伤病的康复护理等内容。在基础知识、基本理论上以"必需、够用"为原则，突出构建康复护理必需的知识和理论框架；在评定方法、护理技术上着重介绍康复中常用的方法和技术，且紧密围绕护理及助产专业的人才培养定位，注重技能和操作内容；在临床应用部分，突出一般护理和康复护理的结合、多种康复护理措施的综合，有极强的实用性。

本教材的特点如下：①编排科学，以初学者对康复医学的认知过程为线索，精心编排知识结构，使教材内容难易适度。②融入了问题导向、案例导入等先进教育理念，能有效激发学习者的兴趣。③植根于整体护理和康复医学，努力实现两者在理论和方法上的融合。④限于学时、护理及助产专业课程体系等诸多因素的限制，有些内容并未详尽讲解，只做了线索性的介绍，以作为进一步学习的指引。

本教材是由来自全国 8 所高职高专院校的一线教师共同完成，主要做的工作如下：对上版教材中不合理的内容框架进行调整或完善补充，以及更新陈旧内容，如对第四章中矫形器的统一命名方案、物理因子疗法之一的静电疗法等分别更新为最新内容，使教材内容更加科学合理、全面完整。同时将教材建设为书网融合教材，即纸质教材有机融合电子教材、教学配套资源（PPT、微课、视频、图片等）、题库系统、数字化教学服务（在线教学、在线作业、在线考试），使教学资源更加多样化、立体化。

在编写本教材过程中，得到各参编院校的大力支持，在此表示衷心的感谢！由于水平所限，教材中难免存在疏漏和不妥，恳请各位读者提出宝贵意见，以便不断更新完善。

编　者
2019 年 5 月

目 录 / CONTENTS

第一章

绪 论

学习目标

知识要点

1. 掌握康复的定义、对象、领域、方式、对策；康复医学的定义、对象、原则、内容；康复护理的定义、原则、基本内容。

2. 熟悉康复医学与其他医学的联系和区别，康复医学的工作方式和流程；残疾、残疾人的概念，残疾的三级预防。

3. 了解 ICIDH 和 ICF 的分类原则及各成分之间的关系。

技能要点

1. 对康复和残疾有正确的认识和了解，充分认识康复的重要性，热心康复事业。

2. 能按照康复医学的工作方式和流程从事康复护理工作。

3. 能按照康复的基本原则实施康复护理工作。

当前，医学模式已由传统的"生物医学模式"发展到"生物-心理-社会"模式，其基本思维方式也由简单的"治病-救命"发展到三维的"治病-救命-功能"，人们对健康的要求也从"没有疾病"发展到现在的"身体、精神和社会的完好状态"，在这一背景下，康复及康复医学应运而生。

第一节 康复概述

一、康复的定义

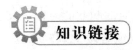 **知识链接**

英文的 rehabilitation 一词来源于拉丁语，其本意是"恢复地位、权利、身份"。在第一次世界大战期间，rehabilitation 被首次赋予了"对身心残疾者进行治疗，使其重返社会"的意思。第二次世界大战后，康复一词的医学用法才被正式确定下来。

扫码"学一学"

　　康复（rehabilitation）是指综合地、协调地应用各种措施，消除或减轻病、伤、残者的身心和社会功能障碍，使病、伤、残者重返社会。康复针对的是病、伤、残者的功能障碍，以提高局部与整体功能水平为主线，以整体的人为对象，以提高生存质量，最终融入社会为目标。在康复中，患者与环境和社会都是能动的。一方面，患者要通过改善功能以适应环境和社会；另一方面，可以通过对环境和社会的改造，以适应患者。尤其需要强调的是，康复不仅指功能的恢复，它还强调权利的恢复——即"复权"，由此可见，康复还是一项崇高的综合性社会事业。

　　在我国，康复一词的基本意思是"完全恢复"，与 rehabilitation 的理解有较大的差异。因此，在我国的香港地区和台湾地区，分别将 rehabilitation 译为"复康"和"复健"，以区别于一般意义上的"康复"。

二、康复的对象

　　康复的主要对象是暂时或永久的功能障碍者，即通常所称的"残疾"和"残疾人"。

　　残疾有暂时和永久之分，当残疾状态持续 12 个月以上时才被视为永久残疾。事实上，大多数人都会在一生的某个时期处于暂时的残疾状态，如胫骨骨折不能正常行走，因感冒不能正常工作、学习、生活等。各种慢性病、老年病基本都会导致功能障碍，即残疾的发生，如高血压、心脏病导致卧床休息，不能参加正常活动等。由此可见，"残疾人"的称法并不准确，因为残疾和生、老、病、死一样，是人生的一个必经阶段，并不能作为划分人群类别的一个界限，全社会都要树立起对待"残疾"和"残疾人"的正确态度。由于残疾和残疾人在社会生活中带有贬义，因此我们常用更加中性的"患者""残疾者"或"功能障碍"和"功能障碍者"代替。由于语言习惯的问题，本书有些地方还不得不继续使用残疾人的称法，请注意其正确的含义。

　　残疾的相关内容将在本章的第三节将做详细介绍。

三、康复的领域

　　康复不仅仅是一种方法，更是一种理念和指导思想，涉及社会生活各个领域之中，唯有如此，患者全部的生存权利才能得到恢复。

　　（1）医学康复（medical rehabilitation）　是康复事业在医学上的一个侧面，在医学上利用可利用的技术和方法促进康复。

　　（2）教育康复（education rehabilitation）　指尽量创造条件使残疾儿童及青少年进入普通学校接受教育（九年制义务教育及中高等教育），帮助不能接受普通教育的儿童和青少年进入一些专门设置的学校，接受一般学校不能提供的教育，如盲人学校、聋哑人学校等。

　　（3）职业康复（vocational rehabilitation）　使残疾者获得与其相适应的职业能力，一般分为职业评定、职业训练、就业、就业后随访等几个阶段。职业康复能有效地减轻家庭、社会的负担，使残疾者的社会生活更加完整，能极大地促进其身心健康。

　　（4）社会康复（social rehabilitation）　从社会的角度推进和保证医学康复、教育康复和职业康复的进行，维护残疾者的尊严和公平待遇，解决其重返社会时遇到的各种社会问题。常用的手段很多，如帮助就业、改造环境、提供福利、制定法律等。

上述四个方面，仅靠康复医学的专业人员是无法完成的，还必须要患者本人、家属、社区及全社会的共同参与。

四、康复的方式

康复的方式主要有 3 种：①机构康复（institute based rehabilitation，IBR）；②社区康复（community based rehabilitation，CBR）；③上门康复服务（out‐reaching rehabilitation service，ORS）。

（一）机构康复

机构康复是指集中专门的康复专业人才，利用较复杂的设备，在康复中心、康复医学研究所、综合医院的康复科、特殊教育部门、职业康复中心等机构进行康复。其人才技术比较集中，能为康复对象提供系统的康复服务，能解决复杂、疑难问题。但其费用高、服务面窄，而且不利于患者与家庭及社会的融合。

（二）社区康复

社区康复是在社区层次上采取的康复措施，依靠患者本人、其亲友和所在社区以及卫生、教育、劳动就业、社会保障等相关部门的共同努力来完成，政府应在社会康复中发挥主导作用。其费用低、服务面大、简便易行，非常适合我国国情。社区康复应与初级卫生保健相结合，从而使居民在社区中得到预防、保健、医疗、康复四大领域全方位、连贯性的服务。

（三）上门康复服务

上门康复服务又称为"延伸性康复"，是指由专业机构派遣专业人员到实地为患者提供康复服务，如特教教师按期家访的"访问学校"、家庭病床、康复医疗队等，但其成本更高，且服务期短，适合特殊情况的个别处理。

五、康复的基本对策

（一）预防残疾的发生

康复的基本对策，首先就是预防残疾的发生，因为残疾一旦出现不但会耗费极大的人力、物力、财力，而且往往不能恢复到原来的水平。此内容在本单元第三节做详细介绍。

（二）处理已发生的残疾

预防并不能达到防止的效果，残疾仍会不幸地发生。处理的原则有三个，即复原（restoration）、代偿（compensation）和适应（adaptation）。

1. 复原　针对器官水平的残损，主要采取医疗措施以恢复患者的功能。其手段既包括治疗医学的药物、手术治疗等，也包括康复医学中的功能训练等。如骨折后通过手术恢复其正确的解剖位置，通过药物防治感染，通过功能训练防治挛缩等并发症发生，并使其重新获得承重能力和正常运动功能。

2. 代偿　针对个体水平的活动受限，有体内代偿和体外代偿两种措施。

（1）体内代偿　包括系统内功能重组和系统间功能重组。①系统内功能重组是在同一系统内的不同水平上的功能重组或依靠同一水平上残存功能的代偿。前者如运动系统中的高级中枢受损后，通过训练由较低级的中枢来替代其功能；后者如某一个呼吸肌受损时通过训练其他的呼吸肌代偿。②系统间功能重组是指由另一个功能上完全不同的系统来代偿。

如通过训练失明者用触觉感受由摄像机转化的电信号代替视觉感知等。

（2）**体外代偿**　通过移植或使用人造设备（工具）恢复功能的方法称为体外代偿。常见的移植设备如人工耳蜗、人工喉等，常用工具如拐杖、轮椅、假肢等。这些通常都属于康复工程的范畴。

3. 适应　针对社会水平的参与受限，通过改造环境以尽可能地减少残疾者参与社会生活的障碍，包括自然环境、社会环境、意识形态等多方面。如对建筑物进行无障碍化改造，建立保障残疾者权利的法律和制度，加强舆论引导使人们改变对残疾和残疾者的不正确看法，促进人们关心、爱护、尊重残疾者等。

第二节　康复医学

一、康复医学的定义

扫码"学一学"

康复医学（rehabilitation medicine）是利用医学的措施，治疗因各种原因遗留的功能障碍，使病、伤、残者的功能尽可能恢复到最大限度，并为他们重返社会创造条件的医学分支。它具有独特的理论基础、评定方法及治疗技术，与预防医学、保健医学、临床医学共同组成全面医学（comprehensive medicine）。

康复、医学康复和康复医学三者既相互覆盖，又有所区别，在实际工作中又是相互配合的。康复是一项综合性事业。医学康复的对象是所有医学技术能处理的、持续时间在1年以上的永久性残疾。康复医学是具有明确内容的医学学术体系。三者之间的详细对比如表1-1。

表1-1　康复、医学康复、康复医学的比较

	康复	医学康复	康复医学
性质	综合性事业	康复的一个领域	医学的一个新兴学科
对象	各类永久性残疾	主要是永久性残疾	暂时性和永久性的残疾
目的	恢复残疾者的功能和权利，使他们像健康人一样平等地参与社会生活	利用医学的技术和方法促进康复	恢复残疾者的功能，为他们重返社会创造条件
方法	医学的、工程的、教育的、社会的	包括康复医学在内的一切医学诊疗方法	主要是医学的、工程的
负责人员	由医药卫生人员、工程技术人员、特殊教育学者和社会工作者共同完成	所有学科的医务人员	从事康复医学的各类医务人员

二、康复医学的对象

康复医学的对象主要是由于各种损伤以及急、慢性疾病、老龄病造成的功能障碍和先天发育障碍。这些障碍可以是潜在的或现存的，可逆的或不可逆的，部分的或完全的，可以与疾病并存或为疾病后遗症，实际涉及临床各科。

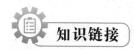

康复医学的服务对象是逐步扩大的。最初，主要针对骨科和神经科的伤病，运动功能障碍是患者的共同特点。后来，老年病、心肺疾病、糖尿病、慢性疼痛、癌症、艾滋病等的康复也纳入了研究范围。现在康复医学已经开始处理精神、智力、感官等方面的功能障碍。随着康复医学的进一步发展，康复医学的诊疗对象会继续拓展，必将越来越广泛地覆盖临床各科。

三、康复医学的基本原则

功能训练、整体康复和重返社会是康复医学的三大基本原则。

（一）功能训练

功能观是康复医学的基本观点之一。康复医学关注的不是伤病本身，而是伤病引起的功能变化，着眼于恢复人体的正常功能活动，这对于一直关注伤病本身的传统医学模式而言，是一个全新的视角。因此，康复医学又被称为"功能的医学"。康复医学对功能的认识是个体水平的，它把人体视为一个整体来研究，以患者整体的、综合的功能恢复为己任。康复医学以其多学科结合的优势，研究功能障碍的所有侧面及其康复、代偿方法，使有些病损虽然不能治愈，但依然能通过科学的方法使其生活自理、重返社会。这种注重整体能力康复的认识，也使康复医学被称为"个体水平的医学"。

功能训练的原则就是要求采取各种方法，提高患者在运动、感知、心理、语言交流、日常生活、职业活动和社会生活等方面的能力，为重返社会创造条件。

（二）整体康复

为了帮助患者重返社会，除了应用各种方法使患者的功能得到最大限度的恢复以外，还需要采取综合的措施，一方面提高患者适应社会的能力，另一方面要让社会和环境更好地适应患者。如帮助患者调整与家庭和社区的关系；为患者提供适宜的职业培训；帮助患者对生活环境进行改造；努力倡导尊重、关爱残疾人的文明环境；积极推动立法，充分保障残疾人的合法权益等，使他们能更顺利地重返社会生活，恢复其全部生存权利。因此，康复医学又被称为"复权的医学"。随着社会的发展，这种以人为本的"复权"理念，也将成为医学指导思想之一。

整体康复就是要采用医学、教育、职业和社会的各种方法使患者全面恢复生理和社会能力。

（三）重返社会

重返社会是康复医学的最终目标。正如世界卫生组织（WHO）所指出的那样"健康是身体上、精神上、社会生活的完美状态，而不仅仅是没有疾病或衰弱的现象"。这种以重返社会为根本目标的认识使康复医学最能体现新的"生物－心理－社会"医学模式，在理念上走在了医学发展的潮头。

四、康复医学的内容

康复医学主要由康复医学理论体系、康复评定、康复治疗技术、临床康复四部分组成。

（一）康复医学理论体系

康复医学理论体系的组成十分复杂，它是在与医学和非医学的多个学科相互渗透、融合的基础上逐渐形成的。

医学方面除了解剖、生理、病理等基础性学科外，主要还有运动学，包括运动生理、运动生化、生物力学等；神经生理学，包括神经发育学、运动控制的神经学基础等。此外，由于康复患者常常伴有不同程度的心理问题，而心理因素反过来对康复效果有十分明显的促进或阻碍作用，因此，心理学的内容也逐渐成为康复医学理论体系的重要组成部分之一。

此外，康复医学的理论体系还与工程学、社会学、建筑学等一些非医学学科交叉，由此发展出的治疗理论和方法也越来越"不像"传统概念上的医学，如制造假肢、矫形器、辅助器具等，又如对环境进行改造、帮助患者设计新的生活模式等，甚至形成了新的学科，如康复工程学等。可以预见，随着"全面康复"理念的不断深入，康复医学和其他学科的结合将更紧密、更广泛。

（二）康复评定

1. 康复评定的内涵和意义 康复评定（rehabilitation evaluation）是指用客观的方法有效和准确地评定患者功能障碍的种类、性质、部位、范围、严重程度和预后，是对患者的功能状况和潜在恢复能力的判断。康复评定是康复医学的重要组成部分，在康复过程中往往需要多次进行康复评定，以准确、动态地了解患者功能状况，判断康复效果，为制定和修订康复方案提供依据，从而保证预期目标的实现。

康复评定对于康复医学，就如同诊断对于临床医学一样重要。每位患者所能达到的最终康复效果受到很多主观和客观因素的影响，但最根本的还是取决于患者的功能障碍情况。因此，全面了解患者的功能状态，是确定康复目标和制定康复方案，帮助患者最大限度恢复功能的前提。不切实际的康复目标和不正确的康复方案都会严重地影响到功能恢复。对患者来讲，康复评定能增加患者对自身情况的了解，树立正确的康复目标，避免由于对自身状况不了解而造成的盲目乐观和悲观；有利于患者及时、主动的向医生反映情况，以防止或减缓不可逆变化的发生；能让患者看到量化的功能改善，对增强患者信心、促使其更加积极地参与到康复治疗中来有很好的推进作用。

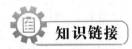 **知识链接**

康复评定和临床诊断虽然同样意义重大，但本质却是不同的。康复评定的对象是功能障碍者及其功能障碍，目的是客观地、准确地了解功能障碍的性质、部位、范围，严重程度、发展趋势和预后转归。一般来讲，在临床康复中，康复评定至少在康复的前、中、后各进行一次，有一个"评定—康复—再评定—再康复"的过程。而诊断则是对疾病及病理的判断，在诊断明确的情况下一般不会重复进行。

2. 康复评定的目的

（1）明确功能障碍的情况 全面了解患者失去了哪些功能，残存有哪些功能，以及功能障碍对个人生活和参加社会活动的影响。

（2）确定康复目标 早期、正确地确定康复目标有利于有的放矢地开展康复治疗，更有效地利用人力、物力，防止患者自身的时间和经济的浪费。过低的康复目标会延误康复的时机，而过高目标和随之而来的巨大挫折则是对患者的二次伤害，都是十分有害的。在确定康复目标时，也有必要划分不同的阶段，如制定近期目标、远期目标、最终目标等，这对患者是有利的促进。

（3）制定康复方案　通过评定选择恰当的治疗方法、训练手段或采用康复工程措施以实现功能代偿是康复评定的主要目的之一。

（4）了解康复效果　有效地指导康复方案的改进，判定新的康复方法是否有效。

（5）帮助判断预后　预后的判断可以使制定的康复方案更合理，同时也可以帮助患者及家属做好相应的心理准备。

3. 康复评定的内容　康复评定的内容包括身体、心理、职业和社会等方面，常见的评定项目如下。

（1）人体形态评定　包括身高、体重、正常姿势等基本信息，这在临床医学里也有广泛的应用，是其他评定项目的基础。

（2）运动能力评定　包括关节活动度、肌力、耐力、步态和平衡、协调能力等。

（3）日常生活能力评定（ADL）　包括床上运动、坐起、穿衣、进餐、如厕、个人卫生、大小便控制和轮椅等辅助器具的使用等。

（4）语言交流能力评定　主要包括听说（声音语言）和读写（文字语言）两方面。

（5）心肺功能评定及体能评定　包括肺通气功能、肺换气功能、心功能储备和病变程度等。可通过运动试验来了解。

（6）发育评定　包括智力、运动能力、交流能力等各方面的发育水平。

（7）心理评定　包括性格、智力、心理适应能力等等。

（8）职业能力评定　包括职业适应能力、职业前评定等等。

（9）社会生活能力评定　包括社会适应能力、社区环境以及社会资源的可利用性等方面的评定。

除了上面我们提到的评定项目以外，常做的评定项目还有神经肌肉电生理检查、认知能力评定、感觉能力评定等。

（三）康复治疗技术

1. 物理疗法（physical therapy，PT）　是运用最广的康复治疗技术，有广义和狭义之分。广义的物理疗法是包括力学类的运动疗法在内的，应用力、电、声、光、磁、热等物理因素评定和治疗疾病、恢复与重建功能的方法；狭义的物理疗法简称理疗，利用的是"力"以外的其他物理因素。需要指出的是，运动疗法在康复中占有十分特殊的地位，其目的是恢复患者的运动功能，同时对防治肌肉萎缩、关节僵直、骨质疏松、局部或全身畸形等有十分重要的意义。运动疗法的种类很多，除了康复医学中的运动训练、关节松动术、关节活动术以外，中医的推拿、练功等也属于运动疗法。推拿是被动运动，而练功如气功、太极等则是主动运动。

2. 作业疗法（occupational therapy，OT）　是有目的、有针对性地从日常生活、职业劳动、文娱活动和认知活动中选择一些作业，对患者进行训练和评定的一种方法。它可以使患者在选择性活动中逐步改善身体、心理和社会功能，以提高患者生活质量，让患者更加主动地生活。作业疗法的形式很多，如吃饭、穿衣、书法、园艺、编织、手工等需要根据患者实际情况灵活掌握，也可根据患者的职业来设定。

3. 言语疗法（speech therapy，ST） 是指利用各种手段对各种原因引起的言语障碍进行评定、治疗的方法，常见的如失语症、构音障碍、言语失用、言语错乱等。

4. 心理疗法（psychology therapy，PT） 心理变化能显著影响康复的过程和结果，心理疗法是康复中的必备手段。它是应用心理学的原则和方法，通过治疗者与被治疗者的相互作用，解决患者的心理、情绪、认知和行为等方面的问题以达到康复的目的。

5. 康复工程（rehabilitation engineering，RE） 是利用工程学的原理和方法，减轻、代偿、适应患者的功能障碍的科学。康复工程研究的内容包括：康复评定设备、功能恢复训练器械、功能代偿性用品（如假肢、矫形器、辅助器具等）、功能重建用品（如人工耳蜗、人工喉等）、装饰性假器官、无障碍设计等。

6. 中医疗法（Chinese traditional medicine therapy，CTMT） 经过几千年发展和锤炼，中医形成了一套针对功能恢复的独特理论体系和治疗方法。前者如整体观、辨证论治等，后者如针灸、推拿、练功等，是我国开展康复治疗的必备技术之一，而且越来越受到国际上的高度重视。

7. 文娱疗法（recreational therapy，RT） 是让患者参加力所能及的文体活动，帮助其恢复功能，增进心理健康和集体活动能力的一种治疗方法。

8. 职业咨询（vocational counseling，VC） 向患者提供就业方面的咨询，并用医学的、社会的或其他措施帮助患者实现重新就业。职业咨询不是简单的有关职业的问答，它包括职业能力评定、就业训练、信息帮助等。

9. 社会服务（social work，SW） 是在住院期间、出院后全程为患者提供帮助、解决困难的服务，这些服务主要由社会工作者（social worker）承担。他们可以帮助患者尽快适应环境、克服残疾后的心理障碍、和患者家人一起寻求有关政府部门、保险公司等的支持。

（四）临床康复

临床康复是康复医学的理论和技术在临床上的应用。临床康复按照传统的、以疾病为中心的治疗医学的临床分科发展出了很多亚科，如神经康复、骨科康复、儿科康复等等，并由此发展出了独特的诊疗流程和工作方式。

五、康复医学与其他医学的联系和区别

（一）康复医学和其他医学的联系

康复医学与预防医学、保健医学、临床医学共同组成了全面医学，它们都是为保障人类健康这一共同目标服务的，在疾病发生发展的过程中，四者配合紧密，共同发挥作用，它们都强调"以防为主，防治结合"，如康复医学就强调早期介入，预防功能障碍的发生或减轻障碍的程度。

康复医学和临床医学联系最为密切，不但相互融合形成了神经康复、骨科康复、儿科康复、肿瘤康复等众多分支，而且由于疾病的治疗阶段同时也是康复的主要阶段，因此同时开展治疗和康复已经成了一种迫切的要求。

（二）康复医学和其他医学的区别

康复医学与临床医学既有密切的联系也有显著的区别，如表1-2所示。

表1-2　临床医学和康复医学的比较

	临床医学	康复医学
对象	疾病及患者	功能障碍及功能障碍者
目的	治愈疾病	最大限度地恢复功能，为重返社会创造条件
方法	以药物、手术为主	PT、OT等疗法为主，辅以必要的药物和手术
负责人员	临床各科医生、护士和技术人员	康复医学的各类医务人员
患者作用	被动的配合	患者及其家人都需要主动的参与
工作模式	分工模式	团队模式

保健医学的对象是所有人，它采取综合的措施维持人体的健康，具体措施如起居有时、饮食节制、体育锻炼等都是为了健康这一泛化的目标，可由专业的保健人员提供服务，但多数是自我保健。

预防医学以"环境—人群—健康"为主线，其对象是易感人群，目的是预防疾病的发生，它的措施多是有明确指向性的，即可针对个体，如通过接种乙肝疫苗预防乙肝等；也可针对群体，如通过环境消毒预防传染病爆发等，需要专业的预防卫生人员提供服务。

六、康复医学的重要地位

康复医学的产生和发展顺应了历史发展的趋势，日益为全社会所重视和倡导，其原因有以下几个方面。

（一）人类疾病谱已经发生了深刻的变化

在人类历史上，传染病一度是威胁人类健康的最主要原因。但在医学高度发展的今天，传染病在总体上已经得到了控制，非传染性疾病如心血管疾病、脑卒中、肿瘤和创伤已成为威胁人类健康的主要因素，这些患者除了急性死亡外，大部分可以较长时期存活，康复医学所起到的作用日益凸显。如在心肌梗死患者中，参加康复治疗的死亡率比不参加康复治疗的低36.7%。再如，在脑卒中的患者中，积极的康复治疗不但可以使死亡率降低12%，而且可以使90%的患者能重新步行和自理生活，可使30%的患者恢复较轻的工作，如不进行康复治疗，这两个比例则很低。

（二）"残疾人"的数量在不断增加

据我国第二次全国残疾人抽样调查显示：截至2006年，我国各类残疾人总数达8296万人，残疾人占全国总人口的比例为6.34%，而1987年我国残疾人占总人口的比例仅为4.9%。这些数据，不但显示了我国残疾人口规模大，而且表明我国正处于残疾人口快速增长期，其原因除了遗传等一些一般的致残因素外，还出现了新的变化。

1. 人均寿命延长，人口老龄化　随着科技的进步和经济社会的发展，人类的寿命在不断地延长，我国的人均寿命超过了72岁，这使我们面临着巨大的"老龄化"压力。同时，由于老年人的患病率较高，因此面临着更大的残疾的风险，这是社会发展的必然趋势。目前，我国残疾人中60岁以上的老年人达到4416万，占全国残疾人总数的53.24%，在新增的残疾人中75.5%是老年人。

2. 工业和交通的现代化　工业和交通现代化在提高人们生活质量的同时也带来了安全隐患，虽然人们采用了很多办法来降低工伤和车祸的发生率，但由于工业规模的扩大和汽车等交通工具使用频率的提高，虽然比例有所下降但绝对数字却在不断地增加。据统计，仅在我国，每 5 分钟就会有人因车祸死亡，每分钟都有人因车祸而致残。

3. 文体活动的发展 随着生活水平的提高，文体活动越来越普及，形式越来越多，内容越来越"刺激"，如攀岩、轮滑、赛车、自驾游等，而且竞技的味道越来越浓，这使参与者面临的风险也越来越大。

无论是哪种原因造成的残疾，都迫切需要康复治疗，康复医学的重要性则更显得突出。

（三）全社会的认知水平不断提高

1. 生存的质量意识不断增强 时代发展到今天，人们对生存的要求早已不仅仅是"存活"，而是越来越注重生活的内涵和质量，然而疾病的阴影却如影随形。随着医学的发展和疾病谱的变化，很多疾病显得不再那么"致命"，多数人可以治愈，或者在疾病中长期存活，但其生活质量却大打折扣，康复医学正是提高患者生存质量最切实有效的方法。以癌症为例：目前约有 40% 可以治愈，在不可治愈的患者中，又有 60% 的可以存活 5~15 年之久。这些治愈或带病存活的患者，绝大多数有沉重的思想负担，并且因治疗不得不放弃原来的生活方式，饱受疾病本身和治疗带来的肉体上的痛苦和精神上的折磨，所有这些都需要应用心理治疗、整形治疗、作业疗法、物理疗法、康复工程等积极的康复措施来解决。

2. 残疾人也有自我实现的愿望、可能和必要 在过去的很长一段时期内，残疾人被认为是不能创造社会财富的，只能依靠其他人的帮助才能生存，这种思想不但造成了巨大的社会负担，而且使残疾人无法享有正常人一样的权利。但由于过去医学不发达，残疾人存活时间短，生存是其关心的主要问题，掩盖了很多矛盾。但随着科技的进步，这一情况发生了显著的变化。以截瘫为例，1950 年前截瘫后存活下来的患者平均寿命只有 2.9 年，但是在今天，截瘫患者的 10 年存活率超过 90%，有很多学者甚至认为截瘫不影响预期寿命，因为非损伤性人口的十年存活率也仅有 98%。这种变化促使人们探索残疾人恢复生产的可能性，残疾人自身也产生了强烈的重返社会、自我价值实现的愿望，康复医学就是实现这一目标的正确途径。仍以截瘫患者为例，随着康复医学的推广，20 世纪 70 年代就使超过一半的患者重新回到了工作岗位，到 20 世纪 80 年代这一比例就超过了 80%，他们不再是家庭和社会的负担，而是能继续为社会做出贡献的人。这正是康复医学日益受到社会重视的原因之一。

（四）康复医学是应对自然灾害和战争的必要储备

自然灾害是难以避免的，基于对人类社会发展的现实和未来的预期，战争也难以避免。自然灾害和战争都会在夺取大量生命的同时，造成大量的残疾。2008 年发生的汶川地震，在一瞬间就造成了近 10 万人死亡和失踪，37 万多人受伤，这些伤者有的通过早期的康复介入避免了残疾的发生，有的通过积极的康复治疗最大限度的恢复了功能重返社会。截至 2009 年 5 月公布的数字，在本次特大地震中因灾致残 7000 余人，这远远好于最初预计的数万人。可见，康复医学也是一种十分重要的战略储备。

七、康复医学的工作方式和流程

康复医学是一门新兴的、多专业和跨科性的学科，需要采用多学科、多专业联合作战的方式工作，强调学科间和学科内的合作。在康复医疗工作中需要有多个学科、多个专业的人员参与，最后采用康复协作组或治疗组（team work）的形式对患者进行康复诊断、康复功能测评、康复治疗和训练（图 1-1）。

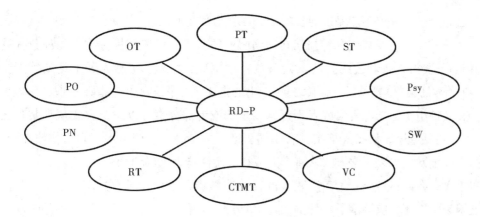

图 1-1 康复协作组的组成

RD：康复医师；PN：康复护士；PT：物理疗法师；

OT：作业疗法师；ST：言语矫正师；PO：假肢与矫形器师；

Psy：心理治疗师；RT：文体治疗师；VC：职业顾问；

SW：社会工作者；CTMT：中医师

康复协作组的一般工作程序如下：先由康复医师召开协作组会议，小组成员对患者功能障碍的性质、部位、严重程度、发展趋势、预后和转归各抒己见，提出各自的评定分析结果、康复治疗对策（包括近期、中期、甚至远期的），然后由康复医师归纳总结为完整的、分阶段性的治疗计划。然后由各成员按计划分头付诸实施。在康复治疗的中期，再次召开小组会议，对计划的执行结果进行评价、修改、补充，然后继续治疗。在康复治疗结束时，再召开小组会议对康复效果进行总结，并为下阶段治疗或出院后的康复提出意见。

第三节 残 疾

康复医学的对象是功能障碍和功能障碍者，即通常所称的残疾和残疾人；其目的是帮助残疾者最大限度地发挥残存功能和潜在能力。因此对残疾相关知识进行全面了解对更好地开展康复工作是十分有益的。

一、残疾概述

（一）残疾

残疾（disability）是指因外伤、疾病、发育缺陷或精神因素等各种原因造成身心功能障碍，以致不同程度地丧失正常生活、工作和学习能力的一种状态。2006 年 12 月，第 61 届联合国大会通过的《残疾人权利公约》特别指出，"残疾是一个演变中的概念，残疾是伤残者和阻碍他们在与其他人平等的基础上充分和切实地参与社会的各种态度和环境障碍相互作用所产生的结果。"不难看出，功能障碍造成的残疾只是相对的，还取决于功能障碍者所处社会和环境的状况。所以，残疾不仅是医学问题，更是社会问题。

（二）残疾人

由于经济文化与社会福利制度的差异，不同的国际组织与国家从不同的角度对残疾人（people with disability, disabled person）提出了定义与评定标准。1975 年世界卫生组织（WHO）给"残疾者"所下的定义是："无论先天的或后天的，由于身体或精神上的不健

扫码"学一学"

全，自己完全或部分地不能保证通常的个人或社会需要的人。"国际劳工组织对残疾人的定义是"经正式承认的身体或精神损伤在适当职业的获得、保持和提升方面的前景大受影响的个人"。《残疾人权利公约》将其定义为："生理、心理、感官先天不足或后天受损的人"。《中华人民共和国残疾人保障法》给出的定义为："残疾人是指在心理、生理、人体结构上，某种组织、功能丧失或者不正常，全部或者部分丧失以正常方式从事某种活动能力的人"。概括起来，残疾人是指具有不同程度躯体、身心、精神疾病和损伤或先天异常，使得部分或全部失去以正常方式从事个人或社会生活能力人群的总称。

残疾人具有以下特点：①由于残疾的存在和影响，在身心活动方面，残疾人是具有不同程度困难的群体，应该给予特殊的关心和照顾，以利于他们克服这些困难的影响，为潜力的充分发挥创造必要的条件；②残疾人一般都具有不同程度的生活和工作的潜力，经过提供康复服务或康复训练，可以发挥这些潜力，使残疾人的生活或工作能力得到改善；③残疾人和健全人一样，在社会上享有同样的权利和机会，不应受到任何歧视。WHO 认为，需要在社会生活的一切领域为残疾人的充分参与而对环境做出必要的调整，要求社会改变其对残疾人的态度和观念。

（三）残疾与疾病的关系

残疾是指由包括疾病在内的多因素导致的一种身心功能障碍状态，因此残疾主要涉及的是那些能影响到活动能力的疾病，这些疾病可导致程度不同的功能障碍，即疾病可导致残疾，但残疾不一定就是疾病或伴有疾病。残疾与疾病的概念完全不同，两者的关系有如下三种。

（1）残疾与疾病无关　如先天性变异或外伤导致的肢体损伤，患者除了肢体或器官的残缺，身体其他部位十分健康。

（2）残疾与疾病共存　由于疾病本身引起的肢体或器官功能障碍，如关节炎、心脏病等引起疼痛的疾患，功能受限与疼痛程度相关，随着病情的控制，疼痛得到改善，功能逐渐恢复。

（3）残疾在疾病后发生　多见于急性病后期，如脑血管意外、脊髓炎症后，即使血管病变和炎症得到控制，但仍可能终生残留偏瘫或截瘫。

二、致残原因

致残原因在发达国家和发展中国家有很大差异。发展中国家的主要致残原因是营养不良、传染病、产期护理差以及各种事故，它们占全部残疾病例的70%左右。在发达国家，因营养不良、传染病等致残的在逐渐减少，意外事故、慢性躯体疾病、精神病等逐渐成为主要的致残原因。此外，还有众多因素虽未直接造成残疾，但可继发残疾或加重残疾程度，也是不容忽视的。

（一）疾病

多数的疾病都可致残，目前最常见的疾病有以下几类。

1. 传染性疾病　如脊髓灰质炎，可引起肌肉萎缩、肢体畸形；乙型脑炎、流行性脑脊髓膜炎也可影响脑功能，而引起失语、强直性瘫痪、精神失常等；沙眼也是一种传染性疾病，可以影响视力，重者致盲。还有许多传染性疾病如麻风病、麻疹、急性出血性结膜炎等都可能致残。随着免疫接种的普及，各种传染病的发生率显著降低，但近年来有些传染病发病率又有所增加，如结核，而且还会有新的传染病产生，应该引起重视。

2. 孕期疾病 孕期疾病是致残的重要因素。特别是孕妇的病毒感染，尤其是在怀孕早期（3 个月内）任何病毒感染，例如流感病毒、肝炎病毒、风疹病毒等，都可造成胚胎的损害。流感病毒可使胎儿形成兔唇或中枢神经系统方面的异常；肝炎病毒可引起先天性畸形；风疹病毒可引起先天性白内障、先天性心脏畸形和先天性耳聋。怀孕 6 周左右是胚胎器官形成的时期，此时如果受 X 线辐射，易导致胎儿发育障碍，且畸形发生率也高。电磁辐射也容易造成胎儿变异而致畸胎。药物对胎儿也有很大的影响，因为药物能通过胎盘进入胎体，而胎儿的肝脏、肾脏都发育不成熟，药物不能很快从胎儿体内排出，而可能对胎儿发生影响。在分娩过程中，产伤、缺氧等产科环境也可引起脑瘫、骨折等导致残疾。

3. 老年病和慢性病 营养条件和卫生状况的改善使人的平均寿命延长，老年人口增加，老年病患者增多；先进的治疗手段，使许多患有疾病的人成为慢性病患者生存下来，这些都使老年病和慢性病成为主要的致残原因之一。

（二）营养失调

营养失调是指人们所摄取的食物中所含的人体必需营养成分有某些缺陷，包括营养不足和营养失衡。对人体造成损害甚至可以致残的营养失调性疾病包括蛋白质－热能营养不良（可以导致水肿或极度消瘦）、矿物质营养不良（如钙、锌、碘、硒等缺乏）以及维生素缺乏等（如维生素 A、D 缺乏）。全世界的残疾人中，约有 1 亿人是由营养不良所造成。在一些发展中国家营养失调是最主要的致残原因，特别是 5 岁以下儿童的发生率最高。据联合国统计，全世界约有 1000 万儿童因严重缺乏蛋白质而智力发育迟缓；每年约 25 万儿童因严重缺乏维生素 A 而致盲；维生素 C、维生素 D 严重缺乏可引起骨骼畸形和病变。此外，营养不良可使机体抵抗力下降，易患各种疾病，因而增加了致残的可能性。

（三）先天因素

遗传因素也是导致残疾的一个重要因素，如唐氏综合征、苯丙酮尿症等。人体细胞有 46 条染色体，每条都有特定的结构，而且携带着不同的基因。如果染色体形态或数目发生改变，或单个基因缺陷，都能使机体的许多部分发生病变，遗传性疾病即由此形成。据统计，全世界残疾人中约有 1 亿人是由先天性发育缺陷造成的。如先天性大脑发育不全、智力发育迟缓、先天畸形、先天性聋哑等。1987 年我国残疾人抽样调查表明，视力残疾儿童中因遗传致残几乎占一半，听力和智力残疾各占 1/10，肢体残疾儿童受遗传因素影响较少，但也占 4%。

（四）意外事故

交通事故、生产过程中的事故、体育运动中的意外损伤都可能致残。据统计，世界上每年约有 300 万人发生交通事故，其中一半会因事故而导致残疾；其他意外事故每年也会使约 300 万人成为致残人。体育运动中的意外损伤，如体操、跳水、拳击、武术等许多运动项目都可能引起严重损伤而致残。另外，一些户外运动如登山、攀岩、滑冰、蹦极等也可能由于防护不当而造成伤残。

（五）战伤

现代康复医学的发展与战伤救治及其功能恢复密切相关。两次世界大战期间和战后，欧美一些国家对受伤军人大量应用了温热疗法、电刺激、按摩、体疗、支具疗法和作业疗法等，以促进其功能恢复。当今世界虽以"和平、发展"为主题，但某些地区仍有战争和暴力冲突发生，而且仍然存在爆发大规模战争的可能性。而战争一旦爆发，除直接造成大量躯体残疾外，还会使更多人出现心理和精神问题，引发精神残疾。

（六）自然灾害

自然灾害对人类社会造成的危害往往是触目惊心的。它们之中既有地震、火山爆发、泥石流、海啸、台风、洪水等突发性灾害；也有地面沉降、土地沙漠化、干旱、海岸线变化等在较长时间中才能逐渐显现的渐变性灾害；还有臭氧层变化、水体污染、水土流失、酸雨等人类活动导致的环境灾害。这些自然灾害也是造成残疾的原因之一。

（七）物理、化学因素

物理性因素有放射性物质、噪声、振动、高温等。化学性因素有药物致残，如链霉素、庆大霉素等；有害毒物致残，如铅、砷、汞、农药、甲醇等。

（八）社会、心理、行为因素

与残疾发生有关的社会心理行为因素包括经济状况、医疗卫生条件、人口状况、文化习俗、家庭环境、重大生活事件、精神紧张、吸烟酗酒等，主要导致精神残疾和智力残疾。

三、残疾分类

残疾分类是残疾程度的分级标准，常用于分析残疾者的状况，帮助制定康复治疗方针。残疾分类与分类的目的有关，目前世界尚无统一的分类标准。一般来讲，按残疾的性质可分为先天残疾和后天残疾；按残疾的部位可分为视力、智力、听力、语言、肢体残疾等；按残疾的类别可分为心理残疾，生理残疾和感官、器官残疾等。

（一）国际残损、残疾与残障分类（ICIDH）

《国际残损、残疾与残障分类》（International Classification of Impairment，Disabilities and Handicaps，ICIDH）由世界卫生组织（WHO）制定，于1980年公布。它从身体、个体和社会三个层次反映功能损害程度（表1-3），其基本内容如下。

1. 残损（impairment，I） 指多种原因所引起的身体外形、结构、器官或系统生理功能以及心理功能的异常，并且影响到了个人的正常生活活动。残损属于器官或系统水平的功能障碍，可分为智力残损、心理残损、言语残损、听觉残损、视力残损、内脏残损、骨骼残损、畸形、其他等9类。

对于残损，康复的主要对策是复原。例如患者第4腰椎体骨折，导致马尾神经损伤，可以有胫骨前肌肌力减退，影响步态，但仍能缓慢跛行，可以进行基本的日常生活、工作和学习活动。对其肌力和神经功能进行评定后，采取适当的肌力训练和神经刺激或促进技术，可促进神经生长或功能代偿，提高和增进肌力，使肢体活动功能基本恢复正常。

2. 残疾（disability，D） 残疾都有不同程度的残损，但不是所有的残损都会造成残疾。残疾是指按正常方式进行的日常独立生活活动及工作的能力受限或丧失，属于个体或整体水平的障碍。心理、生理和职业的因素都将影响到残疾的评估，尤其是职业因素应当得到充分考虑。如外科医师失去一只左手，将失去从事外科手术的能力，但医院院长失去一只左手，对他完成院长行政管理的职责几乎没有影响。残疾可分为九大类，包括行为残疾、交流残疾、生活自理残疾、运动残疾、身体姿势和活动残疾、技能活动残疾、环境处理残疾、特别技能残疾、其他活动残疾等。

对于残疾，康复主要对策是代偿和适应。例如：患者T_{10}水平的完全性脊髓损伤，出现双下肢瘫痪，丧失行走能力，个人生活不能自理。其评估必须包括日常生活活动能力，康复治疗主要为轮椅训练和日常生活活动能力的训练，从而尽可能减少依赖，提高独立生活程度。患者在经充分合理的康复治疗后，往往能自由地操纵轮椅，个人生活基本自理，并可恢复某些职业的工作能力。

3. 残障（handicap，H） 残障是指残疾者社会活动、交往和适应能力的障碍，包括工作、学习、社交等，个人在社会上不能独立，是社会水平的障碍。具体类别有定向识别（时、地、人）残障、身体自主残障、行动残障、就业残障、社会活动残障、经济自立残障、其他残障等。

康复对残障的对策主要是适应，如对环境进行改造，以提高残疾者的社会适应性和独立性等。例如：患者 C_6 水平的完全性脊髓损伤导致四肢瘫痪，表现有丧失上肢活动能力和下肢行走能力，个人生活基本依赖他人照顾，同时由于个人情绪和生活条件的限制，与社会的接触、交往大大减少，甚至基本隔绝。评估除神经功能、肌肉功能、心肺功能和日常生活能力外，主要是社会交往能力和工作能力的评估。可以从以下几方面进行康复：如配备电动轮椅，在居住环境建立无障碍设施，解决通讯工具（电话、电视、计算机等），必要的心理治疗等。此外，训练残存的上肢功能，并进行代偿性活动能力的训练，有可能大大减少患者的护理依赖，增加其社交能力。患者在给予充分合理的康复治疗后，往往能够顺利地与社会进行交流，可以操纵电动轮椅到外界参加活动，尽管个人生活仍然不能完全自理，但可以有一定的工作能力，如教学、计算机应用等。

表 1 – 3　ICIDH 分类特征、表现以及相应的康复评估和治疗途径

分类	障碍水平	表现	评定	康复途径	康复方法
残损	器官水平	器官或系统功能严重障碍或丧失	关节活动范围、徒手肌力检查、电诊断等	复原	功能锻炼（PT、ST 等）
残疾	个体水平	生活自理能力严重障碍或丧失	ADL 等	代偿	ADL 训练（OT、支具等）
残障	社会水平	社交或工作能力严重障碍或丧失	社交和工作能力	适应	环境改造（SW、OT、RE）

PT：物理疗法；OT：作业疗法；ST：言语疗法；SW：社会服务；RE：康复工程。

4. 残损、残疾、残障之间的关系 一般情况下，残疾是按照残损、残疾和残障顺序发展的，但也有可能发生跳跃。残损、残疾和残障三者之间没有绝对的界限，其程度可以相互转化。具体来说，残损者未经合适的康复治疗，可转化为残疾，甚至残障；而残疾或残障者也可能因经合适的康复治疗而向较轻的程度转化。如患者脊髓损伤后出现截瘫，下肢功能丧失，失去了步行活动能力，大小便不能自理，生活上需要他人的帮助，处于残疾状态。如果其得不到积极康复治疗，患者下肢瘫痪可以使其终身卧床，丧失了工作能力和与社会交往的能力，发展为残障。若经过积极康复治疗，患者可以从残疾转为残损。残损、残疾、残障的关系见图 1 – 2。

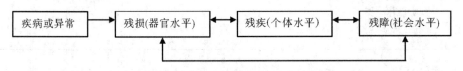

图 1 – 2　ICIDH 残疾分类各成分之间的关系

（二）国际功能、残疾和健康分类（ICF）

1996 年，WHO 制订了《国际残损、活动和参与分类》（International Classification of Impairment，Activity and Participation，ICIDH – 2）。2001 年 5 月，更名为《国际功能、残疾和健康分类》（International Classification of Functioning，Disability and Health，ICF）。ICF 的分类与身体水平、个体水平和社会水平有关，也是从三个平面获取与残疾有关的资料。ICF 用于残疾评定，可以用残损、活动受限、参与受限来表示；用于反映健康功能状态，可以用身体功能、个体功能、社会功能来表示。ICF 提供了能统一和标准反映所有与人体健康有关的功能和残疾功能状态的分类，为研究人体与健康有关的功能状况提供了科学依据，有利于医护人员、健康人、患者、残疾者之间的相互交流，有利于社会对残疾患者的理解和沟通。

1. ICF 的构成

（1）身体结构/功能与残损　身体结构（body structtares）是指身体的解剖部分，如肢体、器官及其他组成。身体功能（body functions）是指身体系统的生理或心理功能。如手的功能是利用工具或不用工具劳动；足的功能是支撑体重和走路。身体的结构和身体的功能是两个不同但又平行的部分，它们各自的特征是不能相互取代的，如眼结构组成视觉功能。身体除了指各个器官外，还包括各器官所具有的功能，如脑器官是身体的一部分，它所具有的意识功能（心理功能）也是身体的一部分。

残损（impairment）是指由于各种原因所引起的身体结构、外形、器官或系统生理功能以及心理功能损害，仅限于器官、系统的功能障碍，不涉及组织、细胞、分子水平的残损，是病理情况在身体结构上的表现。残损可以是永久的或暂时的，可以是静止不变或进行性发展的，还可以是持续或间断性出现的。对于个体正常生活活动，如步行、进食、个人卫生等方面可能有一定影响，但仍能达到日常活动能力自理。残损比疾病或紊乱的范围更广泛，如截肢是身体结构的残损，但不是疾病，也不意味患者处于疾病或身体虚弱状态，残损者可以身体强健。如某些截肢者是十分优秀的运动员，他与正常人比较存在某些缺陷、功能受限，但通过康复的介入，凭借本人顽强的意志，可以完成常人都难以完成的动作。残损的程度可以用丧失或缺乏、减少、附加或过度及偏离来衡量（表1 –4）。

表 1 –4　ICF 构成成分

	身体结构与功能	活动	参与	情景性因素
构成	身体（身体部分）	个体（作为一个完整的人在标准环境中）	社会（人在现实环境中）	环境因素（功能的外在影响）+ 个人因素（功能的内在影响）
特征	身体结构 身体功能	执行任务的能力	现实生活中完成任务的能力	身体、社会的态度、世故的特点 + 人的特质
积极方面	功能和结构完整	活动	参与	促进因素
消极方面	损伤	活动限制	参与限制	障碍/阻碍
限定值：				
1 类限定	一般的限定值：范围和程度			
2 类限定	部位	帮助程度		

（2）活动与活动受限　活动（activity）是指个人从事的活动或任务。活动包括的是与生活有关的所有个人活动，是一种综合应用身体功能的能力。这些活动有较简单的如行走、

进食等，也有较复杂的如工作、学习等，但不包括个人对完成活动的态度、潜力和能力。身体功能和基本活动可以在个体活动水平上体现出来。例如，组织和计划性的认知是身体的功能，但计划一天的安排也是一项个体水平上的活动。

活动受限（activity limitation）是指按正常方式进行的日常活动能力丧失和工作能力的受限。它是建立在残损基础上的，包括行为、交流、生活自理、运动、身体姿势和活动、技能活动和环境处理等方面的活动受限。活动受限可以是完成活动的量或活动的性质变化所致。辅助设备的使用和他人辅助可以解除活动受限，但残损仍然存在。如患者进食困难可以通过吸管改变进食方式后完成进食活动。但并非所有残损都会引起活动受限，如一只眼球摘除或一只小指被截去的患者，从器官水平上看属于残损，但并未影响到患者的日常生活，患者可以根据情况选择适合于他的一般性工作。

（3）参与和参与局限 参与（participation）是指与健康状态、身体结构和功能、活动及相关因素有关的个人生活经历。它是与个人生活各方面功能有关的社会状况，包括社会对个人功能水平的反应，这种社会反应既可促进、也可以阻碍个体参与各种社会活动；也是个人健康、素质及其所生存的外在因素之间复杂关系的体现。参与和活动的不同在于影响前者的相关因素是在社会水平，而影响后者的因素是在个体水平。

参与局限（participation restriction）是指由于残损、活动受限或其他原因导致个体参与社会活动的受限，影响和限制个体在社会上的交往，导致工作、学习、社交等方面不能独立进行。它是从社会水平上评价功能障碍的严重程度。常见的参与局限包括定向识别（时、地、人）、身体自主、行动、就业、社会活动、经济自主等受限。如患者脊髓损伤后四肢瘫痪，在生活完全不能自理的情况下，也完全丧失了工作和社交能力，他们必须靠家人和社会的救济才能维持生活。此外，环境因素对同一个残损或活动受限的个体会有影响。参与局限直接受社会环境影响，即使是个体无残损或活动受限也会如此。例如，无症状和疾病的肝炎病毒携带者不存在残损或活动受限，但他会受到社会的排斥或工作的限制。

（4）情景性因素 情景性因素（contextual factor）是指个体生活和生存的全部背景，特别是能影响功能和残疾结果的情景性因素，包括环境因素和个人因素。环境因素（environmental factor）是指社会环境、自然环境、家庭及社会支持，它与身体功能和结构、活动、参与之间是相互作用的。个人因素（personal factor）指个体生活和生存的特殊背景，如年龄、性别、生活方式、习惯、教育水平、社会背景、教养、行为方式、心理素质等。例如，个体在社会活动中悲观、失望，有明显的焦虑、抑郁，无继续生存的愿望及信心，那么就会直接影响活动与参与能力，直接影响健康状况。所以，健康状况、功能和残疾情况以及情景性因素之间是一种双向互动的统一体系。

2. ICF 编码与限定值（qualifier） ICF 运用了一种字母数字编码系统，字母 b、s、d 和 e 代表身体功能、身体结构、活动和参与以及环境因素。首字母 d 指明在活动和参与成分中的领域，根据使用者的情况，可以用 a 或 p 替代首字母 d 以分别指明活动和参与。使用限定值是 ICF 编码的一个重要特点。ICF 编码只有在加上一个限定值后才算完整。限定值用于显示健康水平的程度（即问题的严重性）如表 1 – 5 所示。

表 1-5 ICF 分类的限定值

限定值	身体功能	身体结构			活动与参与局限		情景性因素	
		一级（损伤程度）	二级（变化的性质）	三级（指出部位）	一级（活动受限程度）	二级（无辅助时参与局限程度）	障碍因素	有利因素
0	无残疾	没有损伤	结构无变化	多于一个部位	无困难	无困难	无	无
1	轻度残疾	轻度损伤	完全缺失	右侧	轻度困难	轻度困难	轻度	轻度
2	中度残疾	中度损伤	部分缺失	左侧	中度困难	中度困难	中度	中度
3	严重残疾	重度损伤	附属部位	两侧	重度困难	重度困难	重度	充分
4	完全残疾	完全损伤	异常维度	前端	完全困难	完全困难	完全	完全
5	—	—	不连贯性	后端	—	—	—	—
6	—	—	偏离位置	近端	—	—	—	—
7	—	—	结构性质改变（包括积液）	远端	—	—	—	—
8	未特指	未特指	未特指	未特指	未特指	未特指	—	—
9	不适用	不适用	不适用	不适用	不适用	不适用	—	—

3. ICF 的理论模式 ICF 建立在一种残疾性的社会模式基础上，它从残疾人融入社会的角度出发，将残疾性作为一种社会性问题，残疾性不仅是个人的特性，也是由社会环境形成的一种复合状态。因此，对残疾问题的管理要求全社会参与行动，强调社会集体行动，要求改造环境以使残疾人充分参与社会生活的各个方面。因此，这种问题是一种态度或意识形态的问题，要求社会发生变化。具体如图 1-3 所示。

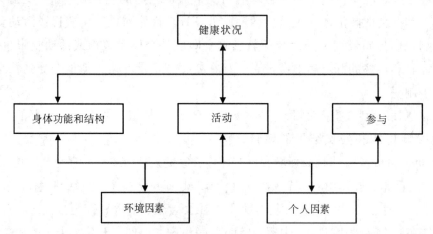

图 1-3 ICF 理论模式图

4. ICF 的应用领域 ICF 为综合分析身体、心理、社会和环境因素提供了一个有效的系统性工具。它可以应用于保健、保险、社会保障、就业、科学研究、制定计划和政策、教育和训练以及经济和人类发展等各个领域。具体体现在如下几方面。

（1）为卫生信息系统提供一种系统化的编码方案，并构建了研究健康状态结果的一种框架。这是依据科学知识和各个领域专家的经验而建立的。

（2）确定了说明健康状态的术语。这有助于改进卫生保健工作者、其他领域的人员和残疾人之间的交流，是一种可在不同领域内共同使用的术语系统。

（3）为认识残疾性对个体生活及参与社会的影响提供了理论基础。人们不仅要对疾病作出诊断，还要对其影响作出认真分析。

（4）对健康状态的结果进行定义，有利于提供更好的保健，并为残疾人参与社会生活提供更好的服务。这是提供残疾人生活质量并促进其自立的关键。

（5）对不同国家、不同卫生服务领域的数据进行比较，这是国际上早就期望实现的愿望。

（6）促进对健康状态结果的研究。该系统可以建立更有效的数据收集方法，以收集促进或阻碍残疾人参与社会生活的数据。

具体而言，ICF可以应用于：①统计工具，用于数据采集和编码（人口研究，残疾人管理系统等）；②研究工具，测量健康状态的结果，生活质量或环境因素；③临床工作，用于评定，如职业评定、康复效果评定；④制定社会政策工具，用于社会保障计划、保险赔偿系统和政策的制定与实施；⑤教育工具，用于课程设计，确定认知和社会行动需要。

5. ICF 与 ICIDH 的比较　ICIDH 中身体、个体、社会水平上分类使用的是残损、残疾、残障。ICF 中三水平的分类则变成了身体功能与结构、活动、参与，且每一水平的评定有积极与消极两方面。消极的一面被称为残损、活动受限和参与局限；功能则表示积极的方面。在 ICF 中残疾的含义同时涵盖了损伤、活动受限、参与局限三个水平的消极方面，同时也确定了表示健康状态的术语，有助于改进卫生工作者、其他领域人员和残疾人之间的交流。

因考虑个体因素和环境因素对身体的影响，ICF 增加并强调了情景性因素，这表明健康状态和功能 – 残疾状态是与个人因素和环境因素相互影响并形成的一个整体。因此，它不是对人进行分类，而是按照健康和与健康相关的领域来说明每个人所处的环境，即描述常常是在个体或环境因素的背景下做出的。而 ICIDH 未考虑背景因素。

ICIDH 主要侧重疾病后果的分类，而 ICF 还包括了"健康成分"的残疾分类。健康成分确定由什么构成健康，而疾病结果集中于疾病的影响或由此可能产生的其他健康状态。所以，ICIDH 仅仅与残疾人有关，而 ICF 与所有人有关，即与所有人的健康和整个医学界有关。

ICIDH 中残疾分类以单向影响为主，而 ICF 强调了所有成分之间的双向互动。这一双向互动的模式为通过干预来预防残疾的发生和减轻残疾的影响提供了有力的理论基础。

（三）中国残疾人抽样调查残疾标准

我国根据现有国情于 2006 年制定了新残疾分类标准，将残疾分成七类分别进行分级，每类根据残疾情况由重到轻，各分成四级。残疾包括：视力残疾、听力残疾、语言残疾、智力残疾、肢体残疾和精神残疾，以及上述两类或两类以上的多重残疾。

四、残疾预防

我国卫生工作的方针是"预防为主"，残疾人的康复工作同样遵循这一原则。在我国的残疾人事业中，残疾的预防占有十分重要的地位。《中华人民共和国残疾人保障法》明确规定："国家有计划地开展残疾预防工作，加强对残疾预防工作的领导。"残疾遍布全球各个角落，不分地域，不分种族、年龄、性别，不论农村、城市、山区、平原，不管是发展中国家还是发达国家，都会有残疾人。在大多数国家，每 10 人中至少有 1 人因生理、心理或感官缺陷而致残，而且残疾人的总数每年还在递增。因此，致残的疾病、损伤和其他致残因素构成了对全人类健康和生活的威胁，给个人和家庭带来了巨大的痛苦和不幸。无论从何种意义上说，加强对残疾的预防工作已成为国家社会经济发展中一项刻不容缓的任务。各种统计资料表明，残疾的发生及其带来的后果已成为全球性的严重问题，残疾的预防工作已引起人们的高度关注。

残疾的预防对保障人民健康、保护人力资源，提高人体素质、推动社会主义物质文明建设和精神文明建设有重大意义。努力做好残疾预防工作是关怀人民健康、关怀残疾人疾苦的人道主义精神的体现。由于疾病谱的改变，预防的重点也已从生物学预防进入社会预防阶段，特别对慢性病的预防以及因慢性病所导致残疾的预防均已成为当前卫生工作的重点之一。根据预防医学的三级预防原则，残疾的预防也应在国家、地区、社区以及家庭不同层次进行三级预防。

（一）疾病的三级预防

疾病的预防不仅仅是指阻止疾病的发生，还包括疾病发生后阻止其发展以及疾病治疗过程的康复防残，最大限度地减少疾病造成的危害。因此，预防工作可以根据疾病自然史的不同阶段，相应地采取不同的措施，这就是疾病的三级预防。三级预防是贯彻"预防为主"卫生工作方针的具体体现，是各类疾病的综合预防体系。

疾病自然发病的整个过程主要包括发病前期、发病期和发病后期，针对疾病自然史的各个阶段，在疾病的预防上即可表述为一级预防（病因预防）、二级预防（"三早"预防）、三级预防（临床预防）。

1. 一级预防（primary prevention） 一级预防又称病因预防，是针对致病因素所采取的根本性预防措施，目的是控制或消除疾病的危险因素，预防疾病发生和促进健康，包括增进人体健康和改善社会和环境的措施。

增进人体健康措施包括：进行人群健康教育，增强自我保健意识，培养良好的生活方式和卫生习惯，合理营养，加强体育锻炼，注意心理健康和精神卫生；开展预防接种，提高人群免疫水平，预防疾病；开展婚前检查，禁止近亲结婚，做好优生优育工作，预防遗传性疾病；某些疾病高危个体的预防性服药，即化学预防。

改善社会和环境措施包括：制定与执行有关政策、保护环境、防止环境污染；改善生产环境、防止职业性危害。如提供清洁安全饮用水，保证食品安全，公共场所禁止吸烟等。

2. 二级预防（secondary prevention） 二级预防又称临床前期预防，即在疾病的临床前期做好早期发现、早期诊断、早期治疗的"三早"预防工作，及时处理疾病的早期症状，阻断疾病向临床阶段发展，减轻疾病可能出现的严重程度，防止伤残。早期发现疾病的方法有普查、筛查、定期健康检查、高危人群重点项目检查，以及设立专科门诊等。对传染病，除了"三早"，还应做到疫情早报告、患者早隔离，即"五早"，以防疾病的进一步传播。

3. 三级预防（tertiary prevention） 三级预防又称临床预防，即对已患病者，给予及时、有效的治疗，防止病情恶化、预防并发症、防止伤残、促进康复。对慢性病患者通过医学监护，减少疾病的不良作用，预防并发症和伤残；对已丧失劳动力或残疾者通过康复医疗措施，使之能参加社会活动并延长寿命。三级预防具有重要的社会意义。

三级预防在疾病防治过程中是一个有机整体，不同类型疾病三级预防的策略和措施应有所区别，有所侧重。这主要决定于病因是否明确、病变是否可逆。对病因明确，病变不可逆的疾病，一定以一级预防为主，如职业因素所致的疾病、医源性疾病。对病因尚不够明确、一级预防效果尚难肯定的疾病，在做好一级预防的基础上，重点做好二级预防，如肿瘤的预防；对已患病的晚期患者，也要尽力做好第三级预防，促使患者早日康复。

三级预防措施的落实，可根据干预对象是群体或个体，分为社区预防服务和临床预防服务。社区预防服务是以社区为范围，以群体为对象开展的预防工作。临床预防服务是在临床场所，以个体为对象实施个体的预防干预措施。社区预防服务的主体是公共卫生人员，而临床预防服务的提供者则是临床医务人员。

（二）残疾的三级预防

预防残疾有三层意思，即：①消除有可能造成残疾的因素、条件、环境以预防残疾发生，这就是所谓一级预防；②有可能造成残疾的因素、条件已经发生，要采取一切措施防止导致残疾的形成或者要尽最大努力将残疾的发生率、程度降低到最小的限度，这就是所谓二级预防；③残疾已经形成，要尽可能地采取一切措施预防残疾进一步加重、恶化，使残疾者能保持并改善尚存的功能，这就是所谓三级预防。

1. 一级预防 一级预防即预防伤、病的发生。残疾都是由伤、病造成的，针对造成残疾的各种伤、病因素，采取相应的预防措施，以减少造成残疾的隐患，是预防残疾的重要前提。应采取的具体措施如下。

（1）重视安全 要注意改善劳动和工作条件，防止工作和意外事故，减少交通事故和暴力行为等。

（2）预防接种 认真实行预防接种，普及计划免疫，可以预防因传染病致残。乙型脑炎、脊髓灰质炎、流行性脑膜炎、结核等，均可利用注射或口服疫苗而得以预防，从而减少这些传染病所致的肢体残疾或智力残疾。

（3）加强卫生宣传教育 广泛宣传疾病的防治知识和自我保健知识，帮助群众建立良好的生活习惯，了解酗酒、吸烟等嗜癖的严重危害，减少由于这些社会问题造成的伤、病。

（4）优生、优育和妇幼保健 禁止近亲结婚，以防止遗传病造成的先天性残疾。提倡正确的儿童抚育法。避免偏食引起的营养不良和佝偻病等。

（5）控制药物的副作用 据统计，人类先天性残疾中，有1%～5%与药物有关。链霉素能引起药物性耳聋，已被禁用。雄激素类、孕激素类、抗甲状腺药物能致胎儿畸形也有报道，在孕期应避免服用。

（6）加强老年保健 注意保护老年人重要脏器的生理功能，预防容易致残的心脑血管病、慢性阻塞性呼吸系统疾病、糖尿病等疾病的发生。

（7）加强体育锻炼 中国传统康复医学中有许多防病延年的养生保健方法，如气功、太极拳、五禽戏等医疗体育疗法，能增强机体抗病能力。

（8）注意精神卫生 中医学认为六淫七情是致病的重要原因，烦思忧虑、喜怒过度都不利于健康。

2. 二级预防 二级预防即防止伤、病转化为残疾。损伤或疾病发生后，应做到及早发现、及早治疗，以防止伤、病发展而引起残疾。从临床治疗阶段一开始就全面系统地考虑患者的预后功能和复发转归；采取相应的康复治疗措施，并将康复治疗作为临床医学服务的有效组成部分，可将残疾的发生率减到最低。应采取的具体措施如下。

（1）及早发现 提倡中年以上者定期做健康检查，了解机体心、脑、肾、肺等主要器官功能状态的变化情况，如果发生病变能及早发现。

（2）及早治疗　要健全各级医疗卫生网，建立相应的转诊制度，保证提供适当的药物和基本的治疗措施。要让医务人员，特别是基层医务人员了解能致残的伤、病引发残疾的过程和转机，了解及早诊治的必要性和防止残疾的康复方法。

（3）预防并发症　残疾并不都是由原来疾病所造成的，有的是由于医护不当或其他原因而产生并发症，且对它又未能作出及时有效的处理所产生的。例如预防偏瘫引起的废用性肌萎缩、压疮等并发症。

（4）重视心理治疗和社会医学工作　随着医学模式由"生物医学"向着"生物－心理－社会医学"模式的转变，要注意预防会引起患者精神创伤的有关心理、社会因素。对患者温雅有礼，给患者以亲切感和坚定战胜疾病的信心，使身体早日康复。

3. 三级预防　三级预防即防止残疾的加重和继发性残疾。当残疾出现后，应在早期和程度较轻时进行积极的康复治疗，及时制定具体的康复综合医疗措施，以防止其发展导致功能的进一步丧失；要尽可能保持和改善尚存的功能，使已有障碍的功能得到代偿；要注意改善残疾者个人生活自理能力，使其能继续参加社会活动，避免出现继发性残疾或使原有的残疾发展为严重残障，导致患者完全失去参加劳动和社会活动的能力。如外伤骨折患者若不重视康复治疗，可因固定综合征，导致继发性残疾。应采取的具体措施如下。

（1）提供功能性康复医疗　如理疗、作业疗法、言语疗法、心理疗法、装配假肢等各种治疗方法。

（2）日常生活活动训练　如对肢残和聋哑残疾者进行特殊训练和日常生活活动训练，使他们能参加社会活动，有助于减轻残疾程度和提高生活情趣。

（3）重视社区康复　在康复专业人员指导下，由家属或其他人员在家中训练残疾者自我康复保健，教育家庭成员要同情、关心和照料残疾者，以减少残疾者的孤独感，能提高康复疗效。

（4）改善社会环境　提供社会职业咨询和职业训练，提倡全社会尊重、关心和爱护残疾者的新风尚，使更多的残疾者成为走向生活、重返社会的人。

（三）医学进步对残疾预防的影响

随着人民生活水平的提高，不仅要求治好病伤，保住生命，而且要求能够长寿和生活得更好。康复医学的发展，顺应了人类的需要，也是世界医学进步的表现。依靠医学理论和医疗技术的发展和提高，残疾预防得到强大的理论和技术保障，从而更有利于残疾预防工作的开展。但不难看出，医学的发展和进步使得过去无法挽救的生命得以延长，也相对地增加了致残率。为此，在处理残疾三级预防时，要综合考虑到这方面因素，对残损主要原因的预防中要注重加强对这方面的研究。

（四）康复治疗和预防残损

预防技术的运用目的是为了减少残损，当预防措施失效或缺乏适当的预防措施和技术时，康复治疗则显得尤为重要。两者在三级残疾预防中是互相弥补的，全面实行一级和二级预防并不会降低康复治疗的重要性。如肘关节肱骨髁间骨折后石膏固定时间过久，且又无早期康复的概念，则会导致在拆除石膏后肘关节、肩关节功能障碍，甚至腕关节功能受限，从而导致上肢多关节功能受限，出现残疾（活动受限）。若早期进行康复治疗，即使肘关节功能受限，但肩、腕关节活动功能良好，虽然仍有残损，但不影响日常生活，不致恶化为残疾。这说明，康复治疗能促进二级预防，阻止残损恶化而导致的残疾。残损后若不及时进行康复治疗或由于不了解康复治疗原则而采取错误方法，则会使残损恶化而发展至残疾。

康复治疗是残疾三级预防的主要措施，预防残疾向残障发展。但残疾并非一定会导致残障，如未进行康复治疗（包括社会康复、职业康复）会使残疾者处于不利地位，而不能回归社会并发展为残障。

第四节　康复护理

一、康复护理的定义

康复护理是在康复医学理论的指导下，围绕全面康复的目标，与其他康复专业人员紧密协作，采取符合康复医学要求的专门护理措施，帮助病、伤、残者最大限度恢复功能，为重返社会创造条件的康复技术。

康复护理学是一门研究病、伤、残者的康复护理理论、知识、技能的学科，与保健护理、预防护理、临床护理共同构成全面护理。

康复护理针对的是因各种原因导致的功能障碍和功能障碍者，是全面落实康复计划的重要组成部分，贯穿于整个康复的全过程。

扫码"学一学"

二、康复护理的原则

（一）突出功能训练的原则

康复护理针对的核心问题是"功能"，这和康复医学是一脉相承的。功能训练对于康复的帮助是多方面的，它能预防残疾及继发性残疾的发生，能最大限度地保持和恢复患者的功能，能对整个机体产生广泛而良好的影响。因此，康复护理强调，在对患者功能及功能障碍全面了解的基础上，将护理工作融入整个康复计划当中去，采取适当的方法，持之以恒地对患者进行功能训练，促进患者的功能恢复以重返社会。

（二）突出自我护理或护理援助的原则

在一般的基础护理中，替代性的护理是主要策略。即在患者日常生活能力受损的情况下，采取喂饭、洗漱、更衣、移动等方式，替代患者完成某些活动。在这种情况下，患者是完全被动的，处于被照料的状态。康复护理则强调"给予最低限度的帮助"，侧重于千方百计地使患者从传统的被动接受护理，转变为在援助下完成护理，逐步实现自己对自己进行护理，突出患者在护理过程中的主动性。自我护理实际上也可以看做是一种功能训练，在自我护理的过程中患者受损的功能可以得到经常性的训练，残余功能可以得到最大限度的发挥，这为功能恢复创造了条件。当然，替代护理在患者完全丧失日常生活能力的阶段也是必需的，如脑卒中的急性期等。

（三）高度重视心理护理的原则

康复的对象比较特殊，他们都有不同程度功能障碍，即所谓残疾。残疾对康复患者的影响并不仅是生理上的，对其生活、家庭、社会地位等的影响也是深刻的，而且势必引起周围人对其态度的变化，进而引起患者一系列的心理反应问题。这些问题不是孤立存在的，它还会持续影响到患者的行为，进而影响整个康复进程。因此，康复护理人员要有足够的耐心、充足的信心和正确的方法，要及时阻断患者的不良心理反应，引导患者及家庭成员正确对待残疾和应对其带来的各种改变，促使患者保持良好的精神状态和保持有益于康复的家庭环境。

（四）坚持团队协作的原则

康复协作组（team work）是康复医学的基本工作方式，它包含了包括康复医师、康复护士在内的多类康复专业人员，是一种跨学科、跨专业的工作组。在康复协作组中，每个人都围绕着共同的目标，但却有不同的特长和分工，都是不可替代的。在实际工作中，协作组成员彼此间必须保持密切的联系，及时交流信息，共同调整方案，唯有如此才能确保康复计划的有效实施，患者才能得到最大限度、最全面的康复服务，这是实现整体康复的必要保证。

三、康复护理的基本内容

（一）观察和记录残疾状况

对患者功能障碍、残存功能情况和患者在康复过程中的功能进展及变化进行了解和记录，并随时与协作组其他成员进行交流和沟通，为康复的顺利实施提供基础信息。

（二）预防继发性残疾及并发症

协助和指导患者采取必要措施防止继发性残疾和并发症的发生。如指导患者经常改变体位预防压疮发生，经常运动预防肌肉萎缩、关节挛缩等，可以给予必要的协助。

（三）训练患者自我护理

在病情允许的情况下，指导和训练患者进行床上活动，以及就餐、移动、排泄等活动，提高患者日常生活活动能力。需要指出的是，康复的目的是重返社会，前述能力仅是维持基本生活的必须能力。因此，康复护理还需要学习和掌握其他功能训练技术，以帮助患者提升"社会层面"的自我护理能力。比如行走、辅助器具使用、语言交流、个人修饰等。

（四）心理护理

培养患者积极的情绪状态、帮助患者采取正确的心理应对策略、纠正错误的认知和行为是心理护理的重点。同时，要时刻注意防止医源性的心理影响，康复护理人员的业务水平、心理素质、医德等都会直接或间接地影响到患者，要注意自己的言行，有时候甚至一个表情、一个语气都会对患者产生积极或消极的影响。还要注意建立康复联盟，重视和发挥患者家属、社会因素的积极作用。

（五）发挥好一般护理的作用

这里所称的一般护理是指基础护理、临床护理等非专门针对功能障碍的护理措施，它们在康复护理中带有基础性质。这些内容在本套教材的其他课程中将做详细讲解，本书不再累述。需要指出的是，由于康复医学是一门新兴学科，其他医学学科虽然已广泛接受康复医学的基本观点，但在应用上仍存在滞后的现象，甚至有一些矛盾的地方。比如针对心血管系统疾病，一般的观点认为要以降低心脏负担为前提，严重一点的患者甚至被要求卧床休息，而康复医学则认为，在确保安全的前提下，坚持适当、适量的运动不但不会加重病情，反而能维持甚至增加患者心力储备，从而将疾病的发展方向引入良性循环的轨道。在具体的护理工作中，要密切注意患者的整体状况，以采取最恰当的护理措施，在治病、救命的同时，帮助患者最大限度地恢复功能，最终重返社会。

四、康复护理人员在康复中扮演的角色

（一）观察者

护理工作的性质决定了护理人员与患者有最频繁的接触。在这个过程中，能第一时间观察和记录到患者的功能状况、心理状态、训练情况、康复进展等，这些都是进一步实施康复计划，修订康复方案的客观依据。

（二）实施者

康复护理人员是康复计划中大量康复护理措施的实施者。同时，许多康复训练也需要在康复护理人员的监督、指导和帮助下进行，以最大限度地确保康复训练的质量，避免因不当训练导致的意外事故的发生。

（三）教育者

康复护理人员要帮助患者及家属认识到自我护理的重要性，以及如何有效的预防和减轻功能障碍。要督促患者及家属按康复计划主动开展康复训练，并提供如何做好康复训练的咨询和资料。要为患者及家属提供出院后继续开展康复训练的知识和技术指导，以促进康复目标的全面实现。

（四）心理干预者

心理因素对康复过程和最终效果有至关重要的影响。康复护理人员处于心理干预的第一线，要像对待亲人一样对待患者，在精神上给予慰藉和鼓励，要在社交上给予患者支持和帮助，要在训练中给予指导和照顾，要通过态度、言行在日常接触中给患者以积极的影响，最终达到帮助患者恢复心理平衡状态的目的。

（五）协调者

整体康复的实现是康复协作组各种专业人员共同完成的，作为其中不可或缺的一部分，康复护理人员要做好与其他人员的信息交流、情况沟通，以使整个协作组步调一致形成合力。同时，要通过自己的影响力，做好患者家庭关系的协调，促使他们和协作组一起为实现患者的康复共同努力。

（六）病房管理者

要营造有利于康复的病房环境，及时发现和改进环境中不利于康复的因素。要协调好患者间的关系，使病房充满温馨和谐的氛围。要留心患者的利益诉求，有时候这种诉求表达得比较隐晦或模糊，当患者受到不公正待遇时要及时采取措施维护患者权益。

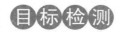

目标检测

选择题

A1/A2 型题

1. 康复的对象是

    A. 疾病   B. 健康人   C. 所有人

    D. 功能障碍者   E. 患者

2. 针对已发生的残疾，康复的对策不包括

    A. 复原   B. 代偿   C. 适应

    D. 保健   E. 防疫

3. 康复医学的三大基本原则是

    A. 功能训练　整体康复　重返社会

    B. 对症治疗　整体康复　重返社会

    C. 功能训练　整体治疗　重返社会

    D. 功能训练　整体康复　回归家庭

    E. 对症治疗　整体治疗　回归家庭

4. 康复医学日益被社会倡导和重视的原因是

    A. 人类疾病谱已经发生了深刻的变化

    B. 人均寿命延长，人口老龄化

    C. 全社会的生存质量意识不断提高

    D. 是应对自然灾害的必要储备

    E. 以上都是

5. 有关重返社会的说法更准确的是

    A. 患者通过改善功能以适应环境和社会

    B. 对环境和社会的改造以适应患者

    C. 患者走出医院在社会中生活

    D. 患者与环境和社会都是能动的需要相互适应

    E. 患者在社区继续接受功能训练，以最大程度地恢复功能

6. 整体康复的内涵包括

    A. 努力倡导尊重、关爱残疾人的文明环境

    B. 让社会和环境更好地适应患者

    C. 帮助患者调整与家庭和社区的关系

    D. 积极推动立法，充分保障残疾人的合法权益

    E. 以上都是

7. 健康是

    A. 身体没有疾病

    B. 身体和精都没有疾病

    C. 身体和精神没有疾病，并且都不衰弱

    D. 身体强健，精神积极健康

    E. 身体、精神和社会生活的完美状态

8. 三级残疾预防的目的是

    A. 防止伤、病转化为残疾

    B. 预防各种损伤或疾病

    C. 预防继发性残疾

    D. 防止残疾转化为残障

    E. 临床前期的"三早"预防

9. 康复护理的基本内容有

A. 观察和记录残疾状况　　B. 预防继发性残疾及并发症

C. 训练患者自我护理　　D. 做好一般护理工作

E. 以上都是

10. 有关康复护理人员在康复中的角色，不正确的是

A. 观察者　　　　B. 实施者　　　　C. 教育者

D. 治疗者　　　　E. 病房管理者

（谭 工）

扫码"练一练"

康复护理的基础理论

知识要点

1. 掌握制动对机体的影响及康复原理；常见反射及其在康复中的应用；常见异常运动模式。

2. 熟悉运动的一般发育规律，运动的控制；与异常运动有关的因素；周围神经系统病损的分类。

3. 了解运动对人体各系统的影响；神经系统病理反应的特殊性；中枢神经系统的可塑性原理。

技能要点

1. 能运用相关理论实施康复护理工作。

2. 能就有关问题为患者答疑解惑，指导他们的功能训练，坚定他们坚持康复训练的决心。

扫码"学一学"

第一节　运动学基础

　　运动是一切生命的共有特征，它不仅表现为位置的移动，还表现为生物体内部结构和功能的变化。比如，运动能调节 DNA 转录、蛋白质翻译，影响酶和激素诱导因子的形成，从而使机体发生结构变化，以适应运动的需要。

　　人体运动学是研究机体活动时各系统生理效应变化的科学，主要包括运动生理学和生物力学。前者是研究运动中人体各系统生理效应的科学，后者是研究生物体内力学问题的科学。人体运动学是康复医学的理论基础之一。

一、运动的生理生化效应

　　只要生命存在，运动就不会停止。运动时身体的各系统都将产生适应性的变化，继而引起功能的改变。功能训练就是运用了这一基本原理，用运动改善患者身、心功能。

　　（一）运动对心血管系统的影响

　　1. 循环调节　心血管系统会随运动产生特异性变化。运动形式不同，产生的生理反应也不尽相同。等张运动主要表现为心率加快、回心血量增多、外周阻力下降、收缩压增高、舒张压不变、心肌摄氧量增加。等长运动则表现为血压升高、心肌摄氧量增加、心率加快、心排血量中度增加，而每搏输出量和外周阻力变化不大。

运动时肾素－血管紧张素分泌增加会引起静脉血管收缩，同时抑制肾脏水、钠排出，增加循环血量。运动还会使骨骼肌血管床扩张，静脉充盈，防止血液淤积。运动时呼吸运动的增强也会促使肢体静脉血回流。

2. 心率调节 心率增加是运动时心血管系统的第一个可测反应。心率增加是心排血量增加的主要原因，占每分钟排血量的 60% ~ 70%。运动时心脏做功负荷、心率与氧摄入量呈线性增加。需要注意的是，心率的变化与运动方式有关，变化的运动所增加的心率要比稳定的运动增加得多。这提示我们，在多数情况下相对稳定的运动训练较变化频繁的训练更加安全。

此外，心率的变化还受到其他因素的影响。比如，随年龄增加，心脏功能的衰退，最大心率将下降，这就直接限制了运动的能力；由于重力对压力感受器的刺激减少，卧床后心率会增加，因此卧床休息并不是减轻心脏负担最有效的措施。

知识链接

最大心率是指机体运动至力竭时心脏的每分钟搏动次数。成年后最大心率随增龄递减，可以用"220－年龄"来计算当前的最大心率。由于心率与代谢负荷的增加呈线性关系，因此心率可以作为运动强度的指标。实际运用中，可以通过观察心率来了解患者的运动强度，确保功能训练始终在一个安全的范围。

3. 血压调节 血压的改变主要由心排血量和外周阻力因素共同决定。收缩压往往主要反映心排血量，舒张压则与外周阻力密切相关。运动中，心排血量总是增加的，其增加程度由运动强度决定，因此收缩压可以反映运动的强度。

外周阻力的情况则比较复杂。一般情况下，运动时一些非运动组织的血管会收缩，运动组织的血管会扩张，以保证运动的正常进行。其总的效应是外周阻力明显下降。这时的表现为收缩压增高、舒张压不变或变化不大。在无氧运动、等长收缩及仅有少部分肌群参与的大强度运动时，心排血量会明显增加，但由于此种情况下血管扩张机制的效应较低，总循环阻力没有相应的下降，因此舒张压也会明显升高。老年人静息状态下舒张压都有所上升，因此这些运动方式对于他们而言都是不合适的。

运动后，血压一般会在 6 分钟内达到基础水平，然后保持在比运动前稍低的水平数小时。如突然停止运动，尤其当运动强度较大时，由于静脉池的作用，收缩压会出现明显的下降，有效循环的血量会骤然降低，这对患者来讲是十分危险的。

4. 心血管功能调节 运动可使冠状动脉扩张并得到更充分的灌注，还能促进冠状血流侧支循环，对改善冠状循环有良好的影响。另外，运动能增加纤溶系统的活性，降低血小板的黏滞性，防止血栓形成。仅持续运动数秒，心血管系统就会出现复杂的适应性变化，其程度取决于运动的种类和强度。随着运动时间的延长，肾上腺素分泌增加，能提高心肌的收缩力。

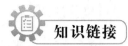

知识链接

排血量＝心率×每搏输出量。运动时，心肌收缩力增加是提升心搏出量增加的重要代偿机制。长期运动的人，安静时心率较慢，而心每搏输出量增加，故心脏的每分排血量并不减少。这就意味着心脏有更充足的功能储备。

（二）运动对呼吸系统的影响

肺的功能在于进行气体交换、调节血容量和分泌部分激素。运动可增加呼吸容量，改善 O_2 的吸入和 CO_2 的排出。主动运动可改善肺组织的弹性和顺应性。吸气时膈肌的运动对肺容量有较大的影响，正确的膈肌训练有利于肺容量的增加，肺容量增加后，摄氧量也随之增加。

在中等及以下强度的运动中，摄氧量能满足运动需求，只要运动强度不变，摄氧量能保持在一定水平，该水平称为"稳定状态"，此时的每分摄氧量反映了该运动的能量消耗和强度水平。但在运动起始阶段，因呼吸、循环的调节较为迟缓，致使摄氧量水平不能立即到位，而是呈指数函数曲线样逐渐上升。当运动结束进入恢复期时，摄氧量也并非从高水平立即降至安静时的水平，而是通过快速和慢速两阶段逐渐移行到安静水平。运动时消耗的能量随运动强度加大而增加，在摄氧量不能满足运动需求时，能量由无氧供能供给。

在运动中，随着运动强度的增加每分摄氧量也会逐渐增加，但当强度达到一定值时，每分摄氧量达到最大而不再增加，此值称为最大摄氧量（$V_{O_2,max}$）。$V_{O_2,max}$ 的绝对值以升每分为单位（L/min），相对值以毫升每分每千克体重为单位 [ml/（kg·min）]。相对值消除了体重的影响，在进行个体比较时更有实际意义。

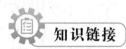

知识链接

最大摄氧量（$V_{O_2,max}$）是指单位时间内的最大耗氧量。可用最大摄氧量的百分比（% $V_{O_2,max}$）表示运动强度。中等运动强度指标为：$60\% \sim 85\% V_{O_2,max}$，推荐以 $50\% \sim 85\% V_{O_2,max}$ 强度为有氧耐力训练强度，$40\% \sim 50\% V_{O_2,max}$ 属小强度运动，小强度运动更适合于心脏病人及老年人。

（三）运动对运动系统的影响

1. 运动对骨骼肌类型的影响 骨骼肌由大量的肌纤维组成，每条肌纤维是长数毫米至数十厘米，直径在 $25 \sim 60 \mu m$ 的肌细胞。人类骨骼肌存在三种不同功能的肌纤维：Ⅰ型慢缩纤维，又称红肌；Ⅱa型和Ⅱb型快缩纤维，又称白肌。Ⅰ型肌纤维比其他类型纤维的收缩和舒张时间都要长，比较抗疲劳，适合于保持姿势肌的延长性张力性收缩。Ⅱb型肌纤维具有最快的收缩时间和最小的抗疲劳能力，适合于由无氧代谢维持的跳、掷等强烈活动。Ⅱa型肌纤维抗疲劳特性介于Ⅰ型和Ⅱb型之间，适合于跑步、踏自行车等持续性长的活动。

运动是由骨骼肌在神经支配下完成的收缩和舒张动作，肌肉和关节的运动类型与肌肉的配布、关节的形态、神经冲动的强弱有关。神经系统在募集运动肌纤维时是有规律的，运动神经元的神经冲动频率越高，募集的运动单位越多，肌收缩产生的张力就越大，反之则小。一般情况下，在低强度运动中Ⅰ型肌纤维首先被募集，Ⅱ$_b$型肌纤维主要在高强度运动时被募集，而Ⅱ$_a$型肌纤维则介于两者之间。

在一定条件下，不同肌纤维的类型可发生转变。研究表明，耐力训练在减少Ⅱ$_b$型纤维的同时可增加Ⅱ$_a$型纤维的比例，而力量训练可增加Ⅱ$_b$型纤维的比例。使用刺激Ⅰ型纤维的低频电去刺激Ⅱ型纤维，部分Ⅱ型纤维就可转变为Ⅰ型纤维。这些都可以根据临床需要灵活应用。

2. 运动对骨骼肌的影响

（1）力量训练　大力量和少重复次数的训练可增加肌肉力量。其原理一是增加肌肉体积，以Ⅱ$_a$纤维的增加最为明显；二是提高神经系统对肌纤维的募集能力，从而产生更大的收缩力。力量训练一般以抗阻形式完成，其基本原则是重复练习至不可再继续，通常是在阻力负荷上完成1~15次动作。力量训练对所有类型的肌纤维均会产生影响，都会使其收缩能力加强，但对耐力无明显影响。

（2）耐力训练　耐力训练主要使肌肉能量供应产生适应性变化。对耐力训练而言，选择的阻力负荷应以20次动作以上为宜。耐力训练可以使肌纤维中线粒体的数量和密度增加，肌纤维的氧化能力也会提高，从而提高持续收缩的能力。与力量训练会增加肌肉体积不同，耐力训练不会使肌肉肥大。

（3）爆发力训练　又称无氧训练，是指持续数秒至2分钟的高强度训练形式，主要增加肌肉的爆发力。

3. 运动对关节代谢的影响　关节的负重和运动对维持关节软骨的正常组成、结构和机械特性有十分重要的意义。负荷的类型、强度和频率直接影响关节软骨的功能，当负重的强度和频率超出或者低于一定范围时，关节软骨合成和降解的平衡被打破，软骨的组成及结构均会发生变化。需要指出的是，关节软骨是没有神经支配的，因此，调节人体神经冲动不能为软骨细胞传递信息。换言之，其他机能是不能代替负重和运动对关节作用的。当关节附近骨折、关节置换术后，应及时正确地运用运动疗法，以刺激软骨细胞，恢复关节功能。同时，运动疗法还能起到防止滑膜粘连、血管翳形成等作用。

4. 运动对骨密度的影响　骨骼的密度与形态取决于施加在骨上的力，骨受力增加可刺激其生长，骨量增加；反之，骨受力降低可抑制其生长，骨量减少。卧床的患者，腰椎骨矿物质平均每周减少0.9%，卧床时间越长骨质疏松越严重。

运动可增加力对骨的刺激。如：冲击性运动（如踏步、跳跃）对髋部是良好的骨刺激，承重训练、加速行走、慢跑等有利于腰椎骨密度的增加等。等长抗阻训练在训练时不产生关节运动，可实现疼痛最小化和靶骨骼受力的最大化，对合并有骨性关节病的骨质疏松症患者较为适合。

5. 运动对肌腱的影响　运动训练对肌腱的结构和力学性质有长期的正面效应，能有效增加肌腱的弹性和极限载荷。这是因为运动能刺激肌腱中胶原纤维的合成，增加大直径胶原纤维的百分比，改变蛋白多糖的排列方式，使其更加趋于垂直排列等。这些都能增加肌腱的强度。

（四）运动对中枢神经系统的影响

中枢神经系统是人体各项功能的控制中枢，它需要周围器官不断传入信息以保持适当的紧张度和兴奋性。所有的运动都可向中枢神经提供丰富的刺激，并且随着运动复杂性的增加，大脑皮质将建立更多的暂时性联系，多次重复的训练还能建立条件反射，从而使中枢神经系统的兴奋性、灵活性、反应性、精确度等都得以提高。

（五）运动对内分泌系统的影响

1. 胰腺 胰岛是胰的内分泌部分，有 A 细胞和 B 细胞两种。A 细胞分泌胰高血糖素，B 细胞分泌胰岛素。胰岛素总的生理效应是增强糖原、脂肪、蛋白质的合成代谢，胰高血糖素则是促进其分解代谢。胰岛的分泌主要受血糖浓度的调节，血糖升高时，B 细胞分泌活动加强，同时抑制 A 细胞的分泌活动。此时，胰岛素的生理作用凸显，加速利用血糖合成糖原，从而使血糖含量降低。

在正常情况下，运动能使体内胰岛素水平下降，且降低程度与运动强度、运动时间相关。运动结束后需要 1 小时或更多时间，血浆胰岛素才可能恢复到运动前水平。运动可以提高血浆胰高血糖素水平，后者与运动负荷和时间有关。大强度运动后胰高血糖素水平明显升高。

需要指出的是，运动对血糖的影响是多方面的，本处只说明了其对胰腺分泌的影响，这还不决定最终的血糖情况，这一点后面还将详述。

2. 肾上腺皮质激素和肾上腺素 肾上腺皮质激素由肾上腺皮质分泌，其主要生理效应是调节机体的水盐代谢及糖和蛋白质的代谢，并与第二性征及性器官的发育有关。肾上腺皮质对肌肉工作能力影响很大，运动员比一般人的肾上腺皮质功能强，其运动能力也更强。多数情况下肾上腺皮质激素与运动能力呈正相关，但过量运动也会造成肾上腺皮质功能下降，进而使体力明显下降。

肾上腺素由肾上腺髓质分泌，包括肾上腺素和去甲肾上腺素，两者化学结构和生理作用相近，统称为儿茶酚胺。儿茶酚胺通过与靶细胞的受体结合而产生生理效应，其中 α 受体与血管收缩有关，β 受体与糖原分解、脂肪动员、血管扩张、心率增加、支气管扩张有关。去甲肾上腺素主要作用于 α 受体，肾上腺素对两种受体均有作用。肾上腺素的分泌一般由反射引起改变，如情绪激动、肌肉运动等。

3. 性激素 雄激素主要由睾丸合成，卵巢和肾上腺皮质也能分泌少量雄激素。其主要生理作用是刺激雄性器官的发育并维持其功能，刺激雄性副性征的出现并维持其正常状态。同时，它还对中枢神经系统、代谢有明显作用。雄激素的分泌受多种因素的影响，运动会促进其分泌。此外，昼夜节律、季节、年龄、体温等因素也会对其分泌产生影响。

雌激素主要由卵巢和胎盘产生，睾丸和肾上腺皮质也会产生少量雌激素。其主要的生理学作用是维持和促进女性生殖器官与副性征的发育和维持，对中枢神经系统、代谢也有明显作用，它还是稳定骨钙的重要因素。一般来讲，长期大运动负荷训练会降低体内雌激素的水平。女性在绝经后，由于雌激素水平的下降骨钙会加速丢失，此时加强运动能使绝经后妇女雌激素水平轻度增加，从而增加骨钙含量。

（六）运动对代谢的影响

1. 运动对能量代谢的影响 能量在食物中一般以糖类、脂类、蛋白质体现。人体内各种生理活动的能量来源，直接或间接的由 ATP 提供。运动时，能量代谢有三大系统，即磷酸原供能系统、糖无氧酵解供能系统、糖和脂肪有氧代谢供能系统。ATP 是肌肉收缩的直接能源，在运动消耗肌肉中的 ATP 同时，必须有新的 ATP 及时补充供能。所以机体 ATP 再生能力将直接影响运动能力。

2. 运动对糖代谢的影响

（1）运动强度与时间 短时间极量运动初始阶段，肌细胞不吸收血糖。中等强度运动初期，肌肉对血糖的摄取快速上升。在低强度运动时，肌肉对血糖的摄取量增加 2～3 倍，剧烈运动时增加 4～5 倍。随着运动时间的延长，运动肌摄取利用血糖的量保持上升趋势。长时间运动时，血糖下降，这与肌肉摄取血糖增加有关。

（2）肌糖原储备 运动前肌糖原的储量对血糖吸收的影响较大，正常肌糖原储量的肌肉，血糖供能只占总能耗的 8%，而在低糖原肌肉内，对肌外能源利用的依赖性增高，血糖供能可以高达 46%。这提示高肌糖原储备可以使运动肌摄取和利用血糖量减少，有利于维持运动中正常血糖水平，延缓运动性疲劳的发生。

（3）血糖调节 运动对血糖的调节是由神经系统、激素和组织器官的协同作用完成的。升高血糖的激素有肾上腺素、胰高血糖素、糖皮质激素、生长激素，降血糖的激素有胰岛素。交感神经的作用是促进肝糖原分解和糖异生增强，具有升高血糖的作用；副交感神经除了对肝脏直接调控外，还可通过激素的分泌间接调节血糖浓度。运动可加速血糖的消耗，从而降低血糖。同时，运动能促进胰岛素受体的激活，从而增强糖代谢能力。研究表明，非胰岛依赖型糖尿病，胰岛素水平变化并不大，而胰岛素受体的活性明显降低，因此运动疗法对于这类患者是十分重要的。

（4）血乳酸 乳酸既是糖酵解供能系统的终产物，又是有氧代谢供能系统的重要氧化基质，还是肝内糖异生的重要原料。运动过程中乳酸产生过多会导致疲劳的发生，影响运动能力。因此，乳酸常作为运动锻炼和康复处方中判断运动强度的一个重要指标。

3. 运动对蛋白质代谢的影响 正常情况下，成人体内蛋白质处于稳定转换状态，蛋白质分解的速率等于合成速率，绝大多数蛋白质的数量保持不变。长时间运动时氨基酸（AA）的氧化速率超过合成速率，且糖异生速率也加快，代谢总量远超过机体游离 AA 的存量。长时间耐力运动的中后期，由于体内糖原大量被消耗，引起蛋白质分解代谢进一步增强。蛋白质分子分解成 AA 后除经过糖异生作用维持血糖稳定外，还能直接被氧化和促进脂肪酸被氧化利用，对维持运动能力起重要作用。

4. 运动对脂代谢的影响 脂代谢受多种因素调控，其代谢紊乱将增加缺血性心脑血管疾病发生的危险性。运动对脂代谢有明显加强的作用，在 40% $V_{O_2,max}$ 强度运动时，脂肪酸的氧化约占肌肉能量来源的 60%。运动还能提高脂蛋白脂肪酶的活性，降低血液中胆固醇等的水平，增加高密度脂蛋白等的水平。运动还能增加细胞膜的转运和糖原合成，提高机体对葡萄糖的利用度，改善脂质代谢。

二、运动的生物力学

生物力学（biomechanics）是研究能量和力对生物系统影响的一门科学，主要研究骨、软骨、韧带、半月板、滑液以及肌腱等组织的力、力矩与组织运动和变形之间的关系，是康复治疗学的理论基础之一。

（一）骨与关节的生物力学

1. 人体力学杠杆 肌肉、骨骼和关节的运动都存在着杠杆原理。任何杠杆均有三个点：力点、支点和阻力点。在人体上，力点是肌肉在骨上的附着点，支点是关节的中心，阻力点是骨杠杆上的阻力，与运动方向相反。支点到力点的垂直距离为力臂，支点到阻力点的垂直距离为阻力臂。根据力点、支点和阻力点的不同位置关系可分为三类杠杆。人体中多数是一、三类杠杆。

（1）平衡杠杆　支点位于力点与阻力点之间，主要作用是传递动力和保持平衡。支点靠近力点时有增大速度和幅度的作用，支点靠近阻力点时有省力的作用。如肱三头肌作用于鹰嘴产生伸肘动作，由于肌肉附着点接近肘关节，故手部有很大的运动弧度，然而手部较小的阻力即可阻止肱三头肌的运动。

（2）省力杠杆　阻力点位于力点和支点之间。这类杠杆因为力臂始终大于阻力臂，可用较小的力来克服较大的阻力，有利于做功。如足承重时跖屈使身体升高，原理类似于抬起独轮推车的车把。

（3）速度杠杆　力点位于阻力点和支点之间。此类杠杆因为力臂始终小于阻力臂，不省力，但可以获得较大的运动速度。如肱二头肌引起屈肘动作。

2. 骨骼生物力学　骨骼系统是人体重要的力学支柱，不仅承受着各种载荷，还为肌肉提供可靠的动力联系和附着点。骨组织主要由骨细胞、有机纤维、黏蛋白、无机结晶体和水组成。骨的生物活性来源于骨细胞。胶原纤维借助黏蛋白的胶合形成网状支架，微小的羟磷灰石晶粒充填于网状支架并牢固地附着于纤维表面，这种结构不仅具有较好的弹性和韧性，还具有较大的强度和刚度。胶原平行有序地排列并与基质结成片状形成骨板，是形成密质骨的单元。骨的力学性质受人的年龄、性别、部位等因素影响。

3. 应力对骨生长的作用　应力刺激对骨强度和功能的维持有积极的意义。骨始终处于增殖和再吸收两种相反的过程中，此过程受很多因素的影响，如应力、年龄、性别、某些激素水平等，其中应力是比较重要的因素。

各种形式的运动都会对骨组织产生应力刺激。在应力作用下，骨骼的形状会发生改变，进而导致成骨细胞活性增加，破骨细胞活性抑制。其结果就是，骨在需要（应力刺激丰富）的部位生长，在不需要的部位吸收，从而使骨进一步适应运动的需要。制动或活动减少时骨强度会降低，瘫痪的患者易发骨质疏松等也是这个道理。骨折钢板内固定，载荷通过钢板传递，骨骼收到的应力刺激减少，会导致骨骼直径缩小，抗扭转能力下降。需要强调的是，骨骼有其最适宜的应力承受范围，过高或过低都会使其吸收加快。

4. 骨痂生物力学　骨痂是形成于骨折修复处的复合组织。一般来讲，骨折的愈合将经历血肿机化期、原始骨痂形成期、骨痂改造塑型期3个阶段。最初的骨痂主要由血肿机化而形成的纤维结缔组织组成，逐渐转变为软骨、软骨细胞，再经增生、变性、钙化、骨化形成新生骨。新生骨的骨小梁排列杂乱，且密度较低，还不能满足正常功能的要求，还需要较长时间的改造和重塑。一般来讲，在骨折康复中首要强调的是骨折端的稳定性，因为骨折愈合对骨折块活动的机械力高度敏感，如稳定性遭到破坏，会影响骨痂的形成和新骨的生成，进而发生骨折不愈合或延迟愈合的情况。但是，应力可以刺激骨小梁根据需要重新排列，并促进其密度的提高。因此，在确保稳定性前提下的早期负重是骨折康复的一个基本原则。这既不影响骨折愈合，还能尽早恢复骨的实用功能，对避免因长期制动引发的肌肉萎缩、关节挛缩等一系列并发症和全身影响有重要意义。

5. 关节软骨生物力学　关节软骨是组成活动关节面的弹性负重组织，具有润滑和耐磨的特性，可减少运动中的摩擦，并能吸收机械震荡，还能起到传导负荷至软骨下骨的作用。关节软骨主要由大量的细胞外基质和散在分布软骨细胞组成，基质的主要成分是水、蛋白多糖和胶原。在人的一生中，关节软骨不间断地承受着高强度的静态或动态负荷，较易发生损伤和退变。

（二）肌肉的生物力学

1. 肌肉的力学特性

（1）伸展性和弹性　肌肉的伸展性是指肌肉放松，在外力作用下其长度增加的能力；肌肉的弹性是指当外力去除后，肌肉恢复原来长度的能力。

（2）杠杆效率　肌肉收缩产生的实际力矩输出受运动节段杠杆效率的影响。如髌骨切除后股四头肌力臂缩短，伸膝力矩将减小约30%。

2. 肌肉的分型　根据肌细胞分化情况，肌肉可分为骨骼肌、心肌和平滑肌。骨骼肌按其在运动中的作用不同，又可分为原动肌、拮抗肌、固定肌和协同肌。在不同运动中，同一块肌肉可能发挥不同的作用；在同一运动中，同一块肌肉的作用也会因运动变化发生改变。

（1）原动肌（agonist）　是在运动的发动和维持中一直起主动作用的肌肉。

（2）拮抗肌（antagonist）　是与运动方向完全相反，或发动和维持相反运动的肌肉。当原动肌收缩时，拮抗肌会协调地放松，这对保持和增强活动的稳定性、精确性，防止过度运动可能带来的关节损伤、肌肉拉伤损伤等有重要意义。

（3）固定肌（synergist）　为了发挥原动肌对肢体的动力作用，需将肌肉近端附着的骨骼做充分固定，这类肌肉即为固定肌。

（4）协同肌（synergist）　在复杂的运动中，需要其他肌肉辅助完成某些动作称为协同肌。

3. 肌肉的收缩形式　骨骼肌的两端附着于骨骼上，随肌纤维的缩短、延长或不变，产生复杂的功能活动。肌肉的收缩形式主要有3种。

（1）等张收缩　肌肉长度发生改变，但力量基本不变。可产生关节的运动。

（2）等长收缩　肌肉长度基本不变，但力量增高。不产生关节的运动。

（3）等速收缩　肌肉收缩时产生的力量可变，但关节的运动速度不变。

4. 肌肉对电刺激的反应　在肌肉受到足够强度的电刺激时会引起收缩。给予肌肉一次刺激，肌肉会完成一次收缩并很快恢复到基本状态。在此之后，如肌肉再次受到刺激则会引发另一次收缩。这两次收缩所产生的力量是相似的。如果提高刺激频率，使第二次刺激在第一次刺激引起的收缩恢复到基本状态之前，则会引起比单次刺激更强的肌肉收缩。随刺激频率的增加，肌肉收缩强度会达到最大并保持在此水平，这称为强直收缩。强直收缩所产生的力量要比单收缩产生高数倍。事实上，中枢神经系统也是通过改变刺激频率来调控肌肉收缩力的。

5. 骨骼肌收缩与负荷的关系　肌肉收缩时，如果阻力负荷低于肌肉所产生的力时，肌肉缩短，发生向心性运动；反之，肌肉被拉长，产生离心性运动。前者产生更大的力、做更多的功；后者在增加力量的同时反而减小了能量消耗。肌肉收缩的速度同样与负荷有关，负荷较低的速度较快。随着负荷的增加，肌肉收缩的速度变小，收缩力则增加。相反，在提高收缩速度时，收缩的力量会迅速下降。

（三）肌腱和韧带的生物力学

1. 肌腱和韧带的拉伸特性　肌腱和韧带有相似的结构，均富含胶原，有很好的强度和韧性。肌腱作用是连接骨和肌肉、传达肌肉收缩力、提供一定的力臂；韧带的作用是加强骨与骨之间的联系、提高关节的机械性能、防止过度运动。肌腱和韧带的伸长不仅与受力的大小相关，而且与力的作用时间及过程相关。当其持续受到特定应力作用时，其拉伸程度随时间的增加而增大，这种现象被称为蠕变；另一方面，若拉伸程度保持不变，则其受到的应力会减小，这种现象称为松弛。这种特性有利于降低肌肉在工作中的负荷，从而增加肌肉的工作能力。另外，肌腱和韧带的拉伸性质还与速率有关，拉伸速度越快，肌腱的强度越大。因此，持续、缓慢的热身运动更有利于肌腱和韧带的拉伸。

2. 其他影响肌腱和韧带力学特性的因素

（1）锻炼和固定　锻炼对肌腱和韧带的结构和力学性质有长期的正面效应。锻炼能促进胶原合成，增加大直径胶原的比例，改变胶原的排列结构，从而使肌腱和韧带的弹性、极限载荷等增加。

（2）解剖部位　不同解剖部位的肌腱和韧带所承受的应力和生化环境不同，其生物力学性质也有差异。如趾屈肌腱的极限拉伸强度比趾伸肌腱大两倍，生化分析表明，趾屈肌腱的胶原含量比趾伸肌腱多。

（3）年龄　年龄是影响肌腱和韧带力学性质的重要因素。随年龄的增长，肌腱和韧带的极限拉伸强度和极限应变也随之增加。

三、制动对机体的影响及康复原理

（一）制动对机体的影响

制动（immobilization）是临床最常用的保护性治疗措施，其形式有固定、卧床和瘫痪。对于严重疾病或损伤患者，卧床是保证度过伤病危重期的必要措施。但是，长期制动可引起制动或废用综合征，它涉及一个或多个器官和系统，其后果有时甚至较原发病和外伤更加严重。因此，针对制动要提倡运动，针对卧床要提倡起床、站立和活动。

1. 制动对心血管系统的影响

（1）心率变化　严格卧床者，交感肾上腺素系统较副交感胆碱能系统占优势，会使基础心率增加，心力储备减少。严格卧床10日者，基础心率每分钟增加12～23搏。基础心率保持在一定水平对冠状血流极为重要，因为冠状动脉的灌注在于心搏的舒张期，基础心率加快导致舒张期缩短，将减少冠状动脉血流灌注。所以，长期卧床者，即使从事轻微的体力活动也可能导致心动过速或心绞痛。

（2）血容量变化　由于血液静压的作用，直立位时有500～700ml血液流向下肢，约为总血量的11%。卧位时，血液静压解除，血液流向肺和右心，使中心血容量增加，心脏压力感受器刺激增强，心率和每搏输出量增加，抗利尿激素释放减少，肾脏滤过率增加，尿量增多，最终使血浆容量减少。此外，长期卧床患者血小板聚集，动脉血流速度降低，下肢血流阻力增加，血液的黏滞度增高，增加了静脉血栓形成的危险性。长期卧床患者的血浆蛋白还会明显减少。

（3）直立性低血压　正常情况下卧位转直立时，人的心率仅增加数次至25次，血压不变，脑供血正常。但是长期卧床者，由于大量血液从中心转到外周，加之交感肾上腺素系统等反应不良，不能维持正常血压，而会发生直立性低血压。此时，其心率甚至会增加60次，而血压则下降，导致脑灌输不足，出现面色苍白、出汗、头晕，甚至晕厥。

（4）心血管适应不良　卧床3～5日会即出现心血管适应不良，随着时间的延长，心血管效率还将进一步下降。卧床2周后，舒张末期心室容积即减少6%～10%，心搏效率减低。卧床3周后，在10%的斜坡上以每小时6km的速度步行30分钟，心率增加较不卧床者每分钟多35~45搏，即心血管效率减低约25%。

（5）静脉血栓形成 卧床时间越久静脉血栓的发生率越高。卧床使血浆黏稠度增加、下肢血流淤滞、血管壁损害等，这些都是诱发静脉血栓形成的原因。静脉血栓形成后，可能继发肺栓塞，这是十分危险的并发症。外科大手术、分娩、严重外伤后患者，早期活动可以防止此类并发症。长期卧床者使用小剂量肝素也是有必要的。

2. 制动对呼吸系统的影响 卧位时，横膈上移，胸腔容积减小，体液容量相对增加，从而导致肺水肿和肺的咳嗽反射减弱，易形成坠积性肺炎。卧床数周后，患者全身肌力减退，呼吸肌肌力也下降，加之卧位时胸廓外部阻力加大，弹性阻力增加，不利于胸部扩张，肺的顺应性变小，肺活量明显下降。另外，卧位时气管纤毛的功能下降，分泌物黏附于支气管壁，排出困难；同时，膈肌的运动部分受阻，使呼吸运动减少。侧卧位时，下侧肺通气不良而血流灌注过度，导致通气/血流比值失调；同时，下部支气管壁附着的分泌物较上部为多，而由于咳嗽无力和卧位不便咳嗽，分泌物沉积于下部支气管中，容易诱发呼吸道感染。

3. 制动对运动系统的影响

（1）制动对骨骼肌的影响 制动一段时间后，肌肉的大小、结构、生理特性和代谢特性均会发生变化。其结果是肌肉重量和横截面下降，收缩力降低、易疲劳。这种改变在肌肉制动的最初一周尤为明显。这些改变与肌肉被固定的长度有关，在牵拉固定的状态下，肌肉萎缩和收缩力下降的程度要比无牵拉固定的小得多。

（2）制动对韧带的影响 固定可明显降低骨－韧带－复合体的结构特性和韧带的力学特性。表现为韧带强度和弹性下降、能量吸收减少，同时显著降低附着区的结构特性，此时韧带易发生断裂和撕脱。解除固定后，韧带本身的力学特性在较短的时间内即可恢复，而附着区则需要更长的时间，此时更需要防范韧带撕脱。

（3）制动对骨的影响 骨代谢主要依赖于日常的加压和牵伸。站立位的重力使骨受压，肌肉收缩通过肌腱的作用使骨牵伸。以上两力直接影响骨的形态和密度。长期制动，骨骼将发生一系列变化，开始是骨吸收加快，特别是骨小梁的吸收增加，骨皮质吸收也很显著；稍后虽吸收减慢，但持续时间很长。

（4）制动对关节的影响 长期制动可产生严重的关节退变。在制动情况下，关节囊壁血管、滑膜增生，纤维结缔组织和软骨面之间发生粘连，出现疼痛。继而关节囊收缩，关节挛缩，活动范围减小。制动使关节面处于一定位置，关节软骨接触处长期受压，导致关节软骨含水量下降，透明质酸盐和硫酸软骨素减少，使软骨变薄。这一系列改变又会使关节活动度进一步降低，关节固定进一步加强，关节退变持续加重。这些改变部分可因关节制动的解除和活动的恢复而逆转，但制动时间过长会降低恢复的效果。

4. 制动对中枢神经系统的影响 由于长期制动，感觉输入减少，会产生感觉异常和痛阈下降，严重者会出现异样触觉、运动觉、幻视、幻听等。同时，由于与社会隔离，信息输入减少，加之原发疾病和外伤的痛苦，易产生焦虑、抑郁、情绪不稳和神经质，或出现感情淡漠、退缩、易怒、攻击行为等。同时认知能力、学习能力、判断力、记忆力、协调力、警觉性等均有障碍。

5. 制动对消化系统的影响 长期卧床及病痛对精神和情绪的影响，可减少胃液的分泌，胃内食物排空的速率减慢，食欲下降，造成营养物质的吸收减少，产生一定程度的低蛋白血症。同时，由于胃肠蠕动减弱，食物残渣在肠道内停留时间过长，水分过多吸收，而使大便干结，引起便秘。另外，卧床使用便盆和排便习惯的改变也是造成便秘的原因。

6. 制动对泌尿系统的影响　长期卧床时抗利尿激素分泌减少，排尿增加，随尿排出的钾、钠、氮均增加。由于骨小梁的吸收，钙自骨组织中转移至血，产生高钙血症，多余的钙又需经肾排出，产生高钙尿症。卧床后一两天内尿钙即开始增高，24 天即达卧床前的两倍，只有恢复直立位方能完全正常。

尿排出钙磷增加、尿潴留、尿路感染是尿石症形成的三大因素。高钙尿症和高磷尿症为结石形成提供了物质基础。由于卧床时腹压减小、重力减小、相关肌肉无力或活动受限、神经对排尿运动协调力减弱等原因，都会促成尿潴留。尿液潴留时，其中的细菌高度繁殖，其活动会使尿液 pH 升高，促进钙磷的析出和沉淀，形成结石。尿石形成以后，又成为细菌生长的核心，如此形成感染 - 结石 - 感染的循环过程。这也是长期卧床患者尿路感染反复发作的原因。

7. 制动对皮肤的影响　制动可使皮肤及其附件产生萎缩和压疮，皮下组织和皮肤的坚固性下降。食欲不佳和营养不良加速了皮下脂肪的减少和皮肤的角化，皮肤卫生不良导致细菌和真菌感染。大面积压疮使血清蛋白尤其是白蛋白减少。血清蛋白减少使组织渗透压下降，加速了液体向细胞间渗出，引起下肢皮肤水肿。

（二）长期制动的康复思路

制动综合征实质上是废用综合征。由于躯体和智能上废用，引起全身各系统的功能紊乱，加重残疾或威胁生命。预防和康复的原则在于针锋相对，以动制静，使全身功能，包括体能与智能两方面均活跃起来。

1. 主动运动　预防和消除制动综合征最简单、最有效、作用最广泛的是主动运动，能扭转制动对全身各系统、组织、器官的不利影响，保持和恢复其功能。不同的运动方式有不同的适用范围，如等长运动适合于牵引或石膏固定等关节制动的患者；等张收缩则相反。不同运动方式产生的效果也有差异，如等张收缩减少蛋白质损失的效果是等长收缩的 2 倍。

2. 被动运动　对于因各种原因不能进行主动运动的，应予被动运动，包括关节被动运动、合适姿位的摆放与维持、体位改变（如翻身）等。关节被动运动，不仅能预防关节挛缩，还能维持肌肉的弹性，延缓肌肉萎缩；合适的姿势和肢体位置对未来最大限度的保留和恢复有重要意义；经常改变体位，对于防止压疮与坠积性肺炎十分重要。

3. 直立训练　在病情允许的情况下，应尽早进行直立训练。其基本办法是：尽早使患者处于半卧位，逐渐转为垂足坐位，最后取直立位。对于瘫痪或其他残疾者可用倾斜床使之直立。直立训练对人体有很多积极意义，如可以预防直立性低血压、骨质疏松、高钙尿症等等。

4. 呼吸体操　长期卧床患者应当进行呼吸体操，呼吸体操是每小时进行 3～5 次慢而深的呼吸。应当同时使用胸式呼吸和腹式呼吸，也应当鼓励咳嗽。因呼吸肌麻痹而使肺活量下降到正常的 60% 以下者，应用正压呼吸，每日 2 遍，每遍扩张肺 3～5 次。采用肺活量计可以使患者得到反馈，提高呼吸练习的积极性。

5. 增加感觉刺激　最基本而简单有效的感觉刺激是运动。主动运动本身可以保持患者的自我意志，也保持空间定向力。在不能进行主动运动的情况下，被动运动也增加感觉输入、感觉与运动的联系、周围神经与中枢神经的联系，其作用和主动运动类似。

6. 防止社会隔离　鼓励家属经常和患者交换家庭与社会见闻是最基本的办法。开展群体性治疗，如作业疗法、文娱活动等也是经常采取的方法。对于智力、认知情况较好的可予以智力上的挑战，如提出恰当问题让患者解答等，成功时不仅能使患者体会到自我的价值，而且也可分散对残疾的焦虑和抑郁情绪。

7. 其他 一是对症处理长期卧床引发的各种并发症。二是要注意保持营养供给，如蛋白质、钙等；三是重建有益的生活习惯，如清洁习惯、排便习惯等。

第二节 神经学基础

扫码"学一学"

神经系统是机体内起主导作用的系统，分为中枢神经系统（脑与脊髓）和周围神经系统（神经和神经节）两大部分。中枢神经通过周围神经与人体其他各个器官、系统发生极其广泛而复杂的联系，人体各器官、系统的功能都是直接或间接处于神经系统的调节控制之下，神经系统的损伤必然导致人体各方面功能的障碍。全面了解神经发育及恢复的规律，对康复治疗具有至关重要的指导意义。

一、神经的发育

（一）中枢神经系统的发育

神经系统是人体发育最早、最迅速的系统，它起源于胚胎时期的神经管和位于神经管两侧的神经嵴。神经管分化为中枢神经系统，其头段最终发育成脑，尾端发育成脊髓。人在出生时，脑重350～400g，约为成人的25%，已具备了成人脑所具备的沟回，脑细胞数量约140亿个也与成人相同，但沟回比成人浅，且神经细胞的轴突与树突形成不足，髓鞘化不完善，尚未形成大脑各区间复杂的交织，此时的运动呈总体性，缺少精细动作。到2岁左右，脑重量约为成人脑重的75%，此后脑在"量"上的发育趋缓，因此2岁前是脑发育的最快、最关键的时期。但这期间由于大脑皮质、锥体束发育尚未成熟，一些运动功能是皮质下区进行调节和控制的，因此大脑病变时常不易发生运动功能的改变，导致脑的疾患难以被及时发现。到6岁左右，大脑半球的神经传导通路几乎都已髓鞘化，大脑皮质各区间增加了暂时联系的可能性，分化作用也大大加强，运动变得快速、正确，条件反射也已较稳定而巩固。8岁左右，大脑增加到1300g，接近成人的脑重，同时神经细胞体积增大，细胞分化基本完成，神经细胞的突起分枝变得更密，出现了许多新的神经通路，运动更加准确、协调，行为变得更有意识，但对第二信号系统的语言和文字反应尚未完善，抽象思维能力差。此后，直到成年，联络神经元的结构和皮质细胞结构功能仍在快速地发展和形成着，抽象思维能力得到完善，大脑功能逐渐成熟。小脑在1岁内发育很快，到3岁时小脑已基本与成人同，能够维持身体的平衡和准确性。脊髓在出生时已发育得比较成熟，其下端达第3腰椎水平（成人在第1腰椎水平上），4岁时达第1～2腰椎水平。

（二）周围神经系统的发育

周围神经系统由胚胎时期的神经嵴演化而成。它联络于中枢神经和其他各系统器官之间，包括脑神经、脊神经；如按其所支配的周围器官的性质可分为躯体神经系和内脏神经系（自主神经）。其主要功能是传导冲动。可分为有髓鞘和无髓鞘两种，除自主神经的节后纤维无髓鞘以外，其余均有髓鞘。脑神经共有12对，主要支配头面部器官的感觉和运动，多在出生后3个月左右基本完成发育，但神经的髓鞘化依神经种类不同而有差异。如听觉系统神经纤维开始髓鞘化在胎儿第 6 个月时，但其过程缓慢，直到 4 岁还未完成。相反，视觉神经纤维直到出生前很短时间才开始有髓鞘形成，但以后的发育非常迅速。脊髓神经共有 31 对，从胎儿 5 ~ 6 个月开始形成，2 岁左右进入髓鞘形成阶段，4 岁时已相当成熟，以后仍在缓慢进行直至成年。由于婴儿时期神经纤维髓鞘形成不全，故兴奋传导易波及邻近神经而引起泛化现象。

二、反射

（一）概念

反射是指在中枢神经系统参与下的机体对内外环境刺激的规律性应答，是神经活动的基本形式。反射包括非条件反射和条件反射两类。运动也是反射，是综合、复杂的反射。

非条件反射是指在出生后无需训练就具有的反射。如：进食时，口舌黏膜遇到食物引起唾液分泌等。这类反射能使机体初步适应环境，对个体生存与种系生存有重要的生理意义。按其目的和意义不同，非条件反射可分为防御反射、食物反射、性反射等。

条件反射是指在出生后通过训练而形成的反射。它可以建立也能消退，数量可以不断增加。条件反射的建立扩大了机体的反应范围，当生活环境改变时条件反射也随之改变。较非条件反射而言，条件反射更具灵活性，更能适应复杂和不断变化的环境。

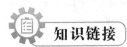 **知识链接**

正常情况下，在人的一生中纯粹的非条件反射仅在出生后的较短时期内容易见到，以后由于条件反射的不断建立，条件反射与非条件反射越来越不可分地融合在一起，并且以条件反射为主导。

（二）反射弧

反射的结构基础称为反射弧。典型的反射弧包括感受器、传入神经、神经中枢、传出神经和效应器五个部分组成。其中任一环节中断反射就不能发生，而出现功能障碍。

人的个体活动是十分复杂的。当反射发生时，除脊髓或脑干等低位神经中枢参与外，还有包括大脑皮质在内的高位神经中枢参与其整合、调节，从而使反射活动更具有适应性。因此，在高级神经中枢受损时，人的反射活动就会出现低级神经中枢的特征，即出现病理反射。由于高级神经中枢是在出生后逐步成熟的，因此，在婴幼儿时期出现"病理反射"是正常的。

（三）感受器

感受器是人体内接受内、外环境刺激，感受内、外环境变化，并将之转换成神经冲动的结构，是反射弧的重要组成部分。感受器的分类方法很多，在康复中经常利用的有本体感受器以及痛觉和温度觉感受器等。

1. 本体感受器　本体感受器是接受身体本体活动刺激的末梢器官，主要分布在骨骼肌、肌腱、关节、内耳迷路、上位颈椎等处，分为骨骼肌内感受器、关节感受器、皮肤感受器、前庭器官和颈感受器。它们通过感受机体本身的机械应力，如触摸、挤压、牵拉、振动、摩擦等，感知身体在空间的运动和位置的变化，再通过中枢神经调整肌肉的长度和力度，最终达到维持姿势和调整运动的目的。我们能够在闭眼的状态下穿衣、吃饭就是本体感受器在发挥作用。

骨骼肌内感受器有肌梭和腱梭两种。肌梭是一种感受肌肉长度变化或牵拉刺激的梭形感受装置，多分布于抗重力肌。当体位改变时，肌肉受牵拉变长，肌梭敏感性增高、传出神经冲动增多，促使脊髓调节肌肉收缩。腱梭是一种张力感受器。当肌肉收缩张力增加时，腱梭因受到刺激而发生兴奋，反射性地引起肌肉舒张，并使拮抗肌所受的抑制解除，防止肌肉因过度牵张而撕裂。关节感受器位于关节韧带、关节囊和关节周围的结缔组织中，主要感知运动觉和位置觉。皮肤感受器分布在皮肤和皮下组织中，可以感受触、压、痛、温度等刺激，既能向感觉皮层传达信息又能直接参与调解身体的反射活动。前庭和颈感受器分别位于内耳和前三节颈椎，主要在调整姿势反射和维持平衡上发挥作用。

康复中常用的神经肌肉本体促进术（proprioceptive neuromuscular facilitation，PNF），就是利用正确的感觉输入来刺激本体感受器，引发反射，以调整肌张力，进而提高肌肉的随意控制能力。如在肌张力低下时，通过快速的拍打皮肤和肌肉，促进肌肉收缩；又如通过挤压关节，改善肌张力及对运动的控制等。

2. 痛觉和温度觉感受器　根据功能可以分为三类，①机械型：分布于皮肤，用尖端直径为2mm的小棒，施加10~100g的压力才能引起痛觉；②机械温度型：分布于皮肤，对于40~50℃的温度刺激和机械刺激引起的痛觉和温度觉有反应；③多型：分布于皮肤、骨骼肌、关节和内脏器官，对机械、温度和化学致痛物质的刺激反应敏感。

康复常用的感觉刺激疗法就是对患者施加各种感觉刺激，诱导运动的出现。如利用冷敷或热敷的温度刺激，利用刷子、毛巾擦刷皮肤的机械刺激等。并可通过改变刺激的种类、频率、强度、时间等要素，分别起到兴奋或抑制的作用。

（四）常见反射及应用

反射都要通过神经中枢对传入信息的整合才能最终表达出来，因此，可以按神经中枢的水平来对反射进行分类。

1. 脊髓水平的反射　脊髓反射主要作用是抵抗重力，维持身体姿势，逃避伤害性刺激。正常情况下，它受到高位神经中枢支配，运动模式复杂，难以单独表现出来。脊髓反射主要有牵张反射、屈肌反射、对侧伸肌反射等几种，基本都是通过肌梭、腱梭等本体感受器来实现调节。

（1）牵张反射（stretch reflex）　骨骼肌受到外力牵拉使其伸长时，引起受牵扯的肌肉收缩的反射，包括肌紧张和腱反射。牵张反射见于所有的骨骼肌，其意义在于维持骨骼肌的张力，对直立姿势的维持至关重要。

肌紧张：肌肉受到缓慢而持续的牵拉力的作用，引起的肌肉静态紧张性牵张。如当人站立时，由于受到重力作用，下肢伸肌受到缓慢而持续的牵拉，引起该肌肉的收缩，而保持身体的静态平衡。肌紧张是姿势反射的基础。

腱反射：快速牵拉肌腱，引起肌肉的动态性牵张。如用叩击肌腱的方法引发的膝跳反射、跟腱反射等。

临床上常用让肢体负重、进行关节挤压等方法来刺激本体感受器，诱发牵张反射，帮助患者建立正确的运动模式、维持正常肌张力，提高患者对运动的控制能力。

（2）屈肌反射（flexor reflex）　远端肢体皮肤感受器受到刺激时可以引起屈肌收缩、

伸肌松弛，引发关节的屈曲运动，称为屈肌反射，它有避免伤害性刺激的保护作用。当刺激强度达到一定程度时，可以同时使对侧肢体伸直，引出对侧伸肌反射（crossed extension reflex），这是一种姿势反射。这时，人的一侧肢体屈曲，对侧肢体伸直以支持体重，是行走、跑步等运动的基础。

（3）节间反射（intersegmental reflex）　通过脊髓临近节段神经元之间存在的突触联系，使上下节段之间神经元的活动协同的反射。表现为人的肢体活动有一定程度的协调性，如牵拉近端关节屈肌可以引起同侧肢体的反射性屈曲等，当快走、跑步时节间反射更加明显。偏瘫患者出现的共同运动、联合反应就与失去高位中枢控制后，节间反射异常加强有关（详见后）。

2. 延髓脑桥水平的反射

（1）阳性支持反应（positive supporting reaction）　当人的足底及跖趾关节接触地面时，会立即引起该侧下肢强直，以试图承重。因此，在偏瘫患者早期的体位摆放问题上，不能采用足踏踏板的做法，否则会导致其下肢伸肌痉挛。

（2）颈紧张性反射（tonic neck reflex）　其主要作用是调整四肢、躯干肌张力，维持身体各种姿势，是一类姿势反射。有以下两种，偏瘫患者等可见。

对称性颈紧张反射（symmetric tonic neck reflex）：被动后屈头部，上肢伸展下肢屈曲；被动前屈头部，上肢屈曲下肢伸展。

非对称性颈紧张反射（asymmetric tonic neck reflex）：被动将头转向一侧，出现面侧上下肢伸展，头后侧上下肢屈曲。

（3）紧张性迷路反射（tonic labyrinthine reflex）　随着头部位置的改变，引起内耳传入冲动的变化，使肌肉紧张性发生改变，表现为仰卧位时全身伸肌紧张性增高，俯卧位时屈肌紧张性增高。因此，偏瘫患者早期不提倡仰卧位。

（4）抓握反射（grasp reflex）　刺激手掌可引起手指屈曲内收活动，呈抓握状态，称为抓握反射。因此，偏瘫患者早期手握毛巾的做法是错误的，可导致手部肌张力严重升高，不能实现正常活动。

3. 中脑水平的反射　主要是翻正反射（righting reflex），即指维持和恢复头在空间的正常位置，以及头与躯干、肢体位置关系的一种自动平衡运动性反射。有以下几种。

（1）迷路翻正反射　通过迷路诱发的保持头部正常姿势的反射。它与躯干位置无关，只要迷路正常，头部位置就能保持正常。此反射保持终生。

（2）颈翻正反射　头向任何方向运动时，颈部本体感受器都会受到刺激，并会由此引发一系列躯干的反射性运动，称为颈翻正反射。

（3）躯干翻正反射　仰卧位时，头转向一侧，肩也转向同侧，随后是骨盆，使三者恢复正常位置；侧卧位时，皮肤受到压力刺激后引起的非对称性反射，表现为头抬起转向直立位，受压侧肢体、甚至未受压侧肢体和躯干屈曲。无论哪种情况，都是试图在头部位置不正常时，通过调节躯干重新恢复躯体的相对位置。

（4）视觉翻正反射　通过视觉保持头部正常位置的反射。如在双侧迷路破坏、视觉正常的情况下，动物的头部依然能保持正常位置，若同时遮住双眼头部正常位置就难以保持。

翻正反射不是孤立起作用的，在动物试验中可以看到，当动物被推倒或翻转后，头部位置不正常，视觉与前庭迷路感受器受到刺激，反射性地引起头部位置首先复正。头部复正造成颈肌扭转，颈肌内的感受器发生兴奋，导致躯干翻转，使动物恢复直立。康复中，可以借助翻正反射来调整姿势，保持动态平衡，促进翻身、坐起、站立等基本活动的改善。

4. 大脑水平的反射 主要是平衡反应（balancing reaction），它是为了对抗重力和保持平衡而对全身肌张力进行不间断调节的大脑水平反射活动。平衡包括静态平衡和动态平衡。静态平衡主要依靠牵张反射维持，动态平衡则主要依靠中脑水平的翻正反射和大脑水平的平衡反应维持。常见的大脑水平的平衡反应如下：

（1）降落伞反应（parachute reaction） 人体在垂直下落时，出现四肢外展、伸展、足趾展开，扩大与地面的接触面，做好落地准备。

（2）防御反应（protective reaction） 是人在水平方向急速运动时产生的平衡反应。包括坐位反应、立位反应、膝位反应等。如站立时，突然将人的身体向后推，会出现踝关节、足趾的背屈，同时上肢向前上方举起；将身体推向一侧，对侧下肢会外展以继续保持平衡。

（3）倾斜反应（tilting reaction） 是人体支撑面的倾斜角度发生改变时出现的姿势反应。生活中如乘车急转弯时可以诱发。

（五）反射的发育

运动的发育是以正常的姿势反射为基础的，而反射按一定顺序规律性的出现、消退或保留。低水平的反射会随着高位神经中枢的逐渐发育成熟而受到抑制，不再被单独、刻板地表达，这就是所谓的消退，但成人在偏瘫等病理情况下会再次典型的表现出来。反射的推迟出现、低水平反射的推迟消退或保持终身多属异常现象。

脊髓水平的反射多在出生2个月后消退；延髓水平的阳性支持反应和颈紧张性反射多在3个月以后开始出现，8个月后消退；中脑水平的迷路及视觉翻正反射多在1~2个月时出现，并持续终身；大脑水平的平衡反射多在半岁以后开始出现，出现后持续终生。

三、运动的发育

运动的发育是极具规律的。中枢神经系统患病后（如偏瘫、小儿脑瘫等）运动的恢复也遵循这些规律，虽然其过程不像最初时那样一成不变，但对这些疾病的康复同样具有十分重要的指导意义。

（一）运动发育的一般规律

1. 先头后尾 指运动功能自头端向足端发展。即是抬头→翻身→坐→爬→站→走这一趋势逐渐成熟的。上肢的有意识运动也早于下肢。

2. 先泛化后集中 即由全身性的、泛化的动作，逐渐发育成局部的、准确的动作。如1~2个月的小儿，若将其脸用手帕盖住，则小儿表现为全身的乱动，到了5个月的时候，小儿可表现为双手向脸部乱抓，但不一定能拉下手帕，而到了8个月时，即能迅速而准确地拉掉手帕。

3. 先粗大后精细 粗大动作的发育先于精细动作，如抬头、翻身、起坐等动作的出现早于手指的抓、捏等精细动作。

4. 从近到远 协调运动先出现于离身躯近的肌群而后发展到远端。如上肢的协调运动最早出现在肩部，随后是肘、腕，手的动作最后才发育成熟。

5. 先"正"后"反" 如抓握、站起、往前走、上楼梯等动作的习惯先于放下、坐下、停步和倒走、下楼梯等。

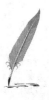

（二）小儿运动的发育

1. 全身粗大运动的发育 在出生的最初 1~2 周几乎没有自发的全身运动，全身呈屈曲优势位，头可略向两侧移动，拇指握在掌中。2~3 个月会抬头，上肢在仰卧位时能缓慢举起。4~5 个月能用上肢在俯卧位时支撑上半身，并保持头部垂直，能伸手抓物。6~7 个月能熟练地翻身，能独坐起。7~8 个月开始会爬。10 个月左右能完成从仰卧→俯卧→坐位的体位改变，能扶站。11 个月能独自站立。1 岁左右能扶走，平衡能力开始有较快的提升。12~15 个月会独走。1 岁半能比较平稳地走路，能独自上下楼梯。2 岁左右开始跑。

2. 精细运动的发育 精细运动的发育以上肢为代表，上肢精细运动又以手指功能的发育为代表。将手伸向物体、抓住物体再放开物体是最主要的形式。抓握动作最初是全手掌和全手指的抓握，随后发展成拇、示、中的捏拿，然后是拇、示指的拈拿，2 岁后能逐步独立使用手指。

3. 知觉运动的发育 是指使知觉与其相应的运动变得协调的过程，学习是知觉运动发育的主要方式。知觉是在感觉的基础上，经过思维、记忆（尤其过去的经验）等高级神经活动参与形成的对外界的整体认识。感觉按照视觉、触觉、本体感觉、听觉的顺序发育。较早能观察到的知觉运动是眼手的协调运动，约在 2 个月龄出现，表现为将手伸向物体，7 月龄左右能顺利完成对目标的伸手和抓握，标志着视觉和本体感觉参与的知觉运动的形成，但还不完善和完整，需要通过学习来逐步健全。康复中可以通过训练来提高知觉运动水平，以改善动作和行为，提高智商等。

四、运动的控制

神经系统对运动实行分级控制。脊髓是躯体运动控制的最基本中枢，脊髓水平的牵张反射是随意运动的基础；运动的最高位中枢是大脑皮质运动区，它通过锥体系和锥体外系对各种躯体运动进行控制和调节。

（一）大脑皮质运动区

按 Brodmann 分区系统，大脑皮质被分为 52 个区。能引起肌肉运动的区域称为运动区，中央前回（4 区、6 区）是主要的运动区（图 2-1）。运动区有下列的功能特征。

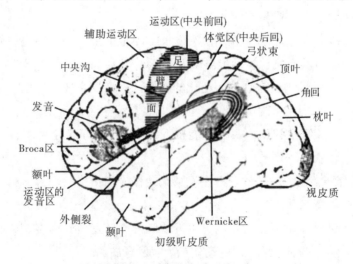

图 2-1 大脑皮质运动区

（1）交叉性支配　即一侧皮质主要支配对侧躯体的肌肉。但头面部肌肉的支配多数是双侧性的。

（2）具有精细的功能定位　即一定部位皮质的刺激引起一定肌肉的收缩。

（3）代表区的大小与功能呈正相关　运动愈精细而复杂的肌肉，其代表区也愈大，如手与五指所占的区域几乎与整个下肢所占的区域大小相等。

（4）倒置分布　即下肢代表区在顶部，上肢代表区在中间部，头面部肌肉代表区在底部，但头面部代表区内部的安排仍为正立而不倒置（图2-2）。

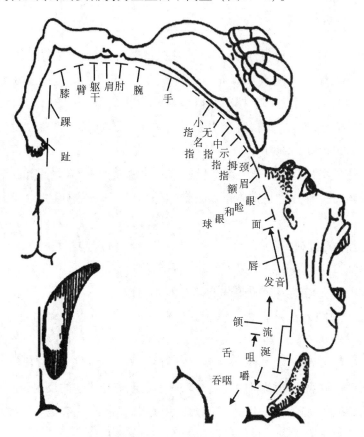

图2-2　运动的皮质支配示意图

（二）运动传导通路

1. 锥体系　锥体系是大脑皮质控制躯体运动最直接的通路，由皮质脊髓束和皮质脑干束组成。前者由大脑皮质发出，经延髓锥体，到达脊髓；后者同样由大脑皮质发出，抵达脑神经运动核。锥体系的功能在于发动随意运动，调节精细动作，保持运动的协调性。

锥体系的任何部位损伤都可引起其支配的骨骼肌的随意运动障碍，出现瘫痪。上运动神经元，如大脑皮质的躯体运动中枢、锥体束等受损伤时，引起中枢性瘫痪，表现为腱反射亢进，肌张力增强，出现病理反射等。下运动神经元，如前角运动细胞、脑干躯体运动核、脊神经、脑神经等受损伤时，引起周围性瘫痪，表现为深、浅反射均消失，肌张力减弱或消失，肌肉萎缩等（表2-1）。

表2-1　中枢性瘫痪和周围性瘫痪的表现区别

	中枢性瘫痪（硬瘫、上运动神经元麻痹）	周围性瘫痪（软瘫、下运动神经元麻痹）
损害部位	皮层运动区或锥体束	脊髓前角运动神经元或运动神经
瘫痪范围	常为广泛的	常为局限的
肌紧张	增强或痉挛	减退或松弛
腱反射	增强	减弱或消失
浅反射	减弱或消失	减弱或消失
病理反射	阳性	无
肌萎缩	不明显	明显

2. 锥体外系　锥体外系是指锥体系以外的控制骨骼肌活动的传导通路，包括"皮质 - 新纹状体 - 苍白球系"和"皮质 - 脑桥 - 小脑系"，其作用主要是在大脑皮质的控制下调节肌张力，维持和调整身体姿势，控制习惯性和节律性动作。如步行时双臂摆动、面部表情、某些防御性反应运动等。其损害会引起不自主运动、肌张力改变、运动缓慢等，表现为舞蹈样动作、手足徐动、震颤等。

锥体系和锥体外系都是大脑皮质调节骨骼肌活动途径，是不可分割的统一体。临床上，皮质损害的运动障碍很难分清是锥体系还是锥体外系的，前述中枢性瘫痪实际上是两者共同损伤的结果。

（三）随意运动的机制

随意运动是通过学习获得，按照人的意志引起的运动。皮质没有单一的随意运动的定位，皮质的不同部位在随意运动的调节上起着不同的作用。一般认为，脑干网状结构和边缘系统产生随意运动的动机；运动关联区、基底节及丘脑负责运动的设计；大脑运动区、小脑、脑干、感受器等负责运动的启动和监控。引起随意运动的各部分之间的联系是暂时的，因此随意运动的方式很多，不像反射一样一成不变，这使其具有了高度灵活性和可塑性。但是这种暂时的联系也可以"固化"。随意运动会随着动作的反复进行而越来越熟练，逐渐使各动作可以无意识、自动地完成，如使用键盘打字，最初是双眼紧盯、逐键敲击，经过反复训练后即便不看键盘，也能流利地输入。

（四）异常运动的控制

1. 与异常运动有关的因素

（1）认知与知觉障碍　这些障碍会妨碍患者的再学习和再训练，还能使患者不能采取恰当地运动或运动计划紊乱，在知觉和认知障碍持续的情况下，运动功能的恢复是十分有限的，它们的存在与否及严重程度是判断患者运动功能恢复预后的重要指标。

（2）关节活动度减小　中枢神经系统损伤导致的制动会使患者出现肢体挛缩、关节活动度减小，长期制动还可能导致肌肉被结缔组织替代，出现肌肉萎缩、关节僵硬。关节挛缩还可能导致肌张力增高、运动模式改变等，出现不正确的运动和姿势。

（3）肌力低下　肌力低下或无力会导致肌肉不能正常收缩，不能发生运动或不能使运动协调和控制姿势。肌力低下可能由上运动神经元病变激发对下运动神经元的异常抑制，脊髓运动神经元突触传递发生变化或肌纤维与神经肌接头的结构与功能发生变化等引起。

（4）感觉障碍　运动觉和其他感觉障碍会使患者难以协调和维持肌肉收缩，运动的发动和速度缓慢，使运动缺乏效率和准确性。感觉障碍也是判断运动功能恢复的一个重要指标。

（5）适应性降低　中枢神经系统的病损会使患者难以根据环境的改变而对运动进行适当的控制，失去运动的目的性和选择性，缺乏自主运动，不能控制精细运动，出现姿势和动作异常。

（6）肌张力异常　肌张力是维持身体各种姿势以及正常运动的基础，异常的运动模式多与肌张力的异常有关。当肌张力低下时，肌肉松弛，收缩无力；肌张力增高时，运动的阻力增大，出现异常的姿势和运动模式，动作僵硬刻板。

肌张力低下常见于周围运动神经损伤和脊髓休克时。后者是脊髓因损害突然与高位中枢离断后暂时丧失活动能力而进入的无反应状态，表现为损伤平面以下的脊髓所支配的骨骼肌张力降低甚至消失，这种现象持续数周至数月不等，之后表现为中枢神经系统损伤典型的"硬瘫"。中枢神经系统损伤都有类似脊髓休克的表现，如脑卒中在最初的阶段也表现为"软瘫"。

肌张力升高表现为强直或痉挛。强直是原动肌和拮抗肌同时收缩，无论运动的速度、方向、幅度、肌肉当时的收缩状态如何都会遇到相同的阻力，是静态牵张反射的易化，被动运动患肢时如折铅管，其阻力一般比痉挛性者小。痉挛是肌肉对被动运动的阻力增高，而且阻力大小与运动速度有关，速度高的阻力较大。此外，在脑卒中的康复中痉挛还指过度活跃的牵张反射；上肢处于屈曲姿势，下肢处于伸展姿势；相互拮抗的肌肉过度协同收缩；刻板地运动协调。

2. 常见的异常运动模式

（1）原始姿势反射　正常情况下，姿势反射受到高位中枢的抑制而不会单独、明显地表现出来，但在高位中枢，尤其是皮质受损时即被释放，而且被夸张地表达。常见的姿势反射在本节前面的内容中已经有详解，本处不再赘述。

（2）联合反应（associatied reaction）　是较原始的、异常的张力性反射，是脱离随意控制所释放的姿势反应。表现为健侧肢体或身体其他部分的有力（抗阻）、随意的运动，会诱发患侧肢体的肌张力增高或不自主的运动。常在偏瘫的痉挛期出现，痉挛越严重，联合反应越有力、越持久，其持续时间比健侧运动时间更长，在健侧肢体停止运动后才逐渐消失。

联合反应呈规律性的表达：①上肢联合反应表现为对称性，即患侧出现的运动与健侧的运动类型相同，如健侧屈曲会引起患侧屈曲、健侧伸展会引起患侧伸展；②下肢的联合反应表现为反向性，即患侧出现的运动与健侧的运动类型相反，健侧屈曲引起患侧伸展，健侧伸展引起患侧屈曲；③上、下肢之间的联合反应表现为同侧对称，即上肢屈曲引起下肢屈曲，上肢伸展引起下肢伸展。另外，躯干肌肉的强力收缩也会引起联合反应，如咳嗽、打喷嚏时。

联合反应和联合运动是不同的，这一点值得注意。后者是人两侧肢体相同的运动，是伴随随意运动的、自动的调整，是正常的、协调良好的运动。偏瘫患者患侧运动时，健侧也可出现联合运动。

（3）共同运动（synergy movement）　是中枢神经系统受损后，对低级中枢的控制减弱，肢体伸肌与屈肌在功能上的交互抑制失去平衡，不能随意地、有选择地控制运动所需的不同肌群，而出现异常的、固定而刻板的运动模式，表现为肢体在做随意运动时不能做出单个关节的分离运动，只能多个关节同时运动。共同运动可以分为屈肌共同运动和伸肌共同运动两大类（表2-2）。

表2-2　共同运动的基本模式

部位		屈肌共同运动	伸肌共同运动
上肢	肩　带	向上，向后	前突
	肩关节	屈曲，外展，外旋	伸直，内收，内旋
	肘关节	屈曲	伸直
	前　臂	旋后	旋前
	腕关节	掌屈，尺偏	背屈，桡偏
	手　指	屈曲	伸直
下肢	骨　盆	上提	
	髋关节	屈曲，外展，外旋	伸直，内收，内旋
	膝关节	屈曲	伸直
	踝关节	背屈，内翻	跖屈，内翻
	脚　趾	伸直（背屈）	屈曲（跖屈）

上肢屈肌的共同运动可以由对侧健肘抗阻屈曲引起，患侧屈肘的动作最早出现、表现最强；肩外展、外旋的动作出现最晚。上肢伸肌的共同运动可由健肘抗阻伸展引起，胸大肌表现最强，表现为肩内收、伴内旋；肘伸展式表现最弱。因此，偏瘫患者的上肢典型姿势是肘屈曲、肩内收、前臂旋前。

下肢屈肌共同运动可由健踝抗阻跖屈引起，此时髋屈曲表现最强。下肢伸肌的共同运动可由健踝抗阻背屈引起，此时膝伸直、髋内收、踝跖屈的表现强烈。

五、神经系统的损伤

神经系统的损伤可由多种致病因素引起，如外伤、感染、中毒、缺血、营养缺乏、肿瘤以及先天因素等。

（一）神经系统病理反应的特殊性

神经系统是生命活动的中枢，由高度分化的组织构成，在解剖、生理上比较特殊，因此在病理方面就和其他器官（如肺、胃等）有着不同规律：①病变定位和功能障碍之间的关系密切，例如一侧大脑中央前回病变可导致对侧肢体偏瘫，尺神经损伤会导致小指和无名指尺侧感觉功能障碍等；②对小病灶易感，即便是很小的病灶都可导致功能障碍，而肺、胃等器官发生小灶性病变不一定会影响其功能；③相同的病变发生在不同的部位，可出现不同的表现及后果，如额叶前皮质区（联络区）的小梗死灶症状较轻，而如发生在延髓则可能致命，所以病变的定位常作为诊断的依据；④某些解剖生理特征具有双重影响，如颅骨既具保护作用，却又是引起颅内高压和脑疝的重要因素。

（二）神经系统的一般病理

神经系统由神经细胞（神经元）和神经胶质组成。神经元是一种高度分化的细胞，是神经系统的基本结构和功能单位。它具有感受刺激和传导兴奋的功能，由胞体和突起两部分构成，突起根据形状和机能又分为树突和轴突。神经胶质数目较神经元多，突起无树突、轴突之分，胞体较小，不具有传导冲动的功能，对神经元起着支持、绝缘、营养和保护等作用，终身具有分裂增殖能力。

1. 直接损伤　神经元对损伤的病理反应一般都是属于退行性变的范畴，出现变性、萎缩或坏死。对于缺氧、中毒、感染等急性损伤，表现为神经细胞核固缩，胞体缩小变形，胞浆 Nissl 小体消失，随着细胞坏死后的酶性分解过程的发展，最终溶解和消失。慢性病变表现较特殊，如单纯性萎缩、神经元纤维的缠结、神经细胞胞浆中出现特殊的包涵体（如 Lewy 小体）等。神经元的轴突损伤后会发生以下反应：①轴突变性，表现为近、远端肿胀、断裂、崩解、被吞噬细胞吞噬消化，近端随后再生并向远端延伸；②髓鞘脱失，髓鞘崩解形成脂质和中性脂肪；③周围神经断端远侧 Schwann 细胞（施万细胞）反应性增生，而在中枢神经系统则为少突胶质细胞增生，两者均参与再生轴突的重新髓鞘化过程；④损伤引起 Ca^{2+} 内流，进而引发神经毒性反应，可导致损害程度的进一步加重；⑤与受损神经元有突触连接的神经元也将变性。

2. 继发损伤　神经系统损伤时，除损伤区域的神经组织直接受损外，还会继发引起一系列的损伤。脑卒中引起的缺血、缺氧继发神经元细胞膜改变引起 Ca^{2+} 大量内流会加重脑损伤。脊髓损伤中由于轴突断裂会逆行性引起灰质神经元的损伤和白质的上、下行纤维出现典型的 Waller 变性。周围神经损伤后远端轴突发生 Waller 变性，近端神经纤维也发生溃变。

3. 神经系统的再生　成人中枢神经系统无论是神经元和轴突都缺乏有效的再生，再髓鞘化基本不发生；周围神经系统在损伤部位离作用器较近或瘢痕形成不严重的情况下可出现轴突再生，脱髓鞘可修复，并可使功能得以恢复。

六、中枢神经系统损伤后的康复原理

长期以来，对于中枢神经系统（CNS）损伤后的功能恢复一直持悲观态度，认为其是"不可再生"的。但随着研究的深入，越来越多的证据表明 CNS 损伤后具有重新恢复其结构和功能的能力，即能在一定程度上再生，这样的实例很多。典型的如切除了一侧大脑半球后，仍保持运动、整体感觉和大致社交能力；因疾病导致锥体束破坏93%，经训练后恢复正常生活和全日制工作的例子等。人们提出了很多理论来解释这些中枢神经系统损伤后功能恢复的现象，其中最主要的是可塑性（plasticity）理论。

（一）中枢神经系统的可塑性

神经系统的可塑性是指神经系统有在结构和功能上进行自身修改以适应环境变化的能力。从广义上看，中枢神经系统，尤其是大脑强大的学习能力也是可塑性的具体表现之一。其主要观点是：中枢神经系统在损伤后能进行自我修复，并具有非常强大的代偿能力，可以通过不同的训练（本质也是一种学习）使中枢神经系统结构及功能不同程度的重建。中枢神经系统可塑性的主要机制如下。

1. 大脑皮质的功能重组　正常情况下大脑不同的皮质区域有不同的功能，但当某一区域皮质受损时，其他区域的皮质可以承担起受损皮质的功能，实现功能的重组。其机制主要有两种，一是对侧代偿，即大脑双侧半球对应部位的功能具有互相代偿的能力；二是同侧代偿，即由病损周围的皮质来完成受损皮质的功能。试验证明，两种机制是同时并存的，病变的程度可影响其作用的发挥，具体讲就是当受损较严重时，对侧代偿的作用增强。另外，人的大脑在进化过程中形成了古、旧、新脑三个部分，当属于新脑的大脑皮质受损后，有的较粗糙和低级的功能可以由古、旧部分来完成。

2. 潜伏通路的启用　中枢神经系统的每个神经细胞通过突触与其他神经细胞之间存在着大量、广泛的联系，这些联系通路远远超过日常各种活动的需要，大多数平时处于"休眠"状态，称为潜伏通路。当主要通路受损后，潜伏通路激活，逐渐承担起主要通路的作用。

3. 神经发芽　是中枢神经系统可塑性的形态学基础。分为再生发芽和侧支发芽，前者是损坏的突触本身的再生或重建，在中枢神经系统中较少见到；后者是从未受损神经细胞的树突或轴突向受损神经细胞生长新芽，比较常见。神经发芽能使功能得到改善和恢复，而正确的功能训练能促进发芽并诱导其向正确的方向发展，反之会误导发芽。

4. 神经细胞的再生　一般情况下神经细胞的变性是不可逆的，也不能通过神经细胞的分裂补充，即不可再生（不可再生的概念并不适用于轴突、树突和突触连接）。但现在发现，成人脑中的神经干细胞具有分化成神经元和神经胶质细胞的潜力，并在实验室条件下培养成功，未来有可能发现诱导神经细胞在人体内再生的办法，也可能发展出以体外培养为基础的神经移植技术，那将是一次划时代的飞跃。

5. 突触的调节　一是表现在失神经过敏，即当在失神经支配后，突触后的细胞对神经化学递质的敏感性加强，维持组织失神经后的兴奋，防止组织器官的萎缩，使其适合侧支发芽和建立功能性突触，易于发生神经再支配。二是突触的效率和使用频率相关，频率越高，效率越高，宏观的外在表现就是运动或动作的熟练，这也是技能在一定长时间不使用后会生疏的原因，这同样适用于潜伏通路启用后代替原通路的重塑过程。

6. 脊髓的可塑性　脊髓和大脑一样具有可塑性，其主要形式是通过附近未受伤的神经元轴突的侧枝发芽，重新建立与靶细胞的突触联系。但在临床观察中发现脊髓的可塑性较脑的可塑性差，原因可能是脊髓的横截面远比脑小，"战略纵深"不如脑大，易出现完全性伤害，代偿的可能性较低。

与中枢神经系统可塑性有关的机制还有很多，如长时程增强现象、长时程抑制现象等。目前，对中枢神经系统的可塑性问题的研究仍处于发展阶段，正在逐步深入。

（二）有利于中枢神经系统功能恢复的因素

中枢神经系统损伤后一般划分为 4 个阶段：24 小时以内为急性期；3 个月以内为早期恢复期；3 个月到 2 年以内为后期恢复期；2 年以上为晚期。

1. 自发性恢复　随着急性期的过去，在中枢神经系统损伤后的早期，病灶周围出现的水肿、血管痉挛甚至封闭等都会有自发性的改善。如在伤后几小时或几天会出现血管的再沟通和形成侧支循环，能使病灶局部的血液循环得到一定程度的恢复。另外，中枢神经系统损伤后，由于广泛的未受损部分的代谢受到抑制，其功能不能正常发挥，引起一种特殊的"休克"，随着急性期的过去，这种抑制会逐渐消失，完好部位的功能得到恢复，个体上表现为好转。中枢神经系统可塑性机制也将开始发挥作用。到后期及晚期，与自发性恢复有关，主要是对侧半球代偿，古、旧脑代偿等。必须强调，除非病情极轻，否则中枢神经系统的自发恢复是十分有限的。

2. 功能训练　无论是在早期、中期还是晚期，功能训练都是必不可少、不可替代的。其原因如下：①突触的效率取决于使用频率，只有通过反复的训练才能使过去相对无效的突触（潜伏通路的启用）和形成的新突触（侧支发芽）的效率及反应与原来的更加接近；

②功能重组实际上是由中枢神经系统未受损部位承担受损部位的功能，而这种功能其原先并不具备，即使承担也是承担次要和粗大的部分，必须经历由陌生到熟悉，由粗大到精细的过程，而这个过程就是功能训练；③人生活的环境是一个开放的环境，需要随时根据外周信息对运动和行为进行调整，而对信息的反馈是多样的，必须通过训练使患者善于接受信息并正确利用反馈，否则个体适应环境的生存能力将不能得到有效恢复；④当某项功能不能恢复时，可通过功能训练以其他行为来代替失去的行为，即行为代偿，如训练用不同的肌群来完成行走动作等，可最大限度地帮助患者恢复个体和社会功能。需要强调的是，功能训练需要早期开展并长期坚持，如潜伏通路的启用、突触效率的变化、侧支发芽常于伤后早期开始，但要达到理想的恢复程度尚需数月到 1 年之久。

3. 药物

急性期：①抗类啡肽药物的应用可以改善中枢神经系统循环状况，远期对功能恢复有十分积极的影响。促甲状腺素释放激素能对抗类啡肽的很多作用，但不影响其镇痛效果，对脊髓损伤有较好效果，但对脑卒中效果不佳；②神经节苷脂能减轻水肿，保护神经细胞完整，为康复创造条件；③Ca^{2+} 连锁反应抑制剂，以及花生四烯酸释放和分解抑制剂、自由基清除剂等对脑损伤后的系列病理反应有抑制作用，可以减轻脑损伤；④中医的生脉散、参附汤等有类似 Ca^{2+} 连锁反应抑制剂的作用，不仅如此，还能降低细胞的耗氧量，提高细胞对缺氧的耐受性。

早期：①中枢神经系统损伤时只有少数神经元急性死亡（原发性神经元死亡），受损区域内更多的神经元在 24 小时内死亡，由于缺血和由此引发的缺氧和低血糖将使受损区外的大量神经元在 2~7 日内死亡，引起继发性神经损伤，谷氨酸是引起这一系列反应的重要原因之一；②神经营养因子是能对中枢和周围神经系统发挥营养作用的物质，能起到保护神经元、修复创伤、促进神经元的生长、发芽和移植神经组织的生长等作用。其他有利于恢复的药物还有神经节苷脂、苯丙胺等药物。

后期及晚期：随着时间的推移，药物的作用也在降低，主要应用的有神经营养因子和神经节苷脂等。

4. 康复介入的时间 中枢神经系统损伤的患者康复介入得越早其功能恢复的效果越好。一般认为，只要患者神智清楚、生命体征平稳、神经体征不再发展后 48 小时即可开始康复治疗。早期可以以姿势的摆放、推拿、被动关节活动为主，循序渐进地增加康复措施。

5. 年龄因素 一般来说，年龄越小，中枢神经系统的可塑性越强。幼年或发育期发生的中枢神经系统的损伤，其功能恢复的情况一般比同样的损伤发生在成年要好。但可塑性的变化并不随年龄的增长呈线性变化，它有一个关键期，在这个关键期后可塑性大大降低，但可塑性不会降低到"零"。事实证明，即使是 60 岁以上的老年患者也存在功能重建的可能。另外，这种可塑性的变化是由神经系统"易变性"决定的，这种易变性除了表现为可塑性之外，也表现为更容易受损。如幼儿左侧大脑损伤后往往伴有明显的智力缺陷，同样的损伤发生在成年人中却不会出现。因此，年龄对中枢神经系统损伤后恢复的影响不能一概而论。

6. 环境 在发育过程中，环境和基因共同起到决定性的作用。在中枢神经系统损伤后的康复中，环境同样起到十分重要的作用，优良环境甚至被看作是一种康复措施。优良环境除了一般的光线、温度、空气质量等因素外，还应有容易引起患者兴趣的丰富刺激（如美丽的花朵，有趣的笑话等）、开放的空间（经常有新的事物进入其中）和富于变化的信息（避免每天雷同），患者每天在优良环境中停留 2 小时对其康复有巨大的帮助。对于昏迷的患者，也可以通过适当的感觉信息输入营造"良好的环境"，如：经常对患者说话、播放婉约动人的音乐、改变头部位置（刺激前庭感受器）等。

7. 心理因素 乐观、勇于面对现实、有克服困难的信心将对康复起到积极的推动作用；相反，情绪淡漠、治疗不主动的患者康复的效果就差。在帮助患者树立良好心理状态方面，家庭、医护工作者起到的作用至关重要，必要时应该进行心理辅导。

七、周围神经系统病损后的康复

周围神经系统（外周神经系统）是连接中枢神经系统和全身各器官的神经，包括与脑相连的 12 对脑神经和与脊髓相连的 31 对脊神经。按支配器官不同性质可以将其分为躯体神经和内脏神经两大类，前者分布于皮肤和运动系统，具有感觉和运动的作用；后者又称为自主神经系统，主要分布于内脏、心血管和腺体，控制内脏的感觉和运动（广义的运动，包括分泌等），分为交感神经和副交感神经。

引起周围神经损伤的原因众多，常见的就有外伤、中毒、感染、营养缺乏、代谢障碍、先天因素等。习惯上将属于炎症的称为神经炎，将外伤引起的称为神经损伤，将由营养缺乏、代谢障碍、中毒等引起的称为神经病。

（一）周围神经病损的分类

1. Seddon 分类法

（1）神经失用 出现暂时性的神经传导功能障碍，神经纤维本身没有明显的形态学上的改变。其功能可在数日至数周内自行恢复。

（2）轴突断裂 神经鞘膜完整，轴突在髓鞘内断裂，损伤的远端神经纤维由于缺乏营养支持而发生变性和解体（Wallerian 变性）。经过一段时间，轴突再生后功能自行恢复。

（3）神经断裂 神经束或神经干完全断裂，或被瘢痕组织分隔。需经手术缝合后其功能才能得到恢复或部分恢复。

2. Sunderland 分类法

（1）Ⅰ度损伤 类似 Seddon 分类的神经失用。

（2）Ⅱ度损伤 类似 Seddon 分类的轴突断裂。

（3）Ⅲ度损伤 包括轴突和鞘管在内的神经纤维横断，但神经束膜（将神经纤维分隔成束的保护性结缔组织的第二层，最外层为神经外膜，最内层为神经内膜）完整。有自行恢复的可能，但由于神经内瘢痕化，恢复常不完全。

（4）Ⅳ度损伤 神经束遭到严重破坏或断裂，但神经干仍通过神经外膜保持连续性。极少能自发性恢复，需要手术。

（5）Ⅴ度损伤 整个神经干完全断裂，必须手术修复才有功能恢复的可能。

Sunderland 分类法的第Ⅲ、Ⅳ、Ⅴ度损伤相当于 Seddon 分类的神经断裂，但是根据断裂的程度划分得更细。

（二）周围神经病损的病理

1. 神经本身的病理改变 周围神经损伤后的病理改变与损伤的程度相关，Ⅰ度损伤可不出现形态学上的改变，Ⅱ度以上的损伤均会出现神经纤维的变性。周围神经损伤典型的病理改变一是损伤部位出现炎症反应，严重的损伤后期可出现纤维增生、瘢痕形成。二是损伤部位的远端出现 Wallerian 变性。三是损伤近端出现类似远端的变性，但比较局限，一般仅影响 1～2 个郎飞结，神经胞体也会受到影响，而且损伤离胞体越近，对胞体的伤害越大，可能导致神经细胞的死亡。

2. 神经外组织的病理改变 周围神经对其所支配的组织有两个方面的作用，一是控制所支配组织的功能活动，即功能性作用；二是通过神经末梢释放某些物质，持续地调整被支配组织的代谢活动，影响其结构、生化和生理的变化，即营养性作用。周围神经损伤后，受其支配的组织与神经失去了联系，一方面导致功能障碍，另一方面这些组织本身会发生一系列的病理改变。

（1）肌肉萎缩 即肌纤维较正常时变细，甚至消失，外在的宏观表现为肌肉体积的缩小。周围神经损伤尤其是发生断裂后，其支配的肌肉失去收缩功能，肌张力消失；同时，肌肉内的糖原合成减慢、蛋白质分解加速，肌肉逐渐萎缩。约在伤后 2 周，肌肉出现纤维性颤动，纤颤加速了肌肉的消耗，加快了肌肉的萎缩。如果肌肉未能实现神经的再支配，在以后的几周肌肉的质量会急剧下降，有的甚至超过一半以上。到肌肉萎缩的晚期，纤颤消失，肌肉组织发生变性，纤维组织增生，此为不可逆的变化。一般认为，在肌肉失神经支配 1 年以后功能恢复的效果就很差。

（2）感觉的改变 周围神经损伤后，感觉神经纤维分布区域的各种感觉均减退或消失，皮肤皱纹变浅甚至消失，容易受伤且伤口不易愈合，常形成溃疡，一些由受损神经支配的感受器会发生萎缩。与运动功能的恢复不同，临床观察表明，神经损伤后数年，皮肤感觉功能仍能有效地恢复。

（三）周围神经损伤后的再生

当神经元从可逆性损伤中恢复过来后，其细胞活动逐渐恢复，胞体增大，为轴突再生做好了准备，再生开始。最初阶段，轴芽在近端的神经内膜内生长，直至损伤区域，这一点各种程度的损伤都无太大的区别。

对于Ⅰ、Ⅱ度损伤，由于神经内膜没有受到损害，再生的轴突将顺利地进入原来的神经内膜，最终，将与原来所支配的终末器官再度发生联系。这种情况下，神经支配的形式和精确度和原来的没有差别，神经纤维恢复其原有的特征和生理特性，各方面的恢复都是完全的。

神经内膜受损时，再生的轴突失去了内膜的约束，可能进入束膜内的瘢痕组织，这将对再生形成阻碍。再生的轴突有的可能误入到其他的神经内膜管，有的可能成功的穿过瘢痕进入远端的神经内膜管内。

若神经已经断裂，近端会长出很多轴芽，向各个方向寻找远端。虽然远端神经对轴突生长有趋化作用，但由于再生的轴突必须经近端穿过断裂区再进入远端，而这个过程面临很多的干扰，其前进将受到抑制甚至是被阻止，造成与终末器官无法联系。

轴突再生的速度和很多因素有关，一般认为在损伤区每天约为 0.25mm，通过神经吻合口需 10～14 天，进入远端后，生长速度大大加快，多数每天达到 2mm 左右，有的甚至可以达到 4mm，如有其他并发症会明显降低生长速度。

当轴突成功与终末器官连接后，其长度将不再发生改变，直径继续增大，直至原有粗细，同时新生的部分会重新髓鞘化，进入功能重建阶段。

需要注意的是，轴突再生是功能恢复的前提，但并不等于功能恢复，即轴突再生良好也可能出现无功能恢复的现象。事实上，功能恢复除了轴突再生的前提外，细胞体、传导通路、神经－肌肉接头、肌纤维等的功能恢复也是必备条件。

目 标 检 测

选择题

A1/A2 型题

1. 关于运动单位募集描述正确的是
   A. 运动单位募集越少，肌力就越大
   B. 运动神经冲动的频率越高，激活的运动单位越少
   C. 运动神经冲动的频率越低，激活的运动单位越多
   D. 运动神经发出的冲动强度越大，动员的运动单位越多
   E. 运动神经发出的冲动强度越大，动员的运动单位越少

2. 长期卧床患者泌尿系统会有哪些变化
   A. 随尿排出的钾、钠、氮减少
   B. 抗利尿激素的分泌增加，排尿减少
   C. 低钙血症，低钙尿症
   D. 尿路感染的几率增加
   E. 不易形成尿潴留

3. 预防和消除制动综合征最简单、最有效、作用最广泛的是
   A. 被动运动　　　　　B. 主动运动　　　　　C. 水疗
   D. 物理疗法　　　　　E. 作业疗法

4. 被动运动包括
   A. 合适姿势的摆放　　B. 合适体位的维持　　C. 改变患者体位
   D. 被动关节活动　　　E. 以上都是

5. 因为以下何种反射的存在，偏瘫患者早期不能采取足踏踏板的体位
   A. 牵张反射　　　　　B. 阳性支持反射　　　C. 翻正反射
   D. 防御反射　　　　　E. 倾斜反射

6. 能调整四肢、躯干肌张力的反射是
   A. 牵张反射　　　　　B. 颈紧张性反射　　　C. 翻正反射
   D. 防御反射　　　　　E. 倾斜反射

7. 能维持头在空间中的正常位置以及头与躯干、四肢位置关系的反射是
   A. 牵张反射　　　　　B. 紧张性迷路反射　　C. 翻正反射
   D. 防御反射　　　　　E. 倾斜反射

8. 婴儿多大时开始会爬
   A. 1～2 个月　　　　　B. 3～4 个月　　　　　C. 5～6 个月
   D. 7～8 个月　　　　　E. 9～10 个月

9. 肩关节屈曲、外展、外旋是
   A. 肩关节屈肌共同运动　　　B. 肩关节伸肌共同运动
   C. 肩关节病理反射　　　　　D. 肩关节联合反应
   E. 肩关节联合运动

10. 关于中枢神经系统可塑性以下说法正确的是
    A. 年龄越小，中枢神经系统的可塑性就一定越强
    B. 可塑性的变化，并随年龄的增长呈线性变化
    C. 随着年龄的增大，可塑性会降低到"零"
    D. 可塑性的变化是由神经系统"易变性"决定的，这种易变性除了表现为可塑性之外，也表现为更容易受损
    E. 以上说法都正确

（王家陟）

扫码"练一练"

扫码"学一学"

第三章

康复护理评定

学习目标

知识要点

1. 掌握肌力评定、肌张力评定、关节活动度评定、平衡功能评定、协调功能评定、感觉功能评定、吞咽障碍评定、日常生活活动能力评定的内容和方法。

2. 熟悉步态分析、心肺功能评定、认知功能评定、言语功能评定、独立生活能力评定的内容和方法。

3. 了解神经电生理检查的内容和方法。

技能要点

1. 能熟练地进行徒手肌力评定、肌张力评定、关节活动度测量、平衡和协调功能评定、认知功能评定、感觉功能评定、言语功能评定、日常生活活动能力评定。

2. 能阐述步态观察要点，并能在护理工作中加以应用。

3. 能对运动负荷试验结果进行分析，能计算最大耗氧量。

　　康复评定是用客观的方法有效和准确地评定病、伤、残者的功能障碍种类、性质、部位、范围、严重程度和预后的过程。康复评定是制定康复目标、设计康复计划和评价康复效果的重要依据，是康复医学流程的重要环节，贯穿于康复治疗的前、中、后各个阶段，故有"康复始于评定，止于评定"之说。评定内容主要包括：躯体功能评定（运动功能评定、日常生活活动能力评定、心肺功能评定等）、神经肌肉电生理评定、精神心理功能评定（认知功能评定、心理功能评定）、言语功能评定以及社会功能评定（社会生活能力评定、生活质量评定、就业能力评定等）。

第一节　运动功能评定

一、肌力评定

　　肌力是指肌肉或肌群收缩时产生的最大力量。分为静态肌力与动态肌力，广义的肌力还包括肌爆发力与肌耐力。肌力检查方法有徒手肌力检查和器械检查，以徒手肌力检查为常用，下面就徒手肌力检查方法进行介绍。

徒手肌力检查（MMT）是不借助任何器材，仅凭检查者徒手对受检者进行肌力评定的方法。检查者根据受检肌肉或肌群的解剖与功能，让受检者处于不同的受检位置，嘱其在减重、抗重力或抗阻力状态下做规定的最大活动范围动作，根据肌肉活动范围、抗阻力或抗重力情况，按肌力分级标准来评定肌力级别。

（一）徒手肌力评定的程序

1. 正确摆放患者的体位及检测部位的位置。

2. 充分暴露患者的受测试部位，固定好检测肌肉肢体近端。

3. 检查受测试部位的肌肉轮廓，比较两侧肢体同名肌肉的对称性，触摸肌腹，必要时测量两侧肢体的周径大小。

4. 让受试肌肉做标准的测试动作。观察该肌肉完成测试动作的能力，必要时由测试者用手施加阻力，判断该肌肉的收缩力量。

（二）徒手肌力评定的分级标准

徒手肌力评定的肌力分级多采用 Lovett 肌力分级法，分 0～5 级共 6 级，每级根据受试肌肉收缩时所产生的肌肉活动、带动的关节活动范围、抵抗重力和阻力的情况而定（表3-1）。

表 3-1　Lovett 肌力分级法

级别	名称	标准	相当于正常肌力百分比（%）
0	零（Zero，0）	无可测知的肌肉收缩	0
1	微缩（Trace，T）	有轻微收缩，但不能引起关节运动	10
2	差（Poor，P）	在减重状态下能作关节全范围运动	25
3	可（Fair，F）	能抗重力作关节全范围运动，但不能抗阻力	50
4	良好（Good，G）	能抗重力、抗一定阻力运动	75
5	正常（Normal，N）	能抗重力、抗充分阻力运动	100

注：根据完成关节运动的难易成度，可用"＋"、"－"标注，如 2$^+$ 级、3$^-$ 级。

（三）徒手肌力评定的注意事项

检查时应充分考虑受检者年龄、性别、疼痛、疲劳、恐惧、对检查的理解等可能影响检查结果的因素，需要注意以下事项。

（1）检查者应熟悉肌肉的起止点，肌肉所通过关节的位置及肌纤维的走行方向，正常肌肉收缩时所产生的肢体运动方向，产生某一运动时主动肌、固定肌、拮抗肌和协同肌的关系，特别应了解协同肌可能产生的作用。

（2）检查前应用通俗的语言向受检者说明检查的目的、步骤、方法和感受，必要时给予示范，让受检者了解正确的动作，加以配合，以避免产生不准确的结果。选择适当的测试时机，受测试者疲劳时、运动后或饱餐后不宜进行肌力测试。

（3）保持正确的检测位置，尽可能稳定地固定近端关节，以确保正确判断肌力的级别，防止出现替代动作，影响结果的判定。固定时不能压迫肌肉或肌腱，以免妨碍其正常活动。

（4）在消除重力影响时，可采用让肌肉或肌群在水平而光滑的表面活动，或将测试部位用悬吊带吊起悬空。

（5）测定时所加阻力必须为同一强度，并且始终以平稳的速度持续给予阻力，阻力的方向应与肌肉牵拉力的方向相反；原则上抗阻不能应用于两个关节以上，施加阻力的位置应在肌肉附着处的远端部位上。当两侧肌力不一致时，为了准确把握施加阻力的大小，应首先检查健侧同名肌。

（6）测试时如有肌肉的肿胀、疼痛或痉挛应在记录中注明。

（7）尽可能在同一体位完成所要检查的肌力情况，以避免因不断地变换体位造成的费时与体力消耗。

（8）中枢神经系统疾病和损伤所致的痉挛性瘫痪及各种原因造成关节活动受限的患者不宜进行徒手肌力检查。

（四）主要肌肉徒手肌力评定方法

1. 躯干主要肌肉徒手肌力评定方法

（1）颈前屈

主动肌：胸锁乳突肌。

辅助肌：头长肌、颈长肌、舌骨下肌群、前斜角肌、中斜角肌、后斜角肌、头前直肌。

运动范围：颈椎伸直后再稍向前方屈曲。

检查方法：仰卧位，肩部放松。检查者固定受检者胸廓下部，在前额部施加阻力，嘱受检者做颈椎屈曲运动。两侧胸锁乳突肌不对称者，使其头部向侧方旋转，完成屈颈动作，阻力施于耳部。

肌力评级：能对抗前额部较大的阻力，完成颈椎屈曲全关节活动范围运动者为5级，仅能对抗轻度阻力完成以上动作者为4级。不能抗阻力但能克服重力完成全范围活动的为3级，仅能部分完成者为2级。没有关节运动，仅能触及胸锁乳突肌的收缩为1级，触不到收缩者为0级。

（2）颈后伸

主动肌：斜方肌、头半棘肌、头夹肌、颈夹肌、骶棘肌、项髂肋肌、头最长肌、头棘肌、颈棘肌、颈半棘肌。

辅助肌：多裂肌、头上斜肌、头下斜肌、头后大直肌、头后小直肌、肩胛提肌。

运动范围：头与躯干背部肌群接触。

检查方法：俯卧位。检查者一手固定受检者上胸廓及肩胛骨，另一手置于被检者的后头部，向下方施加阻力，嘱受检者做颈后伸动作。

肌力评级：能对抗施于头部的阻力，完成颈椎后伸的全关节活动范围的运动者为5级，仅能对抗轻度阻力完成以上动作者为4级。不能抗阻力但能克服重力完全范围活动的为3级，仅能部分完成的为2级。检查者用手支撑被检者头部，令其完成后伸动作，另一手触摸第7颈椎与枕骨间的肌群，有收缩者为1级，无收缩者为0级。

（3）躯干前屈

主动肌：腹直肌

辅助肌：腹内斜肌、腹外斜肌。

运动范围：仰卧位，肩胛骨离开床面。

检查方法：仰卧位。检查者固定受检者双侧下肢，嘱受检者用力抬起肩、胸部。

肌力评级：被检者双手交叉置于脑后，尽力前屈抬起胸廓，双肩均可完全离开床面为5级。双侧上肢置于躯干两侧，尽力抬起上身，双肩均可完全离开床面为4级。双侧上肢置于躯干两侧，尽力抬起上身，只能达到双侧肩胛骨上缘离开床面，肩胛骨下角仍着床面者为3级。双侧上肢置于躯干两侧，颈椎前屈，检查者按压胸廓下部使腰椎前屈消失骨盆前倾，触摸腹肌，如有正常收缩为2级。仰卧位，令其咳嗽，同时触诊腹壁，如有轻微的收缩为1级，无收缩为0级。

（4）躯干后伸

主动肌：骶棘肌、背髂肋肌、胸最长肌、背棘肌、腰髂肋肌、腰方肌。

辅助肌：半棘肌、旋转肌、多裂肌。

运动范围：胸椎能基本垂直，腰椎自然伸展。

检查方法：俯卧位。检查者固定受检者骨盆，嘱受检者先将上肢及双肩离开床面，再将腰椎挺起，使胸廓下部离开台面。

肌力评级：于抬起的胸廓下或上部施以阻力，能对抗较大阻力者为5级，仅能对抗轻度阻力者为4级。检查者控制住体位，令其完成胸椎与腰椎的后伸，能完成抗重力的充分后伸动作者为3级，如仅能部分完成后伸动作（不能达到正常范围）则为2级。令受检者完成以上动作的同时触诊其脊柱两侧伸肌，可触及收缩者为1级，无收缩者为0级。

（5）骨盆上提（骨盆前倾）

主动肌：腰方肌、腰髂肋肌。

辅助肌：腹外斜肌、腹内斜肌。

运动范围：立位时一侧骨盆提升，该侧足可完全离开地面。

检查方法：仰卧位，腰部适当伸展，双手扶持诊查台面以固定胸廓，如伴有肩、臂无力者，由助手协助固定胸廓。检查者握住受检者踝关节，给予向下的阻力，嘱受检者上提一侧骨盆。

肌力评级：如能对抗较大阻力者为5级，能对抗较轻阻力者为4级。受检者取立位，检查者协助固定胸廓，令其完成上提骨盆动作，能克服肢体重力影响完成动作者为3级。取仰卧位，在解除阻力及肢体重力的影响下，能完成上提骨盆动作者为2级。仰卧位，令其上提骨盆，同时触诊骶棘肌外侧缘腰部深层，如腰方肌出现收缩则为1级，不能触及收缩者为0级。

2. 上肢主要肌肉徒手肌力评定方法

（1）肩胛骨外展

主动肌：前锯肌。

辅助肌：胸小肌。

运动范围：0°~30°。

检查方法：仰卧位，肩关节屈曲90°，肘关节伸展。检查者一手扶持肘关节，一手握前臂向相反方向（床面）施以阻力，嘱受检查完成向上伸出的动作。

肌力评级：如能对抗较大阻力保持肩胛骨外展姿势，且肩胛骨不出现翼状突起为5级，能对抗一定阻力达到以上标准者为4级。不加阻力，能完成上述动作为3级。受检者坐于桌前，肩关节屈曲90°，将上肢置于桌面，检查者固定受检者胸廓，如能完成为2级。检查者一手扶持被检侧上肢呈肩关节屈曲90°，另一手触摸前锯肌锯齿处，轻轻向肩胛骨方向推，观察是否出现翼状肩胛，并感觉前锯肌锯齿有无收缩，如无翼状肩胛并有收缩者为1级，反之为0级。

（2）肩胛骨上提

主动肌：斜方肌上部纤维、肩胛提肌。

辅助肌：大、小菱形肌。

运动范围：10~12cm。

检查方法：坐位，双上肢放松，自然下垂。检查者双手置于肩上，向下施加压力，嘱受检者尽力上提肩胛骨。

肌力评级：能对抗较大阻力充分上提肩胛骨为5级，能对抗一定阻力充分上提肩胛骨为4级。仅能克服肢体重力影响，充分完成肩胛骨上提者为3级。俯卧位，前额部触床面，检查者双手上托双肩，解除肢体重力的影响，令其完成上提肩胛骨的动作，能充分完成者为2级。俯卧位，令受检者上提肩胛骨，同时触摸斜方肌上部纤维，有收缩者为1级，无收缩者为0级。

（3）肩关节屈曲

主动肌：三角肌前部纤维、喙肱肌。

辅助肌：三角肌中部纤维、胸大肌（锁骨部纤维）、肱二头肌。

运动范围：0°~90°。

检查方法：坐位，上肢自然下垂，肘关节轻度屈曲，前臂呈旋前位（手掌面向下）。检查者一手固定受检者肩胛骨，另一手在其肘关节处施加阻力，嘱受检者做肩关节屈曲运动。

肌力评级：能克服较大阻力完成全范围运动为5级，能对抗轻度阻力完成动作者为4级。不能抗阻力但能克服重力完成全范围运动为3级，仅能完成部分活动者为2级（亦可采用侧卧位，在解除重力下完成全范围运动者为2级）。仰卧位，令受检者完成屈曲动作，同时触摸三角肌前部纤维及喙肱肌，有收缩者为1级，无收缩者为0级。

（4）肩关节后伸

主动肌：三角肌后部纤维、背阔肌、大圆肌。

辅助肌：小圆肌、冈下肌、肩胛下肌、肱三头肌长头。

运动范围：0°~50°。

检查方法：俯卧位，上肢内收、内旋（手掌向上）。检查者一手固定受检者肩胛骨，另一手于肘关节处施加阻力，嘱受检者做肩关节后伸运动

肌力评级：能克服较大阻力完成全范围运动为5级，能对抗轻度阻力完成全范围运动为4级。不能抗阻力但能克服重力完成全范围运动为3级，仅能部分完成为2级（亦可采用侧卧位，腋下置一平板，在解除肢体重力影响下完成全范围运动为2级）。俯卧位，令受检者完成上肢后伸，同时触摸大圆肌、背阔肌或三角肌后部纤维，有收缩者为1级，无收缩者为0级。

（5）肩关节外展

主动肌：三角肌中部纤维，冈上肌。

辅助肌：三角肌（前、后部纤维）、前锯肌、斜方肌上部纤维。

运动范围：0°~90°。

检查方法：坐位，上肢自然下垂，肘关节轻度屈曲，掌心向下。检查者一手固定受检者肩胛骨，另一手于其肘关节附近施以阻力，嘱受检者做外展运动。

肌力评级：能对抗较大阻力完成全范围运动为5级，仅能对抗较轻阻力者为4级。不

能抗阻力但能克服重力完成全范围运动者为 3 级，检查者要注意防止躯干倾斜及耸肩等代偿动作。仰卧位，解除重力的影响，检查者上托肩部，被检者上肢能沿床面滑动完成 90°外展者为 2 级。令受检者作肩关节外展动作，同时触摸三角肌中部或冈上肌，有收缩者为 1 级，无收缩者为 0 级。

（6）肩关节外旋

主动肌：冈下肌、小圆肌。

辅助肌：三角肌（后部纤维）。

运动范围：0°~90°。

检查方法：俯卧位，肩关节外展 90°，上臂置于台面，前臂于床边自然下垂。检查者一手固定受检者肩胛骨，另一手握住其腕关节上方施加阻力，嘱受检者前臂用力上抬（肩关节外旋）。

肌力评级：能对抗较大阻力完成全范围运动为 5 级，仅能对抗轻度阻力的为 4 级。不能抗阻力但能克服肢体重力完成全范围运动为 3 级。俯卧位，整个上肢在床边自然下垂，能完成全范围运动为 2 级。令受检者做肩关节外旋动作，检查者同时触摸小圆肌及冈下肌，有收缩为 1 级，无收缩为 0 级。

（7）肩关节内旋

主动肌：肩胛下肌、胸大肌、背阔肌、大圆肌。

辅助肌：三角肌前部纤维。

运动范围：0°~70°。

检查方法：俯卧位，上臂外展 90°置于床面上，前臂在台边自然下垂。检查者一手固定其肩胛骨，一手握其腕关节近端施以阻力，嘱受检者向后摆动完成肩关节的内旋。

肌力评级：能对抗较大阻力完成全范围运动为 5 级，仅能对抗较轻阻力的为 4 级。不能抗阻力但能对抗重力完成全范围运动为 3 级。俯卧位，整个上肢于床边自然下垂，能完成全范围运动为 2 级，检查者要注意防止前臂旋前的代偿动作。令受检者作肩关节内旋运动，检查者同时触摸肩胛下肌，可触及收缩者为 1 级，无收缩者为 0 级。

（8）肘关节屈曲

主动肌：肱二头肌、肱肌、肱桡肌。

辅助肌：起于外上髁的前臂屈肌。

运动范围：0°~150°。

检查方法：坐位，两上肢自然下垂于体侧，检查肱二头肌时前臂旋后，检查肱肌时前臂旋前，检查肱桡肌时前臂于中间位。检查者一手固定受检者上臂，另一手于其腕关节近端施以阻力。嘱受检者做肘关节屈曲运动。

肌力评级：能对抗较大阻力完成全范围运动为 5 级，仅能对抗轻度阻力的为 4 级。不能抗阻力但能克服重力完成全范围运动为 3 级。仰卧位，臂外展 90°，置于外旋位，能完成全范围运动者为 2 级。令受检者做肘关节屈曲运动，同时检查者触摸肱二头肌腱、肱肌或肱桡肌，有收缩者为 1 级，无收缩者为 0 级。

（9）肘关节伸展

主动肌：肱三头肌。

辅助肌：肘肌、起于外上髁的前臂伸肌。

运动范围：0°~150°。

检查方法：仰卧位，肩关节屈曲90°，肘关节屈曲。检查者固定受检者臂部，于其腕关节近端施加阻力，嘱受检者尽力伸肘。

肌力评级：能对抗较大阻力完成全范围运动为5级，仅能对抗轻度阻力为4级。不能抗阻力但能克服重力完成全范围运动为3级。仰卧位，臂90°外展，外旋，肘关节屈曲，能在床面完成全范围运动为2级。令受检者作肘关节伸展，同时检查者触摸肱三头肌，有收缩者为1级，无收缩者为0级。

（10）前臂旋后

主动肌：肱二头肌、旋后肌。

辅助肌：肱桡肌。

运动范围：0°~90°。

检查方法：坐位，上肢于体侧自然下垂，肘关节屈曲90°前臂置于旋前位，手指自然放松，检查者固定受检者臂部，阻力施于其桡骨背侧及尺骨掌侧，嘱受检者用力做前臂旋后运动。

肌力评级：能对抗较大阻力完成全范围运动为5级，仅能对抗轻度阻力为4级。解除阻力，能完成全范围运动的为3级，仅能完成部分的为2级。令受检者作前臂旋后运动，同时检查者触摸旋后肌、肱二头肌腱，有收缩者为1级，无收缩者为0级。

（11）前臂旋前

主动肌：旋前圆肌、旋前方肌。

辅助肌：桡侧腕屈肌。

运动范围：0°~90°。

检查方法：坐位，双侧上肢于体侧自然下垂，肘关节屈曲90°，前臂置于旋后位，手指放松，检查者一手固定受检者臂，另一手对桡骨远端掌侧及尺骨掌侧施以阻力，嘱受检者用力做前臂旋前运动。

肌力评级：能对抗较大阻力完成全范围运动为5级，仅能对抗轻度阻力为4级。解除阻力，能完成全范围运动为3级，仅能完成部分的为2级。令受检者作前臂旋前运动，同时检查者触摸旋前圆肌，有收缩者为1级，无收缩者为0级。

（12）腕关节屈曲

主动肌：桡侧腕屈肌、尺侧腕屈肌。

辅助肌：掌长肌、指浅屈肌、指深屈肌。

运动范围：0°~90°

检查方法：置前旋位，手指放松。检查者一手固定受检者前臂，另一手施加阻力，嘱受检者用力做腕关节屈曲运动。检查桡侧腕屈肌时，阻力施于第二掌骨底部，向背侧用力。

肌力评级：能对抗较大阻力完成全范围活动为5级，仅能对抗轻度阻力为4级。不能抗阻力但能克服重力完成全范围活动为3级，仅能完成部分范围运动为2级（亦可前臂呈中立位，令受检者作腕关节屈曲运动，能完成全关节屈腕运动为2级）。令受检者作屈腕运动，同时触摸桡侧腕屈肌肌腱或尺侧腕屈肌肌腱，有收缩者为1级，无收缩者为0级。

（13）腕关节伸展

主动肌：桡侧腕长伸肌、桡侧腕短伸肌、尺侧腕伸肌。

辅助肌：指伸肌。

运动范围：0°~70°。

检查方法：前臂旋前，手指肌肉放松。检查者固定受检者前臂，施加阻力，嘱受检者作腕关节背伸运动。检查桡侧伸腕长、短肌时，阻力施于第 2、3 掌骨背侧。检查尺侧腕伸肌时，阻力施于第 5 掌骨背面。

肌力评级：能对抗较大阻力完成全范围运动为 5 级，仅能对抗轻度阻力为 4 级。不能抗阻力但能克服重力完成全范围运动为 3 级，仅能完成部分范围运动为二级（亦可前臂及手置于桌面上呈中立位，令检查者作腕关节背伸运动，能完成腕关节全关节背伸运动为 2 级）。令受检者作腕关节背伸运动，同时检查者触摸桡侧腕长、短伸肌肌腱、尺侧腕伸肌肌腱，有收缩者为 1 级，无收缩者为 0 级。

3. 下肢主要肌肉徒手肌力评定方法

（1）髋关节屈曲

主动肌：髂腰肌。

辅助肌：股直肌、缝匠肌、阔筋膜张肌、耻骨肌、短收肌、长收肌。

运动范围：0°~115°或 0°~125°。

检查方法：坐位，双侧小腿自然下垂，两手支撑床面以固定躯干。检查者一手固定受检者骨盆，另一手在其膝关节上方施加阻力，嘱受检者用力屈曲髋关节。

肌力评级：能对抗较大阻力完成全范围运动为 5 级，仅能对抗较轻阻力为 4 级。不能抗阻力但能克服重力完成全范围运动为 3 级。侧卧位，被检侧下肢在下方并伸直，检查者托起上方的下肢，令受检侧做屈髋屈膝运动，能完成全范围运动为 2 级。仰卧位，检查者托起被检侧小腿，令其用力屈髋，同时触摸髂腰肌，有收缩者为 1 级，无收缩者为 0 级。

（2）髋关节伸展

主动肌：臀大肌、半腱肌、半膜肌、股二头肌（长头）。

运动范围：0°~15°。

检查方法：俯卧位，固定受检者骨盆，检查者在膝关节上施以阻力，嘱受检者用力伸髋。单独检查臀大肌肌力时应保持膝关节屈曲位。

肌力评级：能对抗较大阻力完成全范围运动为 5 级，仅能对抗较轻阻力为 4 级。不能抗阻力但能抵抗重力完成全范围运动为 3 级。侧卧位，被检侧下肢在下方，检查者一手托住上方下肢，一手固定受检者骨盆，令其下肢在床面上做髋关节伸展运动，能完成全范围运动为 2 级。俯卧位，令受检者作伸髋运动，同时检查者触摸臀大肌（应仔细触诊臀大肌上、下两部分），有收缩为 1 级，无收缩为 0 级。

（3）髋关节外展

主动肌：臀中肌。

辅助肌：臀小肌、阔筋膜张肌、臀大肌。

运动范围：0°~45°。

检查方法：侧卧位，被检侧下肢在上方，髋关节呈稍过伸位。下方下肢膝关节呈屈曲位。检查者一手固定受检者骨盆，另一手在膝关节外施加阻力，嘱受检者做髋关节外展运动。

肌力评级：能对抗较大阻力完成全范围运动为 5 级，仅能对抗较轻阻力为 4 级。不能抗阻力但能克服重力完成全范围运动为3级。仰卧位，在无重力下做髋关节外展运动，能完成全范围运动为2级。仰卧位，做髋关节外展运动，同时触摸臀中肌，有收缩者为1级。无收缩者为0级。

（4）髋关节外旋

主要动作肌：梨状肌、闭孔外肌、闭孔内肌、股方肌、上孖肌、下孖肌、臀大肌。

辅助肌：缝匠肌、股二头肌（长头）。

运动范围：0°~45°。

检查方法：坐位，双侧小腿下垂，双手支撑床面，以固定骨盆。检查者一手按压被检侧膝关节上方，防止髋关节外展、屈曲等代偿动作，另一手在踝关节上方施加阻力，嘱受检者将小腿向内摆动，髋关节向外旋转。

肌力评级：能对抗较大阻力完成全范围运动为5级，仅能对抗较轻阻力为4级。不能抗阻力但能克服重力完成全范围运动为3级。仰卧位，消除重力影响，能完成全范围运动为2级。仰卧位，令受检者做髋关节外旋运动，同时触摸大转子后方深部，有肌肉收缩者为1级。无收缩者为0级。

（5）髋关节内旋

主动肌：臀小肌、阔筋膜张肌。

辅助肌：臀中肌、半腱肌、半膜肌。

运动范围：0°~45°。

检查方法：受检者坐位，双侧小腿自然下垂，双手支撑床面以固定骨盆。检查者一手固定受检者髋关节上方，防止髋关节内收，另一手在踝关节上方施加阻力。嘱受检者将小腿向外摆动，作髋关节内旋运动。

肌力评级：能对抗较大阻力完成全范围运动为5级，仅能对抗较轻阻力为4级。不能抗阻力但能克服重力完成全范围运动为3级。仰卧位，髋关节置于外旋位，检查者固定受检者骨盆，令受检者作髋关节内旋运动，能完成全范围运动为2级。令受检者作髋关节内旋运动，同时在髂前上棘的后方及下方触摸，有收缩者为1级，无收缩者为0级。

（6）膝关节屈曲

主动肌：股二头肌、半腱肌、半膜肌。

辅助肌：腘肌、缝匠肌、股薄肌、腓肠肌。

运动范围：0°~150°。

检查方法：俯卧位，双侧下肢伸直。检查者一手固定受检者骨盆，一手握住其踝关节上方施加阻力，嘱受检者做膝关节屈曲运动。检查股二头肌时应使小腿外旋。检查半腱肌、半膜肌时应使小腿内旋。要注意防止髋关节屈曲、外旋的缝匠肌代偿动作，髋关节内收的股薄肌代偿动作，及腓肠肌代偿动作。

肌力评级：能对抗较大阻力完成全范围运动为5级，仅能对抗轻度阻力为4级。不能抗阻力但能抵抗重力完成全范围运动为3级。侧卧位，被检查下肢在下，检查者托起上方下肢，令受检者做膝关节屈曲运动，可完成全范围运动为2级。俯卧位，检查者一手支撑被检侧小腿，使膝关节屈曲，另一手触摸大腿后群肌，令受检者作屈膝运动，有收缩为1级，无收缩为0级。

（7）膝关节伸展

主动肌：股四头肌。

运动范围：150°~0°。

检查方法：坐位，双侧小腿自然下垂，双手支撑床面以固定躯干，身体稍后倾。检查者一手固定受检者大腿，另一手握住其踝关节以施加阻力，嘱受检者用力做伸膝运动。

肌力评级：能对抗较大阻力完成全范围运动为5级，仅能对抗轻度阻力为4级。不能抗阻力但能克服重力完成全范围运动为3级。侧卧位，被检查下肢在下并屈曲，检查者托起上方的下肢，令受检者作伸膝运动，能完成全范围运动为2级。仰卧位，膝关节屈曲位，并给予支持，令其完成伸膝运动，同时触摸髌韧带或股四头肌，有收缩则为1级，无收缩者为0级。

（8）踝关节跖屈

主动肌：腓肠肌、比目鱼肌。

辅助肌：胫骨后肌、腓骨长肌、腓骨短肌、拇长屈肌、趾长屈肌、跖肌。

运动范围：0°~45°。

检查方法：立位，被检侧下肢单腿支撑，膝关节伸展，足尖着地，足跟离开地面。

肌力评级：足尖着地，然后全足掌着地，能反复完成全范围活动4~5次者为5级，仅能完成2~3次为4级。只能完成1次足跟抬起动作者为3级。侧卧位，被检下肢在下方，膝关节伸直，踝关节呈中立位，检查者固定受检者小腿，能完成踝关节全范围运动为2级。侧卧位，令其完成跖屈动作，同时检查者触摸腓肠肌、比目鱼肌或跟腱，有收缩为1级，无收缩为0级。

（9）踝关节背屈与内翻

主动肌：胫骨前肌。

运动范围：0°~20°。

检查方法：坐位，小腿自然下垂，做踝关节背屈内翻运动。检查者一手握受检者踝关节上方，另一手在其足内侧及底侧施加阻力（足趾不得用力）。

肌力评级：能对抗较大阻力完成全范围运动为5级，仅能对抗轻度阻力为4级。不能抗阻力但能完成全范围运动为3级，完成动作不充分者为2级。令其完成踝关节背屈及内翻动作，同时触摸踝前内侧胫前肌肌腱或小腿胫骨外缘的胫前肌，有收缩者为1级，无收缩为0级。

（10）足内翻

主动肌：胫骨后肌。

辅助肌：趾长屈肌、踇长屈肌、腓肠肌（内侧头）。

运动范围：0°~35°。

检查方法：侧卧位，被检侧在下，踝跖屈或背屈。检查者一手握受检者小腿，另一手在前足部施以阻力（足趾屈肌不得用力），嘱受检者做踝关节内翻运动。

肌力评级：能对抗较大阻力完成全范围运动为5级，仅能对抗轻度阻力为4级。不能抗阻力但能完成全范围运动为3级。仰卧位，踝关节轻度跖屈，能完成全范围运动为2级。仰卧位，受检者作踝关节内翻运动，同时在内踝与舟骨之间触摸胫骨后肌腱，有收缩为1级，无收缩为零级。

（11）足外翻

主动肌：腓骨长肌、腓骨短肌。

辅助肌：趾长伸肌、第三腓骨肌。

运动范围：0°~20°。

检查方法：侧卧位，被检侧在上，踝关节0°，做踝关节外翻运动。检查者一手固定受检者小腿，另一手施加阻力，嘱受检者做足外翻运动。评定腓骨短肌时，对足外缘施以阻力；评定腓骨长肌时，对第一跖骨头跖面施以阻力；同时评定，则于第五跖骨施向下、向内的压力，于第一跖骨底施以向上、向内的压力。

肌力评定：能对抗较大阻力完成全范围运动为5级，仅能对抗轻度阻力为4级。不能抗阻力但能克服重力完成全范围运动为3级。仰卧位，踝关节0°，令受检者作踝关节外翻运动，能完成全范围运动为2级。令受检者作踝关节外翻运动，同时在第五跖骨近端底外侧缘或小腿外侧触摸腓骨短肌肌腱或腓骨长肌，有收缩者为1级，无收缩者为0级。

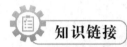

知识链接

脊髓损伤确定运动平面10块关键肌：C_5-肱二头肌、C_6-桡侧腕长短伸肌、C_7-三头肌、C_8-中指屈肌（指深屈肌）、T_1-小指展肌、L_2-髂腰肌、L_3-股四头肌、L_4-胫前肌、L_5-趾长伸肌、S_1-腓肠肌。

二、肌张力评定

肌张力是指肌肉在静息状态下的一种不随意的、持续的、微小的收缩，是被动牵拉肌肉时肌肉对牵拉所产生的阻力，是维持身体各种姿势和正常活动的基础。

（一）正常肌张力

正常肌张力有赖于完整的神经系统调节以及肌肉本身的物理特性。正常的肌张力可分为静止性肌张力、姿势性肌张力、运动性肌张力。正常肌张力具有如下特征：①近端关节周围的主动肌和拮抗肌可以同时进行有效的收缩，以固定关节。②具有完全抵抗肢体重力和外来阻力的能力。③具有维持主动肌和拮抗肌间的平衡的能力。④将肢体被动地放置于空间某一位置时，突然松手后，肢体有保持该肢位不变的能力。⑤具有随意使肢体由静止状态到运动状态或由运动状态到静止状态的能力。⑥被动运动时肢体有一定的弹性和轻度抵抗性。⑦具有根据实际需要选择地完成某肌群的协同动作或某一肌肉独立运动的能力。

（二）异常肌张力

肌张力可因神经系统的病损和肌肉自身的状态异常而发生变化。异常肌张力可分为肌张力低下、肌张力增高和肌张力障碍三种情况。

1. 肌张力低下　肌张力低下是肌张力低于正常肌张力的一种状态，又称肌张力迟缓。常见于下运动神经元损伤或周围神经损伤，也可见于中枢神经系统损伤的早期，如脊髓损伤早期的脊髓休克期，脑卒中、脑外伤早期。肌张力低下表现为：①被动运动关节时阻力感减弱或消失。②肢体抗重力能力减弱或消失。③主动肌与拮抗肌肌力减弱或消失。④触诊肌肉变软。⑤牵张反射、腱反射减弱或消失。⑥关节被动运动时关节活动范围扩大。

2. 肌张力增高　肌张力增高是指肌张力高于正常肌张力的一种状态，由上运动神经元损伤所致。根据状态不同可分为肌痉挛和肌强直两种。

（1）肌痉挛　肌痉挛是上运动神经元受损牵张反射高兴奋性导致的具有速度依赖特点的紧张性牵张反射增强，并伴有以腱反射亢进为特征的运动障碍。其特征为：①被动运动诱发牵张反射，对患者关节进行快速被动活动时，检查者能明显地感觉到来自肌肉的阻抗，其中阻抗在起始时最大，当运动至某一点时，阻抗突然减小称为折刀现象；②主动肌与拮抗肌的肌张力平衡破坏；③关节主被动活动范围减少；④伴有腱反射亢进、病理反射阳性，如膝反射亢进，巴宾斯基征阳性，甚至表现为去脑强直、去皮质强直。

（2）肌强直　肌强直又称肌僵硬，是一种主动肌和拮抗肌肌张力同时增加，使得关节活动不便或固定不动的现象。无论对关节做哪个方向的被动活动，无论运动是在起始时还是终末时阻抗感是相同的称为铅管样强直。还有一种从运动起始到终末的阻抗感表现为断续有无的情况，似齿轮运动的感觉称为齿轮样强直。肌强直常由锥体外系的障碍所致，如帕金森病等。

3. 肌张力障碍　肌张力障碍是一种以肌张力损害、持续和扭曲的不自主运动为特征的运动功能亢进性障碍。表现为肌肉张力紊乱，或高或低，无规律地交替出现。肌肉收缩可快可慢，且表现为重复、模式化的动作，身体可呈扭转畸形。肌张力障碍的原因可由中枢神经系统缺陷所致，如手足徐动型脑性瘫痪；也可由遗传因素所致，如原发性肌张力障碍；还可见于神经退行性疾病及代谢性疾病，如肝豆状核变性、脂质代谢障碍。

（三）肌张力评定方法

1. 肌张力的手法检查

（1）视诊　观察肢体或躯体的异常姿态。

（2）触诊　触摸肌肉的软硬，肌张力高，触之硬；肌张力低，触之软。

（3）反射　肌张力低下，腱反射、病理反射减弱或消失；肌张力增高，腱反射亢进，病理反射阳性，甚至表现为去脑强直、去皮质强直。

（4）关节被动运动　肌张力低下，被动运动关节时阻力感减弱或消失，关节活动范围扩大。肌张力增高，被动运动关节时出现阻力增高，关节活动范围减小。

2. 肌张力量表评定法　临床上改良 Ashworth 分级法（表3-2）是评定肌张力的常用方法。

表3-2　改良 Ashworth 痉挛评定量表

级别	痉挛程度	标准
0	无肌痉挛	无肌张力升高
1	轻微增加	被动伸屈肢体时有卡住或突然释放感，或在关节活动范围之末出现最小的阻力
1$^+$	轻度增加	在关节活动范围后50%出现突然卡住并伴有较小的阻力
2	明显增加	在关节活动的大部分范围内有明显的阻力，但受累部位仍能比较容易进行被动活动
3	严重增加	被动运动有困难
4	僵直	僵硬肢体呈现屈曲或伸展位，不能活动

（四）评定注意事项

1. 评定前应向患者说明检查目的、方法、步骤和感受，使患者了解评定的全过程，消除紧张。

2. 检查评定时，患者应处于舒适体位，一般采用仰卧位，充分暴露检查部位，先检查健侧同名肌，再检查患侧，对双侧进行比较。

3. 避免在运动后、疲劳时、情绪激动及服用影响肌张力的药物时进行检查。

4. 检查时室温应保持在 22～25℃。

5. 重复评定时还应注意选择尽可能相同的时间段和其他评定条件。

6. 在记录评定结果时，应注明测试的体位、是否存在影响肌张力的外在因素（如环境温度、评定时间等）、是否存在异常反射、肌痉挛分布的部位、对患者 ADL 的影响等。

三、关节活动度的评定

关节活动度（ROM）又称关节活动范围，是指关节运动时所通过的运动弧（或转动的角度）。关节活动有主动与被动之分，前者主要由肌肉的主动收缩产生，后者则由外力产生。

（一）测量工具

常用的测量工具有通用量角器、方盘量角器、电子量角器和尺子等，智能手机安装量角器软件后，也具有测量关节活动范围的功能。

1. 通用量角器 通用量角器又称半圆规角度计，是临床上最常用的测量工具，由金属或塑料制成。量角器由一个带有半圆形或圆形角度计的固定臂和一个移动臂（刻有长度刻度、角度计端有指针）组成，两臂在半圆形或圆形角度计圆心位置用铆钉固定，称为轴心。固定臂与移动臂以轴心为轴，可自由转动。主要用于四肢关节活动度的测量。一般出售的量角器长度由 7.5～40cm 不等，检查者应根据所测关节的大小选择适合的量角器。

使用方法：先测量中立位的角度，中立位即解剖位，规定为 0°，测量时，将量角器的轴心放置于代表关节活动中心的骨性标志点上并加以固定，固定臂与关节近端骨的长轴平行，移动臂与关节远端骨的长轴平行，读出两臂之间夹角的度数。然后充分地主动或被动移动关节远端，将移动臂与关节远端骨的长轴平行，读出两臂之间夹角的度数。将前后两个角度度数相减，即为某关节的关节活动度。

2. 指关节量角器 指关节量角器由两个半圆金属或塑料片制成，在圆心处以铆钉固定，称为轴心。底片上刻为 0°～180°角度标记，上片随指掌或指间关节运动而转动，在上片边缘处看见下片刻度。

3. 方盘量角器 为一正方形、中央有圆形分角刻度盘，其刻度自 0° 点向左右各为 180°，中心安装一个可旋转的指针，指针由于重力始终自动指向正上方。

测量时要求关节两端肢体处于同一垂直面上，并使一端肢体处于水平位或垂直位，以方盘的一条边紧贴另一端肢体，使其刻度面与肢体处于同一垂直面上，即可读得关节所处的角度。

4. 电子量角器 其固定臂和移动臂由 2 个电子压力传感器构成，度数可以显示出来，重复性好，使用方便，精确度优于其他的量角器。

（二）主要关节活动范围测量方法

四肢关节活动度测定方法见表 3－3。

表3-3 四肢关节活动度测定方法

关节	运动	正常范围	量角器放置		
			轴心	固定臂	移动臂
肩关节	屈	0°~180°	肩峰	与腋中线平行	与肱骨纵轴平行
	伸	0°~50°			
	外展	0°~180°	肩峰	与身体中线（脊柱）平行	与肱骨纵轴平行
	内旋	0°~90°	鹰嘴	与腋中线平行	与桡骨纵轴平行
	外旋	0°~90°			
肘关节	屈	0°~150°	肱骨外上髁	与肱骨纵轴平行	与桡骨纵轴平行
	伸	0°			
前臂	旋前	0°~90°	尺骨茎突	与地面垂直	腕关节背面
	旋后	0°~90°			腕关节掌面
腕关节	屈	0°~90°	尺骨茎突	与前臂纵轴平行	平行第二掌骨纵轴
	伸	0°~70°			
	尺偏	0°~25°	腕背侧中点	前臂背侧中线	第三掌骨纵轴
	桡偏	0°~55°			
髋关节	屈	0°~125°	股骨大转子	与身体纵轴平行	与股骨纵轴平行
	伸	0°~15°			
	内收	0°~45°	髂前上棘	髂前上棘连线	髂前上棘至膑骨中心连线
	外展	0°~45°			
	内旋	0°~45°	膑骨下端	与地面垂直	与胫骨纵轴平行
	外旋	0°~45°			
膝关节	屈	0°~150°	股骨外上髁	与股骨纵轴平行	与胫骨纵轴平行
	伸	0°			
踝关节	背伸	0°~20°	腓骨纵轴线与足外缘交叉处	与腓骨纵轴平行	与胫骨纵轴平行
	跖屈	0°~45°	足外缘交叉处		

（三）注意事项

1. 测量前做好解释工作，以便取得理解和合作，尽可能暴露测试关节。

2. 采取正确的测试体位，严格按操作规范进行测试，避免邻近关节替代动作。

3. 先测量主动活动范围，后查被动活动范围。每次测量应取相同位置，两侧对比。

4. 避免在按摩、运动及其他康复治疗后立即进行检查。

5. 不同器械、不同方法测得的关节活动度有一定差异，不宜互相比较。

四、平衡功能评定

（一）基本概念

平衡（balance）是指身体重心偏离稳定位置时，通过自发的、无意识的或反射性的活动，以恢复重心稳定的能力。通过平衡功能评定可以了解平衡功能是否存在障碍，分析其障碍的原因，判断治疗手段是否有效以及预测患者可能发生跌倒的危险性等。人体的平衡分为静态平衡、自动态平衡、他动态平衡。

1. 静态平衡 指身体静止不动时维持身体于某种姿势的能力，如坐、站立、单腿站立、倒立、站在平衡木上维持不动。静态平衡又称Ⅰ级平衡。

2. 自动态平衡 是指运动过程中调整和控制身体姿势稳定性的能力，反映了人体随意运动控制的水平。自动态平衡又称Ⅱ级平衡。

3. 他动态平衡（反应性平衡） 身体受到外力干扰而失去平衡时，人体作出保护性调整反应以维持或建立新的平衡的能力，如保护性伸展反应、跨步反应等。他动态平衡又称Ⅲ级平衡。人体为维持平衡或建立新的平衡做出的反应，称平衡反应。

正常儿童形成平衡反应的时间是：俯卧，6个月；仰卧，7~8个月；坐，7~8个月；蹲起，9~12个月；站立，12~21个月。形成跨步及跳跃反应的时间是15~18个月。

（二）影响人体平衡的因素

平衡与重心位置、支撑面大小、稳定极限、摆动频率等因素有关。一般来说，重心位置越低、支撑面越大、稳定极限越大、摆动频率越底，越易保持平衡；反之，重心位置越高、支撑面越小、稳定极限越小、摆动频率越高，越易失衡。

（三）评定方法

平衡功能的评定方法包括定性评定和定量评定。定性评定主要运用观察法和量表法，定量评定主要运用平衡测试仪进行评定。

1. 观察法 观察法简单易操作，可以作为平衡功能障碍量表法之前的粗选方法和平衡训练过程中疗效观察方法，包括平衡反应评定、静态平衡评定、自动态平衡评定、他动态平衡评定。

（1）平衡反应评定

坐位平衡反应：患者坐在椅子上，评定者将患者上肢向一侧牵拉。阳性反应为头部和胸廓出现向中线的调整，被牵拉的一侧出现保护性反应，另一侧上、下肢伸展并外展。阴性反应为头部和胸廓未出现向中线的调整，被牵拉的一侧和另一侧上、下肢未出现上述反应或仅身体的某一部分出现阳性反应。

跪位平衡反应：患者取跪位，评定者将患者上肢向一侧牵拉，使之倾斜。阳性反应为头部和胸廓出现向中线的调整，被牵拉的一侧出现保护性反应，对侧上、下肢伸展并外展。阴性反应为头部和胸廓未出现向中线的调整，被牵拉的一侧和另一侧上、下肢未出现上述反应或仅身体的某一部分出现阳性反应。

站立位平衡反应：①Romberg征（闭目直立检查法）：受检者双足并拢直立，观察在睁、闭眼时身体摇摆的情况。②单腿直立检查法：受检者单腿直立，观察其睁、闭眼情况下维持平衡的时间长短，最长维持时间为30秒。③强化Romberg检查法：受检者两足一前一后、足尖接足跟直立，观察其睁、闭眼时身体的摇摆，最长维持时间为60秒。④跨步反应：评定者向左、右、前、后方向推动患者身体。阳性反应为受检者脚快速向侧方、前方、后方跨出一步，头部和胸廓出现调整。阴性反应为不能为维持平衡而快速跨出一步，头部和胸廓不出现调整。

（2）静态平衡评定 在静止（坐位或站立）状态下，观察受检者能否做到以下几点：能否独自维持体位；在一定时间内能否对外界变化发生反应并做出必要的调整；能否具备正常的平衡反应。

（3）自动态平衡评定 观察受检者运动状态下能否做到如下几点：能否精确完成动作；能否回到原位或维持新的体位；能否完成不同速度的运动，包括加速和减速，突然停下和开始。

（4）他动态平衡评定　观察受检查者在动态支撑面上能否做到如下几点：能否用力维持平衡；能否在睁眼、闭眼时能控制姿势。

2. 量表法　临床常用的量表有 Fugl – Meyer 平衡量表、Berg 平衡量表和上田敏平衡反应试验。Fugl – Meyer 平衡量表是 Fugl – Meyer 评定量表的组成部分，主要适用于脑卒中患者的平衡功能评定。它包括从坐位到站位的平衡评定，内容较全面（表 3 – 4），最高分 14 分，最低分 0 分，少于 14 分说明平衡功能有障碍，评分越低，表示平衡功能障碍越严重。

表 3 – 4　Fugl – Meyer 平衡量表

项目	分值及标准
Ⅰ无支撑坐位	0 分：不能保持坐位 1 分：能坐，但少于 5 分钟 2 分：能坚持坐 5 分钟以上
Ⅱ健侧"展翅"反应	0 分：肩部无外展或肘关节无伸展 1 分：反应减弱 2 分：反应正常
Ⅲ患侧"展翅"反应	评分同第Ⅱ项
Ⅳ支撑下站立	0 分：不能站立 1 分：在他人的最大支撑下可站立 2 分：由他人稍给支撑即能站立 1 分钟
Ⅴ无支撑站立	0 分：不能站立 1 分：不能站立 1 分钟以上 2 分：能平衡站立 1 分钟以上
Ⅵ健侧站立	0 分：不能维持 1~2 秒 1 分：平衡站稳 4~9 秒 2 分：平衡站立超过 10 秒
Ⅶ患侧站立	评分同第Ⅵ项

3. 平衡测试仪测定法　是采用高精度的压力传感器和电子计算机技术，定量评定平衡能力的一种测试方法，又称计算机动态姿势图检查法。它记录人体在不同刺激条件下（视觉、本体觉、前庭位置觉）重心运动的轨迹，经过计算机处理分析，将人体重心的细微运动以数字和图像的形式表现。该测试将平衡功能（姿势反射、运动控制能力等）予以量化，十分直观，是目前评估平衡功能的重要方法。应用该方法可以解决目前平衡功能评估中的定量问题，但难以对夸大甚至伪装者进行识别。

五、协调功能评定

（一）基本概念

协调是指在中枢神经系统的控制下，与特定运动或动作相关的肌群按一定的时空关系共同作用，从而产生平滑、准确、有控制的运动。它要求有适当的速度、距离、方向、节奏和力量进行运动。

（二）协调障碍的表现

不协调运动是指不平衡、不准确且笨拙的运动，还包括不随意运动以及由于肌肉的痉挛、肌肉肌腱的挛缩造成的运动异常。

中枢神经系统由三个领域控制协调运动的产生，它们是小脑、基底节和脊髓后索。小脑功能不全造成的协调障碍常表现为：辨距不良、意向性震颤、姿势性震颤、轮替运动障碍、运动分律。基底神经节功能不全造成的协调障碍主要表现为运动不正常和肌张力的改变，如静止性震颤、运动启动困难、手足徐动、偏身舞蹈症、张力障碍。脊髓后索功能不全造成的协调障碍主要表现为：闭目难立、辨距不良、步幅步宽不等等。

（三）协调障碍评定方法

在评定时应注意观察运动是否直接、精确、容易反向做；完成动作的时间是否正常；增加速度是否影响运动质量；进行活动时有无身体无关的运动；是否有身体的近侧、远侧或另一侧更多地参与活动；患者是否易感疲劳等。

协调试验包括非平衡性协调试验和平衡性协调试验，前者是评估身体不在直立位时静止和运动的成分，后者是评估身体在直立位时的姿势、平衡以及静和动的成分。

1. 非平衡性协调试验

（1）评定内容与方法见表3-5。

表3-5　非平衡性协调试验表

试验名称	具体方法
指鼻试验	患者肩外展90°，肘伸直，用示指指尖指鼻尖
指向他人手指的试验	患者和检查者相对而坐，检查者的示指举在患者面前，同时让患者用其示指指尖去指检查者的示指指尖。检查者可变化其示指的位置来评定患者对改变方向、距离和速度而做出反应的能力
手指对手指试验	两肩外展90°，两肘伸直。让患者将两示指尖在中线相触
交替指鼻和手指试验	让患者用示指交替指鼻尖和检查者的示指尖。检查者可变换位置来测验其对变换距离的应变能力
对指	让患者用拇指尖连续触及该手的其他指尖，可逐渐加快速度
旋前、旋后	肘屈曲90°，患者手掌朝下和朝上交替翻转，可逐渐加快速度
轻叩手	屈肘，前臂旋前，让患者用手拍膝
轻叩足	让患者用一足掌在地板上拍打，膝不能抬起，其足跟不能离地
指示准确	检查者和患者相对而坐，两者水平屈肩90°，伴肘伸展，示指相触。并让患者完全屈肩（手指指向天花板），然后再回到水平位与检查者示指对准。异常时偏低或偏高
交替地足跟至膝，足跟至趾	患者仰卧，让患者同时对侧足跟交替触膝和大踇趾
足趾触检查者的手指	患者仰卧用大踇趾触检查者的手指，检查者可变换手指的位置以评定患者变换方向和判断距离的能力
足跟至胫	患者仰卧一侧的足跟沿对侧下肢胫前上下滑动

（2）评分标准　正常完成活动，5分。轻度障碍，能完成指定的活动，但速度和熟练程度比正常稍差，4分。中度障碍，通无成指定的活动，但协调缺陷极明显，动作慢、笨拙和不稳定，3分。重度障碍，只能发起运动，不能完成运动，2分。不能活动，1分。

2. 平衡性协调试验

（1）评定内容与方法　通过观察以下动作的完成情况来评定。①在一个正常、舒适的姿势下站立。②两足并拢站立（窄的支撑面）。③一足在另一足前面站立（即一足的踇趾触另一足的足跟）。④单足站立。⑤站立位时上臂的位置交替放在身旁、头上方、腰部等。⑥突然地打破平衡（在保护患者的情况下）。⑦站立位，躯干在前屈和还原至直立位之间变换。⑧站立位，向两侧侧屈躯干。⑨直线行走，将一侧足跟直接置于对侧足趾前。⑩沿直线行走或沿地上的标记走。⑪侧向走和退步走。⑫原地踏步。⑬变换步行活动的速度（增加速度会加重协调缺陷）。⑭步行时突然停下和突然起步。⑮沿圆圈和变换方向步行。⑯用足趾和足跟步行。正常站立姿势时。在观察时，先观察睁眼下平衡，然后闭眼。闭眼下平衡丧失，表明本体感觉缺乏。

（2）平衡性协调障碍评分标准 能完成活动，4分。能完成活动，但为保持平衡需要较少的身体接触加以防护，3分。能完成活动，但为保持平衡需要大量的身体接触加以防护，2分。不能活动，1分。

六、步态分析

步态是人行走时的姿态，是人体结构、功能、运动调节、行为以及心理活动在行走时的外在表现。步态分析是利用生物力学的分析方法和已经掌握的人体解剖、生理学知识对人体的行走功能进行对比分析的一种研究方法。通过对步态分析，可以揭示患者步态是否异常以及异常步态发生的原因，并为矫正异常步态目标与方案的制定提供必要的依据，步态分析可及时监测康复治疗的效果。

（一）步态分析常用术语

1. 步态参数

（1）步长 行走时，一侧足跟着地到紧接着的对侧足跟着地所行进的距离称为步长，又称单步长。健康人平地行走时，一般步长为50~80cm。

（2）步幅 行走时，由一侧足跟着地到该侧足跟再次着地所进行的距离称为步幅，又称跨步长，是步长的两倍。

（3）步宽 行走中，左、右两足间的距离称为步宽。通常以足跟中点为测量参考点，健康人约为8cm±3.5cm。

（4）足角 行走中，前进的方向与足的长轴所形成的夹角称为足角，健全人约为6.75°。

（5）步频 指单位时间内行走的步数，一般在95~125步/分。

（6）步速 指单位时间内行走的距离。一般平均自然步速约为1.2m/s。

步长、步幅、步宽、足角等见图3-1所示。

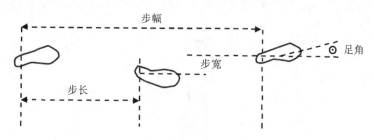

图3-1 步长、步幅、步宽、足角等示意图

2. 步行周期 从一侧足跟着地起到同侧足跟再次着地所用的时间称为一个步行周期。一个步行周期包括支撑相、摆动相两个步行时相。

（1）支撑相 通常指一侧下肢足跟着地到同侧足尖离地的过程，一般占一个步行周期的60%。支撑相又可分为支撑相早期、支撑相中期、支撑相末期（图3-2）。①支撑相早期：指进入支撑相开始阶段的时间，包括首次触地期和承重反应期，占步行周期10%~

12%。首次触地期指足跟接触地面的瞬间，使下肢前向运动减速，落实足在支撑相的位置。首次触地的正常部位为足跟，参与的肌肉主要包括胫前肌、臀大肌、腘绳肌。承重反应期指首次触地之后重心由足跟向全足转移的过程。骨盆运动在此期间趋向稳定，参与的肌肉包括股四头肌、臀中肌、腓肠肌。②支撑相中期：支撑足全部着地，对侧足处于摆动相，是唯一单足支撑全部重力的时相。正常步速时为步态周期的38%～40%。主要功能是保持膝关节稳定，控制胫骨前向惯性运动，为下肢向前推进做准备。参与的肌肉主要为腓肠肌和比目鱼肌。③支撑相末期：指下肢主动加速蹬离的阶段，开始于足跟抬起，结束于足离地。为步态周期的10%～12%。踝关节保持跖屈，髋关节主动屈曲，参与的肌肉主要为腓肠肌和比目鱼肌（等长收缩）、股四头肌和髂腰肌（向心性收缩）。此阶段身体重心向对侧下肢转移，又称为摆动前期。在缓慢步行时可以没有蹬离，而只是足趾离开地面，称之为足趾离地。

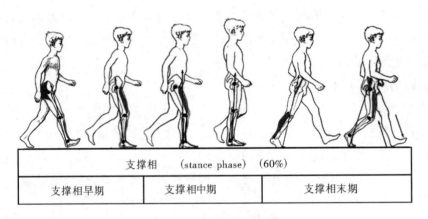

支撑相　(stance phase)　(60%)		
支撑相早期	支撑相中期	支撑相末期

图3-2　步行周期支撑相

（2）摆动相　足在空中向前摆动的时相，占步态周期的40%。摆动相又可分为摆动相早期、中期、末期（图3-3）。①摆动相早期：主要的动作为足廓清地面和屈髋带动屈膝，加速肢体前向摆动，占步态周期的13%～15%。参与的肌肉主要为胫前肌、髂腰肌、股四头肌。②摆动相中期：足廓清仍然是主要任务，占步态周期的10%。参与的肌肉主要为胫前肌，保持踝关节背屈。③摆动相末期：主要的动作为下肢前向运动减速，准备足着地的姿势，占步态周期的15%。参与的肌肉包括腘绳肌、臀大肌、胫前肌、股四头肌。

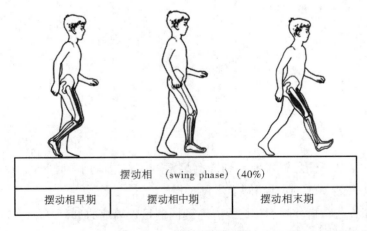

摆动相　(swing phase)　(40%)		
摆动相早期	摆动相中期	摆动相末期

图3-3　步行周期摆动相

支撑足首次触地期及承重反应期相当于对侧足的减重反应和足离地。由于此时双足均在地面，又称之为双支撑相。双支撑相的时间与步行速度成反比。跑步时双支撑相消失，表现为双足腾空。

（二）步态分析方法

1. 定性分析法　又称目测步态分析。该方法不借助任何仪器，用肉眼对患者行走过程进行逐项观察，通过分析得出步态正常与否的结论。

（1）临床分析　①病史。步态分析前必须详细询问现病史、损伤史、手术史、康复治疗措施等基本情况，了解既往有无影响步态的疾病，如骨折、肌肉或神经疾病、肿瘤等。②体格检查。体格检查是判断步态正常与否的依据，重点是神经系统和运动系统的检查，如浅深反射、病理反射、肌力、肌张力、浅深感觉、协调性、关节活动度、疼痛、皮肤的完整性等。

（2）步行与步态观察　①步行要求。先观察自由步行，即没有特殊指示的步行，受检者没有意识到被人观测的步行，往返数次。然后嘱受检者分别做如下步行：加速步行→足尖步行→足跟步行→走一字→跨障碍物→上下阶梯→走斜坡。②步态观察。先进行正侧面观察，即先站在侧面观察受检者矢状面步行特征，再从正面观察受检者的冠状面行走特征。再进行局部观察，由远端到近端，即从足、踝关节观察开始，依次评定膝关节、髋关节、骨盆及躯干。在观察一个具体关节或部位时，应将首次着地作为评定的起点，按照步行周期发生的顺序进行仔细观察。还要进行全身步行姿势观察，包括身体的对称性，两上肢的摆动，两肩高低，脊柱有无侧弯，骨盆左右的高低旋转是否对称，重心有无偏移，步行节律是否均匀及速率是否合理，步态是否稳定和流畅，步行中有无受疼痛的影响，步行中受检查的神态与表情等。步态观察要点见表3-6。

表3-6　步态观察要点

观察内容	观察要点
步行周期	时相是否合理，左右是否对称，行进是否稳定和流畅
步行节律	节奏是否匀称，速率是否合理，时相是否流畅
疼痛	是否干扰步行，部位、性质、程度，与步行障碍的关系，发作时间与步行障碍的关系
肩、臂	塌陷或抬高，前后退缩，肩活动过度或不足
躯干	前屈或侧屈，扭转，摆动过度或不足
骨盆	前、后倾斜，左、右抬高，旋转或扭转
膝关节	摆动相是否可屈曲，支撑相是否可伸直，关节是否稳定
踝关节	摆动相是否可背屈和跖屈，是否足下垂、足内翻或足外翻，关节是否稳定
足	是否为足跟着地，是否为足趾离地，是否稳定
足接触面	足是否全部着地，两足间距是否合理，是否稳定

（3）注意事项　①选择合适的环境　测试场地内光线要充足，面积至少6cm×8m，易于观察到患者的全貌。地板要防滑。②受检者尽可能少穿衣服，以便作清晰的观察。③如果拍照，相机应放在能看到患者下肢、脚以及从矢状面和冠状面都能看到头和躯干的地方。④要集中注意力连续观察步态周期的各分节段，不能从一个节段跳到另一个节段。⑤要两侧对比，如偏瘫患者虽然只有一侧受累，但身体另一侧也可能会受到影响，因此需与健侧对照。

2. 定量分析法 定量分析步态常用的仪器和设备有秒表、量角器、肌电图、测力板、三维步态分析系统等。如足印法，即用滑石粉或墨水让测试者行走在规定的走道上留下足印，然后进行测量，将获得的左右两侧的步态参数进行分析。

（三）异常步态

1. 中枢神经损伤所致异常步态

（1）偏瘫步态 又称划圈步态，多见于脑血管病变。其典型特征为偏瘫侧上肢呈内收旋前屈曲姿势，同侧下肢因伸肌肌张力高而膝僵硬、伸直无力，迈步时患侧足下垂内翻。产生的原因有痉挛、肌肉控制不足或不适当、挛缩、感觉丧失等。

（2）剪刀步态 大脑弥漫性损害（脑性瘫痪）所致的异常步态。因严重痉挛，内收肌群肌张力增高，摆动期膝关节内收，致使步行时两腿向内侧交叉，步宽或支撑面缩小如剪刀。

（3）蹒跚步态 又称醉汉步态，小脑损害或疾患所致异常步态。行走时身体摇晃不稳，不能走直线，状如醉汉。

（4）慌张步态 又称前冲步态，是帕金森病的典型步态。表现为起步困难，行走时上肢摆动幅度小，步幅短小，步频快且不能随意停止或转向。

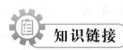

知识链接

　　慌张步态是帕金森病的典型步态。帕金森病又称为震颤麻痹，是一种影响活动能力的中枢神经系统慢性退化性疾病，多发生于中老年人。该病早期主要表现包括静止性震颤、肌强直、行动缓慢、动作起动困难和姿势异常等。运动治疗可明显改善协调障碍，提高患者日常生活活动能力。

2. 周围神经损伤所致异常步态

（1）臀大肌无力步态 又称鹅步。由于伸髋关节无力，患者躯干在整个站立相始终保持后倾，双侧肩关节后撤，从而形成挺胸凸腹的姿态，类似鹅行走步态。

（2）臀中肌无力步态 又称鸭步。一侧臀中肌无力行走时上身向患侧弯曲，防止对侧髋部下沉并带动对侧下肢提前及摆动；两侧臀中肌无力行走时，躯干出现左右摇摆显著增加，类似鸭子行走的姿态。

（3）股四头肌无力步态 又称扶膝步态。由于伸髋关节无力，髋关节被动伸直，并使躯干向前倾斜。如果同时合并伸髋肌无力，患者常需俯身用手按压大腿以助膝关节伸展。

（4）胫前肌无力步态 由于踝背伸无力，踝关节不能控制跖屈，所以支撑期早期缩短，迅速进入支撑期中期。胫前肌麻痹时，下肢在摆动期出现足下垂，患者往往通过增加屈髋屈膝防止足尖拖地，呈现跨栏步，多见于腓总神经麻痹患者。

第二节 感觉功能评定

　　感觉是人脑对直接作用于感受器的客观事物个别属性的反映。个别属性有大小、形状、颜色、坚实度、湿度、味道、气味、声音等。人体的感觉功能包括浅感觉、深感觉和复合

扫码"学一学"

感觉。通过感觉功能评定，能分析出感觉障碍的原因，分析出感觉障碍对日常生活、工作及使用辅助具的影响，以便采取安全措施可防止患者由于感觉上的变化而再受损伤。

一、概述

（一）感觉的分类

人体感觉分为一般感觉（躯体感觉）和特殊感觉。躯体感觉是由脊髓神经及某些颅神经的皮肤、肌肉分支所传导的浅层感觉和深部感觉。根据感受器对于刺激的反应或感受器所在的部位不同，躯体感觉分为浅感觉、深感觉和复合感觉。浅感觉是受外在环境的理化刺激而产生的，感受器大多在表浅，位于皮肤内。浅感觉包括皮肤和黏膜的触觉、痛觉、温度觉和压觉。深感觉是深部组织的感觉，包括关节觉、震动觉、深部触觉，又名本体感觉。它是由于体内的肌肉收缩，刺激了在肌、腱、关节和骨膜等处本体感受器（肌梭、腱梭等）而产生的感觉。复合感觉包括皮肤定位觉、两点辨别感觉、体表图形觉、实体觉、重量觉等，这些感觉是大脑综合、分析、判断的结果。特殊感觉包括视觉、听觉、嗅觉、味觉。

（二）感觉障碍的临床分类

1. 刺激性症状

（1）感觉过敏 用较弱的刺激即产生较为强烈的反应，多见痛觉过敏。如带状疱疹和多发性神经炎的疼痛。

（2）感觉倒错 对刺激性质判断错误。如冷触觉出现热感觉，将痛觉误认为触觉等。

（3）感觉分离 指在同一区域内有单独或几种感觉障碍，其他感觉正常。如脊髓空洞症致肢体及躯干上部疼痛、温觉障碍，而触、压及深感觉均正常。

（4）对位感觉 刺激一侧肢体，对侧相应部位也能感受到刺激。

（5）感觉异常 在没有任何外界刺激的情况下，患者在某些部位出现不正常感觉，如麻木感、冷热感、震动感、蚁走感、肿胀感等。如颈椎退变或椎管狭窄时常出现上述异常感觉。

（6）疼痛共感 给予疼痛刺激时，在身体的非刺激部位也出现疼痛。如刺激手指时前臂感到疼痛。

2. 抑制性症状

（1）感觉迟钝 是感觉不完全丧失或减弱。指患者在意识清晰的情况下对刺激不能感知或感受力低下。如腰椎间盘退变时小腿外侧或足背感觉减退。

（2）感觉消失 指某种感觉丧失或深、浅感觉全部消失。外伤性截瘫下肢感觉可全部消失。

二、一般感觉评定方法

（一）浅感觉评定

1. 触觉 嘱受检者闭目，检查者用棉花或软毛笔对其体表的不同部位依次接触，询问患者有无感觉，并且在两侧对称的部位进行比较。刺激的动作要轻，刺激不应过频。检查四肢时刺激的方向应与长轴平行，检查胸腹部的方向应与肋骨平行。检查顺序为面部、颈部、上肢、躯干、下肢。

2. 痛觉 嘱受检者闭目，检查者用大头针或尖锐的物品（叩诊锤的针尖）轻轻刺激皮肤，询问其有何感觉。先检查面部、上肢、下肢，然后进行上下和左右的比较，确定刺激的强弱。对痛觉减退的患者要从有障碍的部位向正常的部位检查，而对痛觉过敏的患者要从正常的部位向有障碍的部位检查，这样容易确定异常感觉范围的大小。

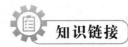
知识链接

　　脊髓损伤通过对 28 对皮区关键点触觉或痛觉评定，确定损伤感觉平面：C_2 – 枕外隆突、C_3 – 锁骨上窝、C_4 – 肩锁关节顶部、C_5 – 肘前窝桡侧部、C_6 – 拇指、C_7 – 中指、C_8 – 小指、T_1 – 肘前窝尺侧、T_2 – 腋窝顶、T_3 – 第 3 肋间、T_4 – 第 4 肋间、T_5 – 第 5 肋间、T_6 – 第 6 肋间（剑突水平）、T_7 – 第 7 肋间、T_8 – 第 8 肋间（剑突与脐中点）、T_9 – 第 9 肋间（T_8 与 T_{10} 之间）、T_{10} – 脐水平、T_{11} – T_{10} 与 T_{12} 连线中点、T_{12} – 腹股沟韧带中点、L_1 – T_{12} 与 L_2 之间上 1/3 处、L_2 – 大腿前中部、L_3 – 股骨内上髁、L_4 – 内踝、L_5 – 足背第三跖趾关节、S_1 – 足跟外侧、S_2 – 腘窝中点、S_3 – 坐骨结节、$S_4 \sim S_5$ – 会阴部。

　　3. 温度觉　冷觉用装有 5～10℃冷水试管，温觉用装有 40～50℃温水试管。嘱受检者闭目，检查者冷水试管与温水试管交替接触患者皮肤，让受检者回答"冷"或"热"。选用的试管直径要小。管底面积与皮肤接触面不要过大，接触时间以 2～3 秒为宜，检查时两侧部位要对称。

　　（二）深感觉检查

　　1. 位置觉　嘱受检者闭目，检查者将患者手指、脚趾或一侧肢体被动摆在一个位置上，让患者说出肢体所处的位置，或用另一侧肢体模仿出相同的角度。

　　2. 运动觉　嘱受检者闭目，检查者以手指夹住患者手指或足趾两侧，上下移动 5°左右，让受检者辨别是否有运动及移动方向，如不明确可加大幅度或测试较大关节，让患者说出肢体运动的方向，共做 4～5 次位置的变化。注意检查者的手指要放在移动方向的两侧，动作要缓慢，否则患者可能以压觉间接判断指（趾）移动的方向，造成运动觉无障碍的假象。记录方法：检查的次数作为分母，准确辨别出关节运动方向或模仿出关节位置的次数作为分子，如上肢关节觉 4/5。

　　3. 震动觉　嘱受检者闭目，用每秒震动 128 次或 256 次的音叉置于患者骨骼突出部位，询问受检者有无震动感觉及震动持续时间，并作两侧、上下对比。检查时常选择的骨突部位：胸骨，锁骨，肩峰，鹰嘴，桡、尺骨茎突，棘突，髂前上棘，股骨粗隆、腓骨小头，内外踝等。

　　（三）复合感觉检查

　　1. 皮肤定位觉　嘱受检者闭目，检查者用手指或棉签轻触一处皮肤，请受检者说出或指出受触部位，测量并记录所指部位与受触部位的距离。正常误差手部小于 3.5mm，躯干部小于 1cm。

　　2. 两点辨别觉　嘱患者闭目，用特制的钝角两脚规，将其两脚分开到一定距离，接触患者皮肤，逐渐缩小距离，如患者感到两点时仍再缩小距离，直至缩小到能分辨出两点的最小距离。两点必须同时刺激，用力相等。正常时全身各处敏感程度不同，指尖、手掌、手背分别为 2～4mm、8～12mm、20～30mm，前胸和背部、上臂和大腿分别为 40～50mm、

70～80mm。

3. 实体觉 嘱患者闭目，将物品如钢笔、钥匙、硬币等置患者手中，让其能用单手触摸后说出物品名称。可左右分别测试。

4. 重量识别觉 用重量相差至少一倍的两物体先后放入一侧手中，请患者区别。正常人能辨别出相差 10～20g 的重量。

（四）一般感觉检查和评定的注意事项

检查感觉功能时，患者必须意识清醒。检查前要向患者说明目的和检查方法以充分取得患者合作。检查时注意两侧对称部位进行比较。先检查浅感觉，然后检查深感觉和皮质感觉。根据感觉神经和它们所支配和分布的皮区去检查。先检查整个部位，如果一旦找到感觉障碍的部位，就要仔细找出那个部位的范围。如有感觉障碍，应注意感觉障碍的类型。

第三节 心肺功能评定

扫码"学一学"

心功能主要为泵血，肺功能主要为通气、换气，心肺功能直接影响全身器官功能活动。心肺功能评定目前常用于慢性心肺疾病、代谢性疾病评定，不仅是慢性心肺疾病诊断、治疗、预后的重要依据，还是慢性心肺疾病、代谢性疾病确立康复目标、制定康复措施、评估康复效果的重要依据；也是其他疾病如运动神经元病、肌营养不良、T_5 以上脊髓损伤、脊柱侧弯等疾病康复治疗的重要依据。

心功能评定以临床心脏专科检查为基础，心功能评定方法包括对体力活动的主观感觉分级（心脏功能分级、自觉用力程度分级）、超声心动图、心脏负荷试验（如心电运动试验、超声心动图运动试验、核素运动试验、6 分钟步行试验）等，康复心功能评定侧重于心脏负荷试验，以心电运动试验最为常用。

一、心电运动试验

（一）评定目的

1. 为制定运动处方提供依据 通过评定了解受试者可耐受的运动负荷，制定运动处方，以确保康复训练的有效性和安全性，指导日常生活活动和工作强度。

2. 作为冠心病的早期诊断依据。

3. 判定冠状动脉病变的严重程度及预后 运动中发生心肌缺血的运动负荷越低、心肌耗氧水平越低（即心率、血压越低）、ST 段下移的程度越大，冠心病的严重程度就越重，预后也越差。

4. 发现潜在的心律失常和鉴别良性及器质性心律失常 如运动诱发或加剧的心律失常则提示为器质性心脏病，应该避免运动或调整运动量；如运动使心律失常减轻、甚至消失多提示为良性心律失常，日常生活活动和运动不必限制。

5. 评定康复治疗的效果 在康复治疗过程中，重复进行运动试验，可检测受检者对运动耐受程度的变化，评定运动锻炼和康复治疗的效果。

（二）心电运动试验前准备

1. 消除可能的影响因素 运动试验前应禁食和禁烟 3 小时，12 小时内需避免剧烈体力活动等。尽可能地在试验前停用可能影响试验结果的药物，注意 β 受体阻滞剂骤停后的反弹现象。

2. 详查病史　测基础心率、血压，做 12 导联心电图和 3 通道监测导联心电图检查，确定是否有运动试验禁忌证。

（1）绝对禁忌证　急性心肌梗死（2 天内）；药物未控制的不稳定型心绞痛；引起症状和血流动力学障碍的未控制心律失常；严重动脉狭窄；未控制的症状明显的心力衰竭；急性肺动脉栓塞和肺梗死；急性心肌炎或心包炎；急性主动脉夹层。

（2）相对禁忌证　左右冠状动脉主干狭窄和同等病变；中度瓣膜狭窄性心脏病；明显的心动过速或过缓；肥厚型心肌病或其他原因所致的流出道梗阻性病变；电解质紊乱；高度房室传导阻滞及高度窦房传导阻滞；严重动脉压升高；精神障碍或肢体活动障碍，不能配合进行运动。

3. 选择试验设备　根据试验目的及受检者的个体情况不同，选择最恰当的试验设备。常用的设备有跑台（活动平板）、坐位和卧位踏车（功率自行车）、臂功率计、台阶（二级梯）、便携式运动负荷仪等，以前两种最为常用。

4. 确定心电运动试验的运动强度

（1）极量运动试验　极量运动试验可按性别和年龄推算的预计最大心率（220 – 年龄）作为终止试验的标准。适用于运动员及健康的青年人。

（2）亚（次）极量运动试验　运动至亚极量心率，即预计最大心率（220 – 年龄）的 85% 或达到参照值（195 – 年龄）时结束试验。适用于非心脏病患者的心功能和运动能力测试。

（3）症状限制运动试验　即运动至出现必须停止运动的指征（症状、体征、心率、血压或心电图改变等）时结束试验。此为临床上最常用的方法，适用于冠心病诊断，病情稳定的心脏病患者的心功能和运动能力测定，非心脏病患者运动能力测试。停止运动的指征包括：①出现呼吸急促或困难、胸闷、胸痛、心绞痛、极度疲劳、下肢痉挛、严重跛行、身体摇晃、步态不稳、头晕、耳鸣、恶心、意识不清、面部有痛苦表情、面色苍白、发绀、出冷汗等症状和体征；②运动负荷增加时收缩压不升高反而下降，低于安静时收缩压 1.33kPa 以上（>10mmHg）；运动负荷增加时收缩压上升，超过 29.33 ~ 33.33kPa（220 ~ 250mmHg）；运动负荷增加时舒张压上升，超过 14.7 ~ 16.0kPa（110 ~ 120mmHg）；或舒张压上升，超过安静时 2.00 ~ 2.67kPa（15 ~ 20mmHg）；③运动负荷不变或增加时，心率不增加，甚至下降超过 10 次/分；④心电图显示 S – T 段下降或上升 ≥1mm；出现严重心律失常，如异位心动过速、频发、多源或成对出现的期前收缩、R – ON – T、房颤、房扑、室扑、室颤、Ⅱ度以上房室传导阻滞或窦房阻滞、完全性束支传导阻滞等；⑤患者要求停止运动。

（4）低水平运动试验　运动至特定的、低水平的靶心率、血压和运动强度结束试验。即运动至最高心率达到 130 ~ 140 次/分，或与安静时比增加 20 次/分；最高血压达160mmHg，或与安静时比增加 20 ~ 40mmHg；运动强度达 3 ~ 4METs 作为终止试验的标准。低水平运动试验也是临床上常用的方法，适用于急性心肌梗死后或心脏术后早期康复病例，以及其他病情较重者，作为出院评价、决定运动处方、预告危险及用药的参考。

（三）心电运动试验

运动试验的起始负荷必须低于受试者的最大承受能力，方案难易适度，每级运动负荷最好持续2~3分钟，运动试验总时间以8~12分钟为宜。

1. 平板运动试验 根据负荷递增方式变速变斜率、恒速变斜率、恒斜率变速的不同，平板运动试验有三种方案：Bruce 方案、Naughton 方案、Balke 方案。国内最常用的是 Bruce 方案（表3-7）。Bruce 方案为变速变斜率试验，其优点是较易达到预设心率，但心功能差或病重患者不易耐受，也不宜精确测定缺血阈值，对此类患者可采用改良 Bruce 方案（增加0级、坡度为0以及0.5级、坡度为5%）。操作方法如下。

表3-7 改良 Bruce 方案

级别	速度		坡度（%）	持续时间（min）	耗氧量[ml/（kg·min）]	METs
	mph	km/h				
0	1.7	2.7	0	3	5.0	1.7
1/2	1.7	2.7	5	3	10.2	2.9
1	1.7	2.7	10	3	16.5	4.7
2	2.5	4.0	12	3	24.8	7.1
3	3.4	5.5	14	3	35.7	10.2
4	4.2	6.8	16	3	47.3	13.5
5	5.0	8.0	18	3	60.5	17.3
6	5.5	8.8	20	3	71.4	20.4
7	6.0	9.7	22	3	83.3	23.8

（1）受试者站在跑台上，测心率、血压和心电图。连接并检查12导联心电图和3通道监测导联心电图，测量体位应与试验体位一致，12导联心电图的肢体导联均移至胸部，并避开肌肉和关节活动部位。连接监测导联后，做过度通气试验，方法是大口呼吸30秒或1分钟后立即描记监测导联心电图，出现 ST 段下移为阳性，但没有病理意义，提示运动中诱发的 ST 段改变不一定是心肌缺血的结果。测量血压时被测手臂应暂时离开车把或扶手，以避免干扰。

（2）运动试验过程中要密切观察和详细记录心率、血压、心电图及受试者的各种症状和体征。每级运动结束前30秒测量并记录血压，试验过程中除用心电示波器连续监测心电图变化外，每级运动结束前15秒记录心电图。如果没有终止试验的指征，在被试者同意继续增加运动强度的前提下，将负荷加大至下一级，直至到达运动终点。如出现终止试验的指征，应及时中止试验，并密切观察和处置。

（3）达到预定的运动终点或出现终止试验的指征时，应逐渐降低跑台或功率自行车速度，被试者继续行走或蹬车。异常情况常常会发生在运动终止后的恢复过程中，因此，终止运动后，要于坐位或卧位描记即刻（30秒以内）、2分钟、4分钟、6分钟的心电图并同时测量血压。以后每5分钟测定一次，直至各项指标接近试验前的水平或患者的症状或其他严重异常表现消失为止。运动试验终点必须严格把握，极量运动试验的终点为达到生理极限或预计最大心率；亚极量运动试验的终点为达到亚极量心率；症状限制运动试验的终点为出现必须停止运动的指征；低水平运动试验的终点为达到特定的靶心率、血压和运动强度。

2. 踏车运动试验 受试者坐在或卧在有功率计的踏车做心电运试验，负荷递增方案见表3-8，其余要求与平板运动试验相同。

表3-8 WHO推荐踏车运动试验方案

分级	运动负荷（kg·m/min）		运动时间（min）
	男	女	
1	300	200	3
2	600	200	3
3	900	600	3
4	1200	800	3
5	1500	1000	3
6	1800	1200	3
7	2100	1400	3

3. 手摇功率计试验方案 根据患者情况选择，负荷递增方案为：手摇速度不变，一般可选择40~70转/分；运动起始负荷一般为12.5W，每级负荷增量为12.5W，每级持续时间为2分钟，直至疲劳至极。其余要求与平板运动试验相同。

（四）试验阳性评定标准

在试验中符合下列条件之一者为阳性：①在 R 波为主的导联，运动中或运动后出现 ST 段下移≥0.1mV，持续 2 分钟以上；运动前原有 ST 段下移者，应在原基础上再下移≥0.1mV，持续 2 分钟以上；②无病理性 Q 波导联，在运动中或运动后出现 ST 段弓背向上抬高≥0.1mV，持续时间达 1 分钟以上；③运动中出现典型心绞痛；④运动中血压下降超过10mmHg，或有全身反应，如低血压休克者。

 知识链接

> 冠心病运动疗法与传统治疗方法相比存在以下优点：①有氧运动能增加心脏对氧的摄取和利用，增加心肌的氧供量，改善心肌的血液循环，促进心肌侧支循环的形成，因而能改善患者的心脏功能，逆转冠心病的发展；②运动可降低血脂，使血脂代谢平衡稳定，延缓、阻止冠脉粥样斑块形成，使潜在动脉粥样硬化消退；③运动后体重与血压下降，心率减慢，减轻了心脏负荷与耗氧量；④运动可使周身循环改善，免疫力提高，感染性疾病发生率明显减少，有利改善患者身体状况。

二、有氧运动能力测定

临床上肺功能评定包括基本肺容积（潮气量、补吸气量、补呼气量和残气量）、肺活量的测定与肺通气功能（静息通气量、最大通气量、用力肺活量）评定和有氧、无氧代谢能力评定。有氧运动有增强肺活量与增强心脏功能两大效能，本节主要描述有氧运动能力测定。

（一）定义

有氧运动是指人体在氧气充分供应的情况下进行的体育锻炼。即在运动过程中，人体吸入的氧气与需求相等，达到生理上的平衡状态。有氧运动能力也是人体运动能力的基础，任何运动都离不开有氧运动能力的支撑。有氧运动能力的测定具有重要的评价意义。

（二）测定方法

检测有氧运动能力目前常采用直接测定、间接测定两种方法。前者通常使用功率计做功，通过气体代谢仪测定出吸入和呼出氧气和二氧化碳的浓度，不同的运动项目可以使用不同的功率计，如跑台、功率自行车、划船功率计、游泳槽等。直接测定需要精密仪器，花费也高。后者主要用于健康评估（包括大众健身），此法一般通过亚极限强度下测定心率，推测有氧运动能力，常用的方法有 Bruce 法、Cooper 十二分钟跑、台阶试验等。

（1）Bruce 法　通过跑台和心率监测仪，当心率达到 180 次/分时记录运动时间。

（2）Cooper 十二分钟跑　测试 12 分钟内跑出的最大距离，然后与标准值对比评判心肺功能。需要指出的是，只有在 12 分钟跑后 3 秒内的心率小于"180 – 年龄"时，跑出的距离才有效。

（3）台阶试验　是受试者做 3 分钟上、下台阶的持续运动后立刻静坐，分别测量运动后第 1、第 2、第 3 分钟末的心率。

（三）测定内容与计算方法

反映有氧代谢能力的常用指标为最大摄氧量（$V_{O_2,max}$）和无氧阈（AT）。$V_{O_2,max}$ 是指人体在运动时单位时间所能摄取的最大氧量，是综合反映心肺功能状态和体力活动能力的最好指标。其大小取决于心排血量、动静脉氧分压差、氧弥散能力和肺通气量，可直接测定或间接推算。无氧阈是指人体在递增负荷强度时，由有氧代谢开始向无氧代谢转变的临界点，一般为最大摄氧量的 50% ~60%。

1. 直接测定法

（1）心血管测定法　有损伤，实际应用较少。计算方法为 $V_{O_2,max}$ = 心排血量 × 动静脉氧分压差，其中心排血量 = 每搏量 × 心率。

（2）呼吸测定法　计算方法为 $V_{O_2,max}$ = 吸气量 × 动静脉氧分压差。

2. 间接测定法　通过运动时的心率和运动完成的功率推测受试者的最大摄氧量。

（1）Bruce 法　通过跑台和心率监测仪，当心率出现 180 次/分时记录运动时间。计算方法为 $V_{O_2,max}$ = 6.70 – 2.82 × 性别（男 = 1，女 = 2）+ 0.056 × 运动时间（s）。

（2）Cooper 十二分钟跑法　受试者竭尽全力的跑 12 分钟，记录完成的距离。计算方法为 $V_{O_2,max}$ = 35.97 × 距离（里）– 1.29。

（四）影响因素

最大摄氧量测定结果主要受年龄、性别、遗传、环境、训练等与测试误差和体脂率（体内脂肪占体重的百分比）等因素影响。

第四节　认知功能评定

认知是人类大脑所特有的高级功能，是为了适应环境的需要而获得、组织和应用信息的能力。包括感知觉、记忆、注意、思维、智力、定向等过程。认知功能障碍又称为认知功能衰退或缺损，泛指各种程度的认知功能损害，如患者出现意识改变、记忆障碍、失用症、失认症、智力障碍等。

扫码"学一学"

一、认知障碍分类

（1）感知障碍　如感觉过敏、感觉迟钝、内感不适、感觉变质、感觉剥夺、病理性错觉、幻觉、感知综合障碍。

（2）记忆障碍　如记忆过强、记忆缺损、记忆错误。

（3）思维障碍　如抽象概括过程障碍、联想过程障碍、思维逻辑障碍、妄想等。

引起认知障碍的原因很多，除器质性疾病原因外，大多为精神疾患所致。如神经衰弱、癔症、更年期综合征、抑郁症、强迫症、阿尔茨海默病、精神分裂症、反应性精神病、偏执型精神病、躁狂症等都可能引起认知障碍。

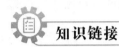 知识链接

阿尔茨海默病（AD）俗称老年痴呆症。是一种进行性发展的神经退行性疾病，临床表现为认知和记忆功能不断恶化，日常生活能力进行性减退，并有各种神经精神症状和行为障碍。据中国阿尔茨海默病协会 2011 年的公布调查结果显示，全球有约 3650 万人患有痴呆症，平均生存期只有 5.9 年。中国老年痴呆患病人数高达 800 多万人，占世界 1/4，65 岁以上的老人患病率高达 6.6% 以上，年龄每增加 5 岁，患病率增长一倍。

二、认知功能评定方法

认知功能评定主要是对意识状态、智商和记忆能力等功能进行评定，其检测结果与患者交流能力有一定影响。常用以下几种评定方法。

（一）筛查法

筛查法可初步检出患者是否存在认知障碍，是快速的神经功能甄别测验，通过此法可决定是否需要给患者做进一步的检查。常用的认知筛查量表主要是简易智能精神状态检查量表（表 3-9）。

表 3-9　简易智能精神状态检查量表（MMSE）

项目	评分	
1. 现在是哪一年？	0	1
2. 现在是什么季节？	0	1
3. 现在是几月？	0	1
4. 现在是几号？	0	1
5. 现在是星期几？	0	1
6. 咱们现在是在哪个国家？	0	1
7. 咱们现在是在哪个城市？	0	1
8. 咱们现在是在哪个城区？	0	1
9. 这里是哪家医院？	0	1
10. 这里是第几层楼？	0	1

续表

项目	评分
11. 我告诉你三种东西，我说完后请你重复一遍这三种东西是什么？树、钟表、汽车。请你记住，过一会儿，我还要让你回忆出他们的名字。	0　1　2　3
12. 请你从 100 开始减去 7，连续减 5 次，说出每次余数	0　1
93 − 7 = ？	0　1
86 − 7 = ？	0　1
79 − 7 = ？	0　1
72 − 7 = ？	0　1
13. 现在请你说出刚才让你记住的那三样东西。	0　1　2　3
14.（出示手表）这个东西叫什么？	0　1
15.（出示铅笔）这个东西叫什么？	0　1
16. 请你跟我说："四十四只石狮子"。	0　1
17. 我给你一张纸，请按我说的去做，现在开始，"用右手拿着这张纸，用两只手将它对折起来，放在你的左腿上。"	0　1
18. 请你念一念上面这句话，并按上面的意思去做。	0　1
19. 请你写一个完整的句子。	0　1
20.（出示图案）请你照这个样子把它画下来。	0　1

得分＿＿＿＿＿＿＿

每一项不正确扣 1 分，满分 30 分。小于或等于 22 分为痴呆，小于或等于 15 分为严重痴呆；按文化程度区分的评分标准：文盲≤17 分，小学文化程度≤20 分，初中包括中专≤22 分，大学包括大专≤23 分。

（二）特异性检查法

用于评定某种特定类型的认知障碍，是经筛查法后进一步明确功能状况的评定方法。

1. 失认症评定　失认症是由于对视觉、听觉、触觉等途径获得的信息缺乏正确的分析和识别能力，造成对感知对象的认识障碍。多见于脑卒中、脑外伤、脑性瘫痪、中毒性脑病以及老年变性脑病等，可采取以下办法评定。

（1）一侧空间失认　①平分直线：请患者画一垂直短线将白纸上的一条横线平分为左右两段，若所画垂线有明显偏向一侧视为阳性。②绘图测验：画一幅图，若有偏斜或明显缺少对侧部分视为阳性。③删字测验：将一组随机的数字，请其用笔删去指定的数字，如仅删去一侧的数字即为阳性。④阅读测验：若漏读一侧视为阳性。

（2）视觉性失认　①物品失认：可将梳子、牙膏等日常生活用品摆在一起，检查者说出名称让患者挑出相应的物品，不能完成者为阳性。②相貌失认：找一些熟人、知名人士或各种表情的照片请患者辨认，不能完成者为阳性。③颜色失认：给患者一张绘有苹果、橘子、香蕉图形的无色图，请患者用彩色笔画上相应的颜色，不正确者为阳性。④图形失认：将各种形状不同的图片平放在桌面上，请患者按要求挑选相应的图片，不能完成者为阳性。

（3）触觉失认　①手触失认：请患者闭目，用手触摸常见物体，识别其形状和材料，如金属、布、三角形、日常用品等，不能辨认者为阳性。②皮肤描画失认：请患者闭目，用铅笔或火柴杆在患者皮肤上写数字或画图，不能辨认者为阳性。

（4）听觉失认　①环境声失认：请患者听日常熟悉的声音（如雷声、雨声等），并回答是什么声音，回答不正确者为阳性。②失音乐：要求患者听熟悉的音乐或歌曲，然后指出歌曲名称，或者要求患者随着音乐的节奏打拍子，不能完成者为阳性。

（5）体像障碍　①双侧空间失认：检查者叫出左侧或右侧身体某部分的名称，嘱患者按要求举起相应的部分，回答不正确者为阳性。②手指失认：检查前先让患者弄清各手指的名称，然后检查者说出不同手指的名称，请患者伸出相应手指，回答不正确者为阳性。以中间三指出现错误多见。③左右失认：身体部位命名测试。

2. 失用症评定　失用症是指脑损伤后大脑高级部位功能失调，运动、感觉、反射均无障碍的情况下，却不能按命令完成患病前能做的动作。可见于脑萎缩、脑部炎症、阿尔茨海默病、脑性瘫痪、老年变性脑病及脑卒中与脑外伤等。

（1）结构性失用症　主要表现为不能描绘简单的图形，不能正确组合不同物体之间的空间关系。评定方法：①画空心十字：给患者纸和笔，让其照着画一个空心十字的图形，不能完成者为阳性。②用火柴棒拼图：检查者先用火柴棒拼图形，然后让患者照样用火柴棒拼图，不能完成者为阳性。③积木构筑模型：让患者在指定的时间按照模型模仿砌积木块，不能完成者为阳性。

（2）意念性失用症　指患者不能自主地或按指令去完成一套有目的的动作。常用活动逻辑试验进行评定，如给患者茶叶、茶壶、开水瓶（盛温水）和茶杯，请其泡茶。如出现动作次序紊乱即为阳性。

（3）运动性失用症　①运动记忆丧失：如让患者做扣钮扣、系鞋带、穿针引线等动作，不能完成者即为阳性。②视觉空间失认：患者出现穿衣的方式和动作顺序有误，导致自己不能穿上衣服。此外，在肌张力和反射无异常的情况下出现步行困难，甚至偏瘫患者出现健侧肢体的运动失控造成步行困难的均属于运动性失用症。

3. 注意力评定　注意是心理活动对一定对象的指向和集中，是一种限制性精神活动，可分为听觉注意和视觉注意。其评定可用于脑损伤、老年人、各型痴呆与情绪及人格障碍患者引起的记忆障碍的检查。

（1）视跟踪和辨识测试　①视跟踪：要求受试者目光跟随光源作左、右、上、下移动。每一方向记1分，正常为4分。②形态辨认：要求受试者临摹画出垂线、圆形、正方形和A字型各一图。每项记1分，正常为4分。③删字母测试：要求受试者用铅笔以最快速度划去字母列中的C和E。100秒内划错多于一个为注意有缺陷。

（2）数或词的辨别测试　①听认字母测试：在60秒内以每秒1个字的速度念无规则排列的字母给受试者听，其中有10个为指定的同一字母，要求听到此字母时举手，举手10次为正常。②背诵数字：以每秒1个字的速度念一系列数字给受试者听，要求立即背诵。从两位数开始至不能背诵为止。背诵少于5位数为不正常。③词辨认：向受试者播放一段短文录音，其中有10个为指定的同一词，要求听到此词时举手，举手10次为正常。

（3）听跟踪　在闭目的受试者的左、右、前、后及头上方摇铃，要求指出摇铃的位置。

每个位置记 1 分，少于 5 分为不正常。

（4）声辨认 ①声识认：向受试者播放一段有嗡嗡声、电话铃声、钟表声和号角声的录音，要求听到号角声时举手。号角声出现 5 次，举手少于 5 次为不正常。②在杂音背景中辨认词：测验内容及要求同上述词辨别，但录音中有喧闹集市背景等，举手少于 8 次为不正常。

（三）成套测验

成套测验由各种单项特异性测验组成，每一项具体检查项目都可以视为独立的特异性临床检查方法，可较全面评定主要的脑功能。以洛文斯顿作业疗法用认知成套测验（LOTCA）应用最为广泛。

第五节 神经肌肉电生理检查

扫码"学一学"

神经肌肉电生理检查的目的在于了解下运动神经元和肌肉的功能状况，为下运动神经元、肌肉疾病的定位、定性诊断提供重要依据，在康复医学中常用于康复治疗前、治疗中和治疗后判断病情变化，指导治疗。由多项检查技术组成，包括神经肌电图检查、传导速度测定、特殊检查、低频电诊断、表面肌电图检查等。

一、肌电图检查

肌电图是将针电极插入肌肉记录电位变化的一种电生理检查。该检查可了解下运动神经元即脊髓前角细胞、周围神经（根、丛、干、支）、神经肌肉接头和肌肉本身的功能状态。

（一）基础知识

一个运动神经元与所支配的全部肌纤维共同组成了运动单位，运动单位是肌肉随意收缩时的最小功能单位。运动单位肌电活动主要有时限、波幅、相位 3 个参数（图 3-4）。

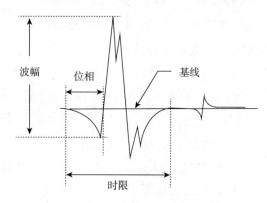

图 3-4 运动单位肌电活动 3 个参数

（二）肌电图检查方法、正常肌电图、异常肌电图

1. 插入电极

（1）将针电极插入肌肉，观察针电极插入时所引起的电位变化。

（2）肌电图 当针插入肌肉或在肌肉内快速提插时可诱发出一阵短促的电活动，称为插入电位。正常插入电位持续时间短于300ms。当针电极停止移动时，插入电位应立即消失（图3-5a）。插入电位异常变化主要为：①插入电位减弱或消失提示肌肉功能丧失，见于重症肌无力、废用性肌萎缩（图3-5b、图3-5c）。②插入电位时间延长提示存在神经源性疾病（图3-5d）。③出现肌强直电位是插入电位延长的一种特殊形式，见于肌强直疾病、少数神经源性疾病和肌源性疾病。

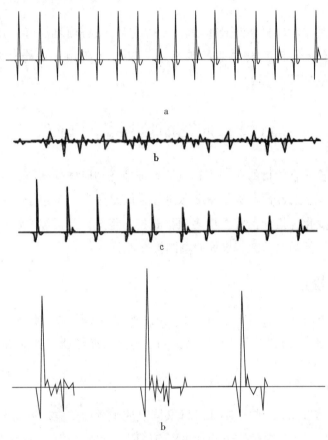

图3-5　插入电极正常、异常电位变化

a. 正常；b. 肌源性病变；c. 神经肌肉接头疾病；d. 神经源性病变

2. 肌静息状态下观察肌肉自发电位活动

（1）进针后，针电极不动，肌肉完全放松，观察是否有自发电位活动。

（2）肌电图　肌肉完全放松时，不出现肌电活动，显示器上呈一条平线（图3-6a）。针电极刺激到终板区神经末梢时可出现终板电位。当神经、肌肉异常时可出现以下几种异常自发电活动。①纤颤电位：为肌肉放松时肌纤维自发收缩产生的电位，起始为正相波而后为负相波的双相波，时限<3.0ms，波幅<300μV，发放频率为2~20Hz（图3-6b）。在终板外的纤颤电位见于神经源性和肌源性疾病所导致的肌纤维失神经支配。②正锐波（正锋波）：是从肌肉损伤部位记录到的肌纤维活动电位，形似锯齿，起始为正相波，可伴一个时限较宽的负相波。时限平均5.0ms，电压20~200μV，频率通常间隔较规律。若与纤颤电位相伴出现，且发放频率和节律一致时为异常（图3-6c）。③束颤电位：系由组成单个运动单位的肌纤维兴奋所致，特征为发放频率慢（<5Hz）且无规律，波形与大小变异范围大。可分为双相、三相或多相。束颤本身不能确定为异常，只有同时发生纤颤电位和正锐波才有病理意义（图3-6d）。

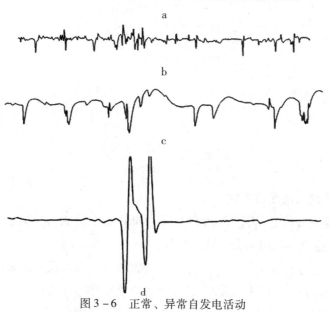

图 3 - 6 正常、异常自发电活动

a. 无肌电活动；b. 纤颤电位；c. 正锐波；d. 束颤电位

3. 轻用力收缩时的肌电活动观察

（1）将针退至较表浅处，嘱受检者用较小力量收缩针电极所刺肌肉，观察运动单位电位的时限、波幅、位相和发放频率。

（2）肌电图 正常运动单位电位为三相电位，多相不超过 12%，在 5~15ms，电压 0.1~0.2mV，频率 5~20Hz。运动单位电位的时限平均值偏离正常值的 20% 则可考虑时限缩短或延长，电压的差别很大，当电压超过 5.0mV 时称为"巨大电位"。运动单位电位异常见以下几种类型：①时限延长、波幅增高又称巨大电位（图 3 - 7a）。见于脊髓前角细胞病变及陈旧性周围神经损伤、卡压等，提示神经再生时新生轴突分枝增加致所支配的肌纤维增多。②时限缩短、波幅降低又称小电位（图 3 - 7b）。见于肌源性疾病。③短棘波多相电位，时限短（<3.0ms，呈毛刷状，电压 300~500μV）（图 3 - 7c）。见于肌源性损害的病变及神经再生早期，又称新生电位。④群多相，位相多，波幅高，时限可达 20~30ms，又称复位电位（图 3 - 7d），意义与巨大电位相同。

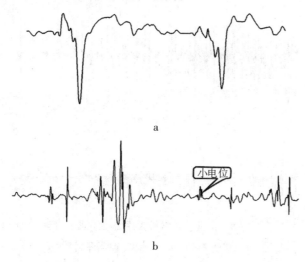

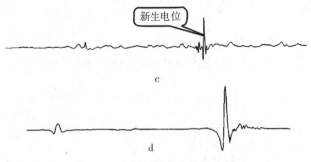

图 3-7 异常轻用力收缩肌电活动

a. 巨大电位；b. 小电位；c. 新生电位；d. 复位电位

4. 最大用力收缩肌电活动观察

（1）将针退至较表浅处，嘱受检者以最大力量收缩受检肌肉，观察大量运动单位募集时肌电位活动，主要观察肌电募集形式及波幅。

（2）肌电图 正常应为干扰电位（是当肌肉收缩达到各电位互相重叠，显示募集众多的运动单位的密集电位）（图3-8a）。最大用力出现干扰不充分或轻用力出现干扰过度都属于异常。①完全无运动单位电位：表示运动功能完全丧失，见于严重的神经肌肉疾患、神经失用症等。②在大力收缩时，可以很清楚地看到每个单个运动单位电位，即为募集相减少，或称单纯相（图3-8b），这是由于发放电位的运动单位数量减少，多见于神经源性损害的病变。③病理干扰相（图3-8c）：肌肉最大用力时，出现完全干扰电位，但时限缩短、波幅降低。多见于肌源性疾病。

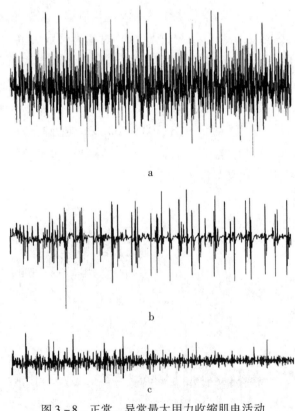

图 3-8 正常、异常最大用力收缩肌电活动

a. 干扰相（正常）；b. 单纯相；c. 病理性干扰相

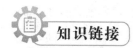

知识链接

重症肌无力是一种神经-肌肉接头因自身免疫而出现乙酰胆碱受体减少的疾病。其自身免疫是 T 细胞依赖的、抗乙酰胆碱受体抗体介导的。临床主要特征是局部或全身横纹肌活动时易于疲劳无力，经休息或用抗胆碱酯酶药物后可以缓解。也可累及心肌与平滑肌，表现出相应的内脏症状。重症肌无力可发生于任何年龄。女为男的两倍。发病高峰，女为 20 ~ 30 岁，男为 50 ~ 70 岁。25% 患者于 21 岁前起病。发病率为 2/10 万 ~ 10/10 万。

二、神经传导速度检测

神经传导速度检测是应用脉冲电流刺激运动或感觉神经，记录激发电位，计算冲动在某一段神经的传导速度。神经传导速度检测包括感觉神经传导检测、运动神经传导的检查和反射检查。对鉴别髓鞘和轴索损害，结合 EMG、反射等检查确定病变是单神经病或多神经病，是局部病变还是全身病变，以及判定病变程度都有重要意义。

（一）神经传导速度的检查方法

1. 运动神经传导速度（MNCV）测定

（1）检测　在某神经干上选择远、近两个或两个以上的点，在各点分别施以超强刺激，并从该神经支配的远端肌肉上记录各刺激点的诱发电位。从刺激施加于刺激点到出现诱发电位的时间称为潜伏期，同一神经干上两个潜伏期之间的差称为传导时间。

（2）计算方法　将同一神经干远近两刺激点间距除以传导时间即可得出运动神经传导速度。

$$运动神经传导速度（m/s）= \frac{两刺激点间距离（mm）}{该段神经传导时间（ms）}$$

2. 感觉神经传导速度（SNAP）测定

（1）检测　感觉神经传导检测不涉及神经-肌肉接头和肌肉，只需在神经的某一点给予刺激，而在另一点记录即可。感觉神经传导检测方法有两种，顺向法及逆向法。顺向法是在神经远端刺激，在近端记录神经的感觉电位；逆向法是在近端刺激神经干，在远端记录神经的感觉电位。逆向法记录的波形大而清晰，临床上比较常用。

（2）计算方法

$$感觉神经传导速度（m/s）= \frac{刺激点与记录点间的距离（mm）}{诱发电位的潜伏时间（ms）}$$

（二）神经传导速度正常值

由于神经传导速度受技术、温度、年龄等许多因素的影响，全国难以建立统一的正常值，各地方医院都有适合当地的正常值。

（三）神经传导速度测定的临床意义

1. 准确定位局灶性神经损伤　这类损伤多以局部的髓鞘病变为主，因而受损段的神经传导检查可显示出明显的电位形态、波幅和传导潜伏期与速度的变化。而其近端段传导可完全正常，其远端段则视损伤的严重程度可表现为传导正常或异常。

2. 明确髓鞘损伤　感觉神经损伤和运动神经损伤一样，有以轴突损害和以髓鞘损害为主的不同病变。髓鞘损害主要表现为神经传导减慢，其中又有快纤维与慢纤维病变之分。慢纤维病变时可能速度减慢不多，而主要表现为反应波的时限延长或相数增多，同时波幅减低。

3. 确定神经损伤的程度　追踪病变进展情况而指导治疗和判断预后，当神经传导检查提示神经损伤为完全性时，则需考虑行手术探查和修复，且提示预后较差。

三、特殊检测

特殊检测又可称为神经反射检测，包括 F 波、H 反射、瞬目反射等，它们对于了解周围神经近端的神经功能状态具有重要的价值。

（一）F 波

F 波是神经干在超强刺激下，在肌肉动作电位 M 波后出现的一个小的动作电位（F 波）。它是由刺激点经运动纤维近端传导至脊髓前角细胞兴奋后折返的电位。F 波几乎可以在所有的运动神经上引出。

1. 检查方法　刺激电极置于神经某一端点，阴极朝向记录电极，用表面电极在相应支配肌肉处记录，超强刺激 10 ~ 20 次。

2. F 波的测定及计算方法　测定 F 波，通常观察最短潜伏时、平均潜伏时、波幅及出现率和传导速度，正常情况 F 波出现率平均为 79%，波幅为 M 波的 5% ~ 10%。近端神经传导速度的测量公式为 $FwCV = 2D/(F - M - 1)$，其中 D 为刺激点到棘突的距离，F 为 F 波潜伏时间，M 为 M 波潜伏时间，1ms 是冲动在脊髓前角细胞传导的时间。

3. F 波的临床意义　测定 F 波的潜伏时间及传导速度可了解该神经近髓段神经传导状况，对于神经根或神经丛病变有一定的诊断价值；观察 F 波的波幅及出现率，可以了解神经元池的兴奋性，用于评估痉挛程度。

（二）H 反射

H 反射是用电刺激，刺激由胫神经 I a 类感觉神经传入，经过突触，再由胫神经运动纤维传出，导致它所支配的腓肠肌收缩。H 反射在成人仅能在胫神经上引出。

1. 检查方法　患者俯卧位，两腿伸直，使小腿充分放松，记录电极放在腓肠肌内侧头和外侧头之间，参考电极放在距记录电极远端 3 ~ 4cm，地线放在记录电极和刺激电极之间。在腘窝处刺激胫神经，阴极朝向近端，从较小的刺激强度开始，逐渐增加刺激量。

在一定刺激强度时 H 反射能恒定引出，随着刺激强度的增加，H 反射波幅开始渐增而后渐减，最强或超强刺激时 H 反射反而消失，而 M 波波幅不断增高以至最大。

2. H 反射的观察　H 反射的正常值和身高有关，但潜伏时一般不超过 35ms，通常要两侧对比，而且两侧刺激点到记录点的距离要相等，如果两侧潜伏时差超过 1.5ms 即为异常；波幅在 2.4mV 左右，但波动较大，H/M 比值在 64% 以下，两侧之间的波幅差 <50%。

3. H 反射的临床意义　在近端胫神经病、坐骨神经病、腰骶神经丛病、S_1 神经根病变时，都可以出现 H 反射潜伏时间延长或消失。观察 H/M 比值，可以了解神经元池兴奋性，用于评估痉挛程度。感觉神经有损害时，H 反射消失，可用于评估早期周围神经病变，特别是糖尿病周围神经病。

第六节 言语功能评定

言语功能评定是通过观察交流与评分记录等方法来确定患者有无言语－语言功能障碍，及障碍的类型、性质和原因，同时对障碍的程度、恢复的可能性进行评价，为言语－语言康复计划的制订、修改和疗效评估提供客观依据。

一、概述

（一）言语和语言

言语与语言常常被混用，从语言学上看是不同的两概念。言语是口语交流的机械部分，通常是指口语的能力，也就是说话的能力。言语的产生包括呼吸、发声、共振、构音及韵律。语言是口语、书面语、肢体语言等交流符号的集合系统，是一个自然发展起来的语音、词法、句法、语义及语用的规则体系。

（二）发声、构音、共鸣器官

1. 发声器官　呼气时气流通过声门，声带振动，加之甲杓侧肌收缩声门闭合，环杓后肌收缩声门打开，产生不同频率的声音（基音）。

2. 共鸣器官　胸腔、喉腔、咽、口腔、声腔为共鸣器官，将声带振动产生的声音共鸣放大。

3. 构音器官　构音器官包括舌、唇、软腭、颊、咽、下颌，其运动也能产生声音。

二、言语－语言障碍

言语－语言障碍是指个体语言的产生、理解及应用等方面的能力出现困难，是一种表现较为稳定的、在一定时期内持续存在的言语功能异常。包括言语障碍、语言障碍、听力语言障碍等，因吞咽障碍的发生机制及康复训练与言语障碍中的构音障碍有共同的地方，所以吞咽障碍多放在言语疗法学中介绍。

（一）言语障碍

言语障碍主要是由于神经病变，导致发声、共鸣器官、构音等器官肌肉麻痹、运动不协调，使交流受到干扰，听者或说者感到沮丧的一种口语功能障碍。是外部语言形成障碍。包括言语呼吸障碍、嗓音障碍、共鸣障碍、构音障碍、口吃等。本章节主要介绍构音障碍的评定。

（二）语言障碍

语言障碍是由于脑语言中枢发育不全、损伤、病变，影响脑语义形成、语言编码、解码、语言特征提取等环节，导致语言符号的感知、理解、组织运用或表达等某一方面或几个方面的功能障碍。是内部语言形成障碍。包括失语症、言语失用症、儿童语言发育迟缓等。本章节主要介绍失语症的评定。

（三）听力语言障碍

听力语言障碍也属外部语言障碍，是由于外耳、中耳病变影响声波传导到内耳，内耳病变影响声波转化为神经冲动，蜗神经、外侧丘系、听觉中枢病变影响神经冲动传入大脑，导致脑无法学习语言，产生语言功能的一种障碍。

（四）吞咽障碍

吞咽障碍是食物从口腔至胃运送过程中受阻而产生的咽部、食管部的梗阻停滞感觉，同时会伴有吞咽后食物残留口腔、咽部，严重者会将食物误吸入喉、食管的一种功能障碍。吞咽障碍的康复训练是护理工作中一项重要技能，本章将重点介绍其评定。

三、构音障碍评定

（一）口部运动功能评定

1. 主观评估　见表 3 - 10。

表 3 - 10　口部运动功能主观评估

内容	评估内容
颜面	是否对称；有否不随意运动
下颌	自然状态：结构、位置、开合度，判断咬肌肌力、颞下颌关节紧张度、下颌的控制能力 模仿口部运动：下颌向下、上、左、右、前伸、上下连续、左右连续运动
口唇	自然状态：结构、位置、形态，判断唇颊肌张力、控制力 模仿口部运动：面部肌力、展唇、圆唇、唇闭合、圆展交替、唇齿接触
舌	自然状态下：结构、位置、形态，判断舌的肌张力、舌控制力 模仿口部运动：舌肌肌力，舌尖前伸，下舔颌，上舔唇，上舔齿龈，左右舔嘴角，上舔硬腭，舌尖前后左右上下交替运动，马蹄形上抬，舌两侧、前部、后部上抬运动
软腭	形态；对称性 发音时上下运动（正常，运动受限，运动不对称，伴不随意运动，不可） 鼻咽腔闭锁功能（正常，漏气）；刺激时呕吐反射（有或无）
硬腭	对称性；形状（正常、扁平、窄深）
牙齿	牙齿是否缺如；齿列是否异常；咬合是否正常

2. 客观测量

（1）最长发音检查　见表 3 - 11。

表 3 - 11　最长发音检查

最长发音时间（a）	音质	音调
_____秒	正常　气息声　无力声 费力声　粗糙声	正常 异常高调　异常低调

（2）音节重复　见表 3 - 12。

表 3 - 12　音节重复检查

次数持续（4秒）	清晰度	节奏	共同运动
[pa]			
[ta]			
[ka]			
[pataka]			
pata			
paka			
kata			

（二）构音语音能力评定

1. 单词检查 方法为让患者说出一些常用词（表3-13），并记录下来（表3-14）。

表3-13 构音语音能力评估词表（50个单词）

序号	靶音	序号	靶音	序号	靶音	序号	靶音	序号	靶音
1	b 包	11	h 河	21	s 四	31	c 刺	41	ia 家
2	p 抛	12	j 河	22	b 杯	32	an 蓝	42	iao 浇
3	m 猫	13	q 鸡	23	p 泡	33	ang 狼	43	u 乌
4	f 飞	14	x 吸	24	d 稻	34	in 心	44	ü 雨
5	d 刀	15	zh 猪	25	g 菇	35	ing 星	45	i 椅
6	t 套	16	ch 出	26	k 哭	36	uan 船	46	i 鼻
7	n 闹	17	sh 书	27	k 壳	37	uang 床	47	wā 蛙
8	l 鹿	18	r 肉	28	zh 纸	38	a 拔	48	wá 娃
9	g 高	19	z 紫	29	sh 室	39	e 鹅	49	wǎ 瓦
10	k 铐	20	c 粗	30	z 自	40	i 一	50	wà 袜

表3-14 构音语音能力评估记录表

表达方式	判断类型	标记	举例	
自述引出，无构音错误	正确	○	dàsuàn ○	大蒜
自述，由其他音替代	置换	—	dàsuàn t	大蒜
自述，省略，漏掉音	省略	/	d/àsuàn	大蒜
自述，与目的音相似	歪曲	△	dàsuàn △	大蒜
歪曲严重，很难判定是那些音，歪曲	无法判断	×	dàsuàn ×	大蒜
复述引出		( )	(dàsuàn)	大蒜

2. 音节复述检查 共140个常用和较常用的音节。检查方法为治疗师说一个音节，患者复述（表3-15、表3-16）。记录方法同单词检查。

表3-15 音节复述检查一

	不送气	送气	鼻音（边音）
上唇下唇	Ba bo bi bu bei biao bai bing	Pa po pi pu pen ping pan	Ma mo mi mu men mao
舌尖上齿龈	Da di dai duan din dang	Ta ty ti tu tai tung tuo tou	Na ni nu ny nao nai
舌根软腭	Ga gu guai ge gua	Ka ke ku kuai kai	La le lu lian liao luo
舌尖上齿背	Za ze zu zi	Ca ce cu cao cai	Sa se su sao suan
舌尖前硬腭	Zha zhe zhao zhuo zhi	Cha chu chuan chang che	Sha she shu shou shui shoa sh
舌面前硬腭	Ji ju jin jia jie jun	Qi qu qiu quan qing	Xi xu xin xie xing xiang

表3-16 音节复述检查二

	上齿下唇	舌尖前硬腭	舌根软腭
擦音	Fa fu fan feng fang	Re ru ren	Ha he hu hai huo hua huang hong
母音	a o i u yu yue ia uan an iang ie er ian ing ong		

3. 文章水平检查 通过限定连续的言语活动，观察患者的音调、音量、韵律、呼吸运用。

文章：一二三四五，上山打老虎，老虎打不到，打到小松鼠。

四、失语症评定

失语症评定的目的在于判定患者是否存在失语症及严重程度，对进行失语症的分类，了解各种影响患者交流能力的因素，精确评价患者残留交流能力，评价语言训练效果，确定治疗目标，设计合理的治疗方案，促进患者最大限度地恢复交流能力。

（一）概述

1. 失语症的临床表现

（1）听语理解障碍 听语理解障碍是患者对声音语言的理解障碍，包括语音辨认障碍、词义理解障碍、语句和语篇理解障碍。

（2）口语表达障碍 ①找词和命名困难。指患者在交谈过程中，话到嘴边但说不出来，患者常用迂回的方法和让别人提示的方法来表达。多见于名词、动词、形容词。②错语。包括错义、错音、新语。错音是音素之间的置换，如将香蕉说成香猫。错义是词与词之间的置换，如将"桌子"说成"椅子"。新词是用无意义的词或新创造的词代替说不出的词，如将"铅笔"说成"磨小"。③杂乱语。患者能说流利语言，但混有大量错语新语，缺乏实词，令人难理解。④语法障碍。指不能按照语法规则完整表达意思。包括无语法与错语法。无语法表达时多是名词和动词的罗列，缺乏语法结构，不能很完整的表达意思，类似电报文体，称电报式言语。错语法指句子中的实意词，虚词等存在，但用词错误，结构及关系紊乱。⑤刻板语言。表现为固定、重复使用特定语言。可以是单音节刻板重复，如"嗒、嗒"，"八、八"；也可是多音重复，如"妈妈、妈妈"，"人啊、人啊"，"不啊、不啊"。常见于重症患者。⑥持续性语言。是患者语言表达残存的现象，表现为持续重复同样的音节、词组或句子。如有的患者被检查时，已更换了图片，但仍不停地说前面的内容。⑦复述障碍。患者不能快速准确重复检查者所说的内容。⑧模仿性语言。患者机械重复检查者的话。如检查者询问患者"你多大岁数了"，患者重复"你多大岁数了"。多数有模仿语言的患者还有语言的补充现象，例如：检查者说"1、2、3、4"，患者可接着数"5、6、7"，检查者说："白日依山尽，"患者接下去说："黄河入海流"。补充现象只是自动反应，实际患者并不一定了解内容 。

（3）阅读障碍 表现为文字理解障碍、朗读障碍和音义脱离。①视觉性失读。患者既不能正确朗读文字，也不能理解文字的意义。检查时表现为词与图匹配错误，词与实物匹配错误。②深层性失读。患者不能正确朗读文字，但却能理解文字的意义。检查时表现为可以按字词与图或实物配对。可出现语义取代现象，如将目标词"狗"读成语义相关的"猫"，将"桌子"读成"沙发"等。

（4）书写障碍 包括书写不能、构字障碍、象形书写、镜像书写、惰性书写、书写过多、语法错误等。

2. 失语症的分类及临床特点 见表 3 – 17。

表 3 – 17 失语症主要临床特点

失语症类型	病灶部位	表现方面	表现特征
Broca 失语	左额下回后部	自发口语	语词贫乏刻板，呈电报式，发音语调障碍，非流畅，说话费力
		口语理解	相对好，对语法句、词序名理解差
		复述	发音启动困难，错误主要为辅音错误
		命名	障碍，可接受语音提示
		阅读（朗读）	常有障碍，比谈话好
		阅读（理解）	相对好
		书写	有字形破坏，语法错误
Wernicke 失语	左颞上回后部	自发口语	表达流畅，但存在大量的错语、混杂语和语法错误
		口语理解	严重障碍
		复述	不能复述
		命名	障碍，难接受提示
		阅读（朗读）	严重障碍
		阅读（理解）	不正常
		书写	形态保持，书写错误
传导性失语	左弓状束及缘上回	自发口语	基本流畅，常有错语
		口语理解	相对好，含语法结构词句困难
		复述	发音不准，辅、元音均可错误
		命名	障碍，找词困难，可接受选词提示
		阅读（朗读）	不正常
		阅读（理解）	不正常
		书写	不正常
经皮质运动性失语	在 Broca 区上部	自发口语	自发语言少
		口语理解	多正常
		复述	正常
		命名	部分障碍
		阅读（朗读）	有缺陷
		阅读（理解）	有缺陷
		书写	严重缺陷

续表

失语症类型	病灶部位	表现方面	表现特征
经皮质感觉性失语	左颞顶分水岭区	自发口语	自发语流畅,但错语和模仿语较多
		口语理解	严重障碍
		复述	相对好
		命名	有缺陷
		阅读(朗读)	有缺陷
		阅读(理解)	有缺陷
		书写	有缺陷
经皮质混合性失语	左分水岭区	自发口语	自发语少,伴模仿语言
		口语理解	严重障碍
		复述	相对好
		命名	严重缺陷
		阅读(朗读)	缺陷
		阅读(理解)	缺陷
		书写	缺陷
完全性失语	左额顶颞叶大病灶	自发口语	严重缺陷,偶尔可说个别无意义的单词,或重复无意义的音节,或部分系列语
		口语理解	严重缺陷、刻板言语
		复述	严重缺陷、刻板言语
		命名	严重缺陷、刻板言语
		阅读(朗读)	严重缺陷、刻板言语
		阅读(理解)	严重缺陷、刻板言语
		书写	严重缺陷、刻板言语
命名性失语	左颞顶枕结合区	自发口语	流畅,有空话
		口语理解	正常或轻度缺陷
		复述	正常
		命名	有缺陷
		阅读(朗读)	好或有缺陷
		阅读(理解)	好或有缺陷
		书写	好或有缺陷
基底节性失语	基底节	自发口语	口语流畅性差,说话费力
		口语理解	有缺陷,特别是复合句
		复述	相对好
		命名	可有障碍
		阅读(朗读)	好或有缺陷
		阅读(理解)	好或有缺陷
		书写	明显障碍

续表

失语症类型	病灶部位	表现方面	表现特征
丘脑性失语	背侧丘脑	自发口语	声音小，可有语音错语
		口语理解	有障碍
		复述	相对好
		命名	有缺陷
		阅读（朗读）	相对好
		阅读（理解）	有障碍
		书写	大多有障碍

（二）失语症评定方法

1. 一般资料的收集

（1）临床资料　病史、实验检查、临床诊断等。

（2）个人生活史、工作环境资料　个人兴趣爱好、语言习惯、性格、受教育情况、职业、经济状况、家庭环境、利手。

（3）患者心理状况

2. 失语症的筛查　对于初诊的患者和急性病患者，采用的方法简单明确，在尽量短的时间内掌握患者言语障碍类型和程度。检查时间一般为数分钟至十几分钟。失语症筛查从自发语评定、理解评定（口语理解、书面语言理解、手语的理解）、表达评定（口语表达、书面语表达、手语的表达）三个方面对是否患有失语症和失语程度进行评估。

3. 失语症评估方法　失语症评定方法有波士顿诊断性失语症检查法（boston diagnostic aphasia examination，BDAE），西方失语症成套测验（western aphasia battery，WAB），汉语标准失语症检查亦称中国康复研究中心失语症检查法（CRRCAE）和汉语失语成套测验（aphasia battery of chinese，ABC）等。国际常用前两种，国内常用后两种。

五、吞咽障碍评定

（一）概述

1. 评定目的　通过吞咽障碍的评定，可发现误吸、误咽的危险因素，诊断是否存在吞咽障碍及严重程度，为康复训练方法的制定及训练效果的估计提供依据。

2. 概念

（1）喉部渗入　食物进入喉前庭，但并未低于声带水平。

（2）误吸　口咽部或胃内食物误吸入喉前庭并达到声门下腔以下。

（3）无症状性误吸　食物误吸入声门下腔以下，但患者并无自发反应。

3. 吞咽的生理过程　吞咽的生理过程可分为三个时间，即口腔期、咽部期、食管期。其中，口腔期又可分为口腔准备期和口腔转运期。

（1）口腔准备期　食物进入口中，进行咀嚼，形成食团。这一过程，需要唇、颊、腭、颞下颌关节共同协调运动才能完成。

（2）口腔转运期　将食团送入咽部。这一过程是由舌尖到舌根呈波浪状先后上抬来完成。

（3）咽部期　食团由咽部转移至食管。这一过程，先是软腭上抬封闭鼻咽与口咽，舌根上抬封闭口咽与口腔，会厌随舌根上抬封闭喉咽与喉腔，然后上、中、下环缩肌先后收缩，将食团挤入食管。

（4）食管期　食团由食管转移到胃。这一过程由食管的蠕动来完成。

4. 吞咽障碍的临床表现

（1）口腔准备期功能障碍临床表现　口轮匝肌无力，食物从口角流出、流涎。颊肌无力，食团形成障碍，口内食物残留。软腭张力低，容易发生提前误吸。

（2）口腔转运期功能障碍临床表现　舌功能障碍可导致食团形成障碍、食团推进障碍、分次吞咽、仰头吞咽、吞咽启动不能、吞咽延迟、口内食物残留。

（3）咽部期功能障碍临床表现　①喉结构上提前旋不能或不充分或延迟导致无效吞咽。②环咽肌开放不全可导致食物梗阻感、用力吞咽、咽部食物滞留、重复吞咽。③会厌返折喉口关闭可导致误吸，声门关闭不全可导致音质变化。④软腭与咽后壁封闭障碍可导致鼻反流。

（4）食管期功能障碍临床表现　食管蠕动延迟或蠕动不协调可导致食管梗阻感。

5. 吞咽障碍的分类　根据吞咽障碍发生在吞咽生过程的不同时期，将吞咽障碍分为口期吞咽障碍、咽期吞咽障碍、口咽期混合吞咽障碍、食管期吞咽障碍。

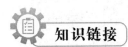 **知识链接**

　　窒息征兆：①突然不能说话；②欲用力咳嗽而咳嗽不出；③呼吸困难；④呼吸带有杂声，像被人扼住脖子；⑤皮肤、嘴唇和指甲发绀；⑥瞳孔散大，意识丧失；⑦大小便失禁等。

（二）吞咽功能障碍的评定

1. 口面咽喉检查　主要是评估面、唇、舌、软腭、喉、咽的结构、功能、感觉及反射。

（1）唇（口轮匝肌）　①对称性。②活动及活动范围。示齿（微笑）、噘嘴（吹口哨）、唇歪向侧面。③力量。用力缩拢双唇，沿着唇的全长用压舌板尽力抬起。④协调性。交替发 i 音与 u 音。⑤感觉灵敏度。闭上双眼，用棉签轻刷、压唇；或用锐物轻压唇部。

（2）颊肌　鼓腮、颊部回缩。

（3）下颌骨（舌骨肌群）　①对称性。②活动及活动范围。尽力张口，观察下颌是否对称，测量张开的宽度（正常成人门齿之间距离 45～50mm）。③力度。张口时给阻力；闭口时给阻力。④协调性。

（4）舌　①对称性。②活动及活动范围。前伸、回缩、左右抵颊部、上抵硬腭、舌后部隆起、用舌尖沿着上下颌的齿颊沟舔一圈，舌根上抬，连续发 k 音。③力度。用压舌板，在舌运动时给予阻力。④协调性。⑤感觉灵敏度。患者闭眼，用棉签轻轻触舌部。

（5）软腭　①对称性。②活动及活动范围。张口发 a 音，观察软腭抬高。③协调性张口发 a 音，观察软腭抬高回落。④感觉灵敏度。轻触软腭，是否引起腭反射及呕吐反射。

（6）咽　①对称性。②活动及活动范围。③协调性。④感觉灵敏度。发 a 音，观察咽扩张收缩对称性、活动范围，协调性能；及棉签轻触咽后壁观察呕吐反射，及咽的活动范围。

（7）喉　①呼吸状态。一是主动咳嗽或连续发 h 音；二是数数时维持呼气状态；三是吸气后发 s 音、z 音，如果 s 音明显长于 z 音，说明存在声门闭合不全。②喉上抬。观察或用手触摸喉结运动、上抬幅度、上抬速度。③音质。声音嘶哑、湿性嘶哑发音、音调过低、声强下降、失音、鼻音过重。

（8）用手挤压鼓起的颊部观察气流是否从鼻孔中流出（正常时气体应从唇间漏出）。

2. 观察患者的进食　观察内容包括：患者进食的反应，咀嚼能力，推动食团的能力，进食时患者是否有咳嗽和清嗓表现，进食的时间，进食总量，呼吸能力。

3. 吞咽床前检查四指法　让患者取坐位或仰卧位。检查者四指分开，示指放在下颌下缘，中指放在舌骨体，无名指放在甲状软骨上缘，小指放在甲状软骨下缘，感觉进食动作时间的长短。示指到其他三指的时间间隔长于 1 秒，为咽期延长。

4. 吞咽后发 a 音　在进食结束后，让患者发几秒的 a 音，如果听到湿啰音，应怀疑有误吸。

让患者喘息几秒后，发 a 音，头转向两侧发 a 音，抬下颏发 a 音。在整个过程中如患者出现咳嗽、吐痰、发咯咯音等情况，应怀疑有误吸。

5. 简单饮水试验　让患者取坐位，饮 30ml 温水，观察所需时间、呛咳情况、是否有水从口角流出（表 3 – 18）。

表 3 – 18　简单饮水试验

分级	表现	程度
Ⅰ级	能一次饮完，无呛咳及停顿	正常
Ⅱ级	分二次饮完，无呛咳及停顿	可疑
Ⅲ级	能一次饮完，有呛咳	轻
Ⅳ级	分二次饮完，有呛咳	中
Ⅴ级	有呛咳，全部饮完有困难	重

6. 吞咽器械检查　改良吞钡试验（VFSS）、内镜检查、压力计检查。

第七节　日常生活活动能力与独立生活能力评定

日常生活活动能力（ADL）和生存质量评定是用特定的方法，准确地了解患者日常生活的各项基本功能状况，是康复护理中功能评定的重要内容。

一、日常生活活动能力评定

（一）概述

日常生活活动能力概念有狭义广义之分，狭义的是指人们为了维持生存及适应生存环境而进行的一系列最基本的具有共性的活动，包括衣、食、住、行、个人卫生等基本动作和技巧。广义的指一个人在家庭、工作机构及社区里自己管理自己的活动，除了最基本的生活活动以外，还包括与他人的交往，以及在经济上、社会上和职业上合理安排生活方式等。ADL 包括两大类，一是基本日常生活活动能力，是指日常生活活动中最基本的、共性的活动包括穿衣、进食、个人卫生和坐、立、行等；二是工具性日常生活活动能力，是指人们在家庭和社区独立生活所需的较高级的关键性技能，如交流和家务劳动等，常需使用各种工具完成。日常生活活动能力评定是确立康复目标、制定康复计划和评估康复效果的重要依据。

（二）评定方法

有直接观察法和间接观察法。直接观察法是在患者实际生活环境中进行或者是直接在 ADL 功能室中进行评定，逐项观察患者进行各项动作的能力及完成情况，并做好评估与记录。间接观察法则是有些不便完成的动作或者是不易完成的动作，可通过询问患者或家属（尽量让患者本人回答）进行间接地了解。多采用提问、问卷或电话的方式收集资料进行评价。

（三）常用的评定工具

常用的标准化 ADL 评定有 Barthel 指数评定、Katz 指数评定等，其中 Barthel 指数（表 3 - 19）应用最广。因该评定方法简单、可信度高、灵敏度也高，它既可以用来评定治疗前后的功能状况，又对预测治疗效果、住院时间有一定的实用价值。

表 3 - 19　Barthel 指数评分标准

项目	自理程度分类	评分
Ⅰ. 进食	自理	10
	需要部分帮助（夹菜、搅拌等）	5
	依赖	0
Ⅱ. 穿衣	自理	10
	需要部分帮助	5
	依赖	0
Ⅲ. 转移	自理	15
	需要少量人帮助（1 人）或指导	10
	需要大量人帮助（2 人）或指导	5
	依赖不能坐	0
Ⅳ. 步行（平地 45m）	独立步行（可用辅助具）	15
	需要少量人帮助（1 人）或指导	10
	使用轮椅行走	5
	依赖不能动	0
Ⅴ. 大便控制	能控制	10
	偶尔失禁（每周≤1 次）	5
	失禁（或没有失禁但昏迷）	0
Ⅵ. 小便控制	能控制	10
	偶尔失禁（每 24 小时≤1 次，每周 >1 次）	5
	失禁（或昏迷需由他人导尿）	0
Ⅶ. 用厕	自理（用便盆能自己清洗）	10
	需部分帮助	5
	依赖	0
Ⅷ. 上楼梯	自理（包括使用辅助具）	10
	需要部分帮助（1 人）或指导	5
	依赖	0
Ⅸ. 修饰（洗脸、梳头、刮脸等）	独立完成	5
	需帮助	0
Ⅹ. 洗澡	自理	5
	依赖	0

结果分析：Barthel 指数评定总分为 100 分，得分越高，患者生活的自理能力就越强。小于 20 分为完全残疾，生活完全依赖他人帮助；20～40 分为重度残疾，生活需要很大帮

助；40～60分为中度功能障碍，生活需要帮助，此分数段内患者的康复效果最明显；60分以上为良，表示有轻度功能障碍，生活基本自理。

（四）注意事项

为了提高评估的准确性，在评估的时候要注意以下几点：①评估前应该常规与患者及其家属进行交谈，告知患者评估的目的以便取得理解和配合；还应了解患者的生活习惯作为评估的参考依据。②评估应尽量直接观察患者的实际完成情况而不是推测患者应该或预期可能完成的情况；不便于完成的项目，可以询问其家人或患者本人以便取得结果（如洗澡、控制大小便等）。③评定的环境应该尽量接近实际的生活环境以便于患者操作（如运动和移动方面的评定）。在不同的环境下评估可能有一定的差别，这样的状况一般记录最低评分。④在分析评定结果时，应考虑患者生活习惯、文化素养、职业、社会环境、评定时候的状态和合作态度等。

二、独立生活能力评定

独立生活能力评定是近年来提出的一种全面评定患者日常自我照顾和在社区中生存能力的方法，被广泛地应用于康复机构，用以确定患者入院、出院和随访时的功能评分。常用的方法是功能独立性测量（FIM）（表3-20），指的是评定患者的独立生活活动能力。独立生活活动即除去基础性日常生活活动外还需要工具进行的日常生活活动（IADL），如家务杂事、炊事、采购、骑车或驾车等。

（一）概述

功能独立性测量（FIM）广泛应用于评定颅脑损伤、脊髓损伤、脑卒中、骨科以及其他神经损伤疾病。此评定不仅评定了躯体功能，还对言语、认知和社交能力等方面进行评定，一直被认为是判断是否能够回归社会一项较为客观的指标。

（二）功能独立性评定内容

FIM主要包括六方面的功能：自我料理、括约肌控制（大小便的控制）、转移能力、行走能力、交流和社会认知。详细评定内容共18项（表3-20），每项7级，每项最高得7分，最低得1分，总积分126分，最低18分，在入院、出院、随访时进行多次评定。

表3-20　功能独立性评定表

评定项目	评定内容	得分		
		入院	出院	随访
自我料理	1. 进食 2. 梳洗 3. 洗澡 4. 穿上衣 5. 穿下衣 6. 如厕			
括约肌控制	7. 小便控制 8. 大便控制			

评定项目	评定内容	得分		
		入院	出院	随访
体位转移	9. 床、椅（轮椅）转换 10. 进出厕所 11. 进出浴盆和淋浴间			
行走	12. 步行/轮椅 13. 上下楼梯			
交流	14. 理解（听觉和视觉理解） 15. 表达（言语和非言语）			
社会认知	16. 社会交往 17. 解决问题 18. 记忆			

（三）FIM 的评分标准及结果意义

FIM 根据患者独立程度、他人帮助的程度或者辅助设备的需求为依据评分，因此得分越高说明独立程度越高，反之越低。

7 分：完全独立，能在合理的时间内规范而安全的完成所有的活动，无需对活动进行修改或者使用辅助器具。

6 分：有条件的独立，即在活动中有一种或者一种以上的下述情况：①活动中需要辅助设备或用品；②活动需要比正常的时间长；③有安全方面的顾虑。

5 分：需要帮助或者准备，有人在旁边监护提示或者做些准备，帮助者与患者没有直接的身体接触（如可以帮助患者把矫形器戴上）。

4 分：最小量的身体接触的帮助，所需要的帮助仅限制于轻轻地接触，患者自己完成整个活动的付出≥75%。

3 分：中等帮助，患者所需要的帮助超过轻触，或者其完成整个活动时付出的努力只有50%～75%。

2 分：最大量的帮助，患者付出的努力在 25%～50%。

1 分：完全辅助，患者付出的努力＜25%。

结果判断上，得到 126 分为完全独立；108～125 分，基本独立；90～107 分，轻度依赖或有条件的独立；72～89 分，轻度依赖；54～71 分，中度依赖；36～53 分，重度依赖；19～35 分，极重度依赖；18 分，完全依赖。

（四）注意事项

评定前应该告知患者评定的目的以取得其主动配合和理解，同时了解患者现阶段的情况以确定是否需要专门的设备等。评定时尽量采用直接观察法，尽量安排在患者熟悉的、专业的评定室进行，以便评定的标准一致。评定项目的顺序一般采用从易到难的顺序，但是在此过程中我们要将指令详细、具体，或者是示范帮助患者明确指令。在多次评定时标准应保持一致。

目标检测

选择题

A1/A2 型题

1. 在减重状态下能做全范围的关节活动，抗重力做关节全运动范围 50% 以下关节活动，肌力为

  A. 2^- 级   B. 2 级   C. 2^+ 级

  D. 3^- 级   E. 3 级

2. 肌张力增高常见于

  A. 帕金森病   B. 臂丛神经损伤   C. 脑瘫

  D. 小儿麻痹后遗症   E. 弛缓性瘫痪

3. 测定肘关节的屈、伸时，关于通用量角器放置位置，下列哪项正确

  A. 轴心：鹰嘴；固定臂：前臂纵轴；移动臂：桡骨纵轴

  B. 轴心：肱骨外上髁；固定臂：肱骨纵轴；移动臂：桡骨纵轴

  C. 轴心：肱骨外上髁；固定臂：桡骨纵轴；移动臂：肱骨纵轴

  D. 轴心：鹰嘴；固定臂：肱骨纵轴；移动臂：桡骨纵轴

  E. 轴心：肱骨外上髁；固定臂：腋中线；移动臂：桡骨纵轴

4. 平衡反应评定内容主要是评定个体能否做到以下几点，除哪项外

  A. 静止状态下不同体位均能保持平衡

  B. 运动状态下能精确地完成运动并能保持新的平衡

  C. 对外界的变化能迅速作出反应

  D. 姿势反射

  E. 当支撑面发生移动时能保持平衡

5. 偏瘫步态的特点有

  A. 划圈步态   B. 剪刀步态   C. 鸭子步态

  D. 醉汉步态   E. 以上都不是

6. 下列哪项不属于浅感觉

  A. 皮肤定位觉   B. 痛觉   C. 触觉

  D. 皮肤冷觉   E. 皮肤热觉

7. 检查者发出口令，要求患者"举起左手"，患者不能按检查者的口令完成此动作，确定该患者为

  A. 体像失认   B. 手指失认   C. 左右失认

  D. 疾病失认   E. 都是错误的

8. Broca 失语的特点是

  A. 言语不流利，理解好，复述差

  B. 言语流利，理解好，复述差

  C. 言语不流利，理解差，复述好

  D. 言语流利，理解差，复述好

E. 言语含糊

9. 生活上有功能缺陷完全依赖是指

A. 患者付出的力小于50%，完成活动需要最大或完全的帮助

B. 患者付出的力小于25%，完成活动需要最大或完全的帮助

C. 患者付出的力小于50%~75%，完成活动需要最大或完全的帮助

D. 患者付出的力小于50%，完成活动需要部分帮助

E. 患者付出的力小于40%，完成活动需要部分帮助

10. 脑卒中早期，右肩下降后撤，应评定下列哪一肌肉或肌群肌力

A. 三角肌   B. 斜方肌上部纤维与肩胛提肌

C. 前锯肌与胸小肌   D. 肩胛下肌与小圆肌

E. 背阔肌

（邱　波）

扫码"练一练"

第四章

常用康复护理技术

学习目标

知识要点

1. 掌握各种运动治疗技术、物理因子治疗技术、作业治疗技术的定义、作用、应用范围和训练内容。

2. 熟悉言语障碍的常见类型和言语治疗的内容。

3. 了解假肢、矫形器、步行辅助器、轮椅、自助具的种类、作用和使用训练方法。

技能要点

1. 能正确地将各种康复治疗技术应用于康复护理工作中。

2. 能配合医师和治疗师对患者的康复训练进行督促和指导。

康复护理是护理学与康复医学结合所产生的一门专科护理技术，在康复计划实施过程中，由护士配合康复医师和治疗师等康复专业人员，对康复对象进行基础护理和实施各种康复护理专门技术，以预防继发性残疾，达到最大限度地功能改善和重返社会。

第一节 物理疗法

物理疗法（physical therapy，PT）是研究如何通过功能训练及手法治疗，并借助电、光、声、磁、水、冷热等物理因子作用于人体，来提高人体健康、预防和治疗疾病，恢复、改善或重建躯体功能的一种专门的康复治疗技术。物理疗法包括运动疗法和物理因子疗法。

一、运动疗法

运动疗法是指以运动学、生物力学和神经发育学为基础，以作用力和反作用力为主要因子，徒手或应用器械进行运动训练，以恢复或改善患者躯体、生理、心理和精神功能障碍的治疗方法。运动疗法的适应范围很广，主要有神经系统疾病，如脑卒中、颅脑外伤、小儿脑性瘫痪、脊髓损伤、帕金森病、多发性硬化症、周围神经疾病等；肌肉骨骼系统疾病，如骨折、关节炎、颈椎病、腰椎间盘突出症、截肢、人工关节置换术后、肌营养不良；

扫码"学一学"

扫码"看一看"

· 107 ·

内脏器官疾病，如冠心病、慢性阻塞性肺疾患、糖尿病、高血压；运动损伤后功能障碍；烧伤等。运动疗法的内容丰富，包括关节活动技术、肌力训练技术、体位摆放和体位转换技术、平衡与协调训练、步行训练、呼吸训练等，以及常用的神经发育疗法。

（一）关节活动技术

关节活动技术是指利用各种方法维持和恢复因组织粘连或肌肉痉挛等多种因素引起的关节功能障碍的运动治疗技术。常用的方法有被动运动、主动助力运动、主动运动、持续性被动关节运动、关节松动技术、软组织牵伸技术、牵引疗法。

1. 被动运动　患者不用力，全靠外力来完成的运动。外力主要来源于施术者、患者健肢或各种康复训练器械，通过外力使失去肌肉力量或运动能力的肢体产生运动。

（1）徒手被动关节活动训练　是由施术者根据关节运动学原理，对患者关节各个方向进行被动活动，达到维持现有的关节活动范围和预防关节挛缩等作用。

1）上肢关节被动活动方法

肩关节前屈：患者取仰卧位，施术者立于患侧，一手握住患侧腕关节处，另一只手握住肘关节稍上方，然后慢慢把患者上肢沿矢状面向上高举过头。

肩关节后伸：患者取俯卧位，施术者立于患侧，一手握住患侧腕关节处，另一只手握住肘关节稍上方，然后慢慢把患者上肢沿矢状面作后伸动作。

肩关节外展：患者取仰卧位，施术者立于患侧，一手握住患侧腕关节处，另一只手握住肘关节稍上方，然后慢慢把患者上肢沿额状面外展，当患者上肢被移动到外展90°时，要注意将上肢外旋后再继续移动直至接近患者同侧耳部。

肩关节水平外展和内收：患者取仰卧位，施术者立于患侧身体及外展的上肢之间，一手握住患侧腕关节处，另一只手握住肘关节稍上方，然后慢慢把患者上肢沿水平面先做外展后内收。

肩关节内、外旋：患者取仰卧位，患侧肩关节外展90°，肘关节屈曲，施术者立于患侧，一手固定肘关节，另一只手握住腕关节，以肘关节为轴，将患侧前臂沿肱骨干轴线向头、向足方向运动，使肩关节被动外旋或内旋。

肩胛骨被动活动：患者取健侧卧位，患侧在上，屈肘，前臂放在上腹部。施术者面对患者站立，一手放在肩峰部以控制动作方向，一手从上臂下面穿过，拇指与四指分开，固定肩胛骨的内缘和下角。双手同时向各个方向活动肩胛骨，使肩胛骨做上抬、下降、向外伸、向内回缩运动，也可以把上述动作结合起来，做旋转运动。

肘关节屈曲和伸展：患者取仰卧位，施术者一手扶持患侧腕关节上方，另一只手固定肱骨远端，在完成肘关节屈曲的同时前臂旋后，完成肘伸展的同时前臂旋前。

前臂旋转：患者取仰卧位，患侧肩关节外展位，使肘关节屈曲90°，治疗师一手托住其肘后部，另一手握住前臂远端，沿前臂骨干轴线完成旋前、旋后动作。

腕关节：患者取仰卧位或坐位，肘关节处于屈曲位，施术者一手握住患侧前臂远端，另一手抓握患侧手指，做腕关节的屈曲、伸展、外展、内收及环转动作。

掌指关节：患者取仰卧位或坐位，施术者一手握住患侧掌部，另一手活动手指，分别做掌指关节的屈曲、伸展、外展、内收动作。

指骨间关节：患者取仰卧位或坐位，施术者一手握住患侧掌部，另一手活动手指，分别做近侧和远侧指骨间关节的屈曲、伸展动作。

2）下肢关节被动活动方法

髋关节屈曲：患者取仰卧位，施术者立于患侧，一手托住患侧小腿近膝关节处，另一只手用手心托住患侧足跟处，双手将患侧大腿沿矢状面向上弯曲，使大腿前部尽量接近患者腹部。

髋关节后伸：患者取俯卧位，施术者立于患侧，一手抓握患侧踝关节上方，另一只手从下方抓住患侧膝关节前部，并用前臂托住患侧小腿和膝关节部位，用力向上方抬，被动伸展髋部。

髋关节内收、外展：患者仰卧位，施术者一手托膝关节后方，前臂支撑大腿远端，另一手握住足跟，在髋关节轻度屈曲的状态下，完成髋关节的外展，然后返回原来位置。

髋关节内旋、外旋：患者取仰卧位，下肢伸展位，施术者一手固定患者膝关节上方，另一手固定踝关节上方，完成下肢轴位的旋转，足尖向外侧为髋关节外旋，足尖向内侧为髋关节内旋；也可以令患者髋关节呈屈曲位，施术者一手扶持患者小腿近端，另一手固定足跟，以髋关节为轴，向内、外侧摆动小腿，完成髋关节的外旋、内旋。

膝关节屈伸：患者仰卧位，治疗师一手托膝关节后方，另一手托足跟进行膝关节的屈曲。然后在髋关节屈曲状态下完成膝关节的伸展。

踝关节背屈：患者仰卧位，下肢伸展。施术者立于患侧并面向患肢，一手固定踝关节上方，另一手握足跟，在牵拉跟腱的同时，利用施术者的前臂屈侧推压足底。

踝关节跖屈：患者仰卧位，下肢伸展。施术者固定踝关节上方的手移动到足背，在下压足背的同时，另一手将足跟上提。

踝关节内、外翻：患者仰卧位，下肢伸展。施术者一手固定踝关节，另一手进行内、外翻运动。如果有助手，也可以让助手固定踝关节，治疗师手握足前部和足跟使全足同时完成内、外翻运动。

3）躯干被动活动方法

颈部：患者仰卧位，下肢伸展。施术者双手固定患者头部两侧，依次做颈的前屈、后伸、侧屈、左右旋转活动。

腰部：患者侧卧位，上面的下肢膝屈曲，下面的下肢伸直，施术者一手固定患者上面的肩关节，另一手放在同侧骨盆部位，使肩和骨盆向相反的方向旋转并停留数秒钟，以达到充分牵拉躯干的作用。

被动活动注意事项：①尽可能的早开展，活动范围尽可能接近正常最大限度的活动；②每个关节在正常的活动范围内进行；③固定关节的近端，被动运动远端；④运动时根据损伤程度缓慢进行；⑤必须熟练掌握每个关节的解剖学结构、关节的运动方向、运动平面及其各个关节活动的正常值等；⑥骨折或肌腱缝合术后，要在充分固定和保护下进行；⑦体位避免频繁变动，能在同一体位进行的运动尽量集中进行；⑧每次活动只针对一个关节，固定的位置应尽量接近关节的中心位置；⑨对于跨越两个关节的肌群，应在完成逐个关节的活动后，在对该肌群进行牵张。

（2）患者自我被动关节活动训练　患者还可以借助器械或健侧，自己进行被动的关节活动范围训练。如患者借助器械利用健侧带动患肢进行的滑轮训练，通过滑轮位置和数量的变化，可以对不同关节进行各个方向的被动活动；利用肋木进行肩关节、髋关节、踝关节活动受限的训练；利用踝关节矫正板被动牵张踝关节；各关节的自我牵张训练等。

2. 主动助力运动　患者在一定的外力辅助下，主动收缩肌肉来完成关节活动的训练，助力可以由施术者、患者健肢、各种康复训练器械或水的浮力来提供。此运动是患者由被动运动向主动运动的过渡形式，适用于可进行主动肌肉收缩但肌力较弱，不能完成全关节活动范围的状况。常用的有以下几种。

（1）器械训练　以器械为助力，利用杠杆原理，带动患者受限关节进行活动，常用的器械有体操棒、肋木、肩轮、肩梯，以及针对四肢关节活动障碍而专门设计的练习器械。

（2）悬吊训练　利用挂钩、绳索和吊带组合，将要活动的肢体悬吊起来，使其在去除肢体重力前提下进行摆动活动。

（3）滑轮训练　利用滑轮和绳索，使用健肢带动患肢的活动。

（4）利用浮力进行训练　患者在水中进行训练，并且在训练的肢体上固定漂浮物，利用水的浮力来减重。

3. 主动运动　是由患者主动用力收缩完成关节活动的运动训练，由于运动由患者主动完成，所以安全性好，同时有改善和恢复肌肉功能及神经协调功能的作用。适用于肌力≥3级的患者，主要用于治疗和防止关节周围软组织挛缩与粘连，保持关节活动度。最常用的是各种徒手体操。

4. 持续性被动活动（continuous passive motion，CPM）　采用专用的CPM训练器械，对手术后的肢体进行早期、持续性、无疼痛范围内的被动活动。适用于四肢骨折术后、人工关节置换术后、关节成形及引流术后、关节软骨损伤、关节囊切除、关节挛缩粘连松解术后、韧带重建术后等。

注意事项：①患者在训练开始时，疼痛较明显，经几次屈伸活动后，疼痛明显减轻，在操作前应向患者作好解释，消除其紧张心理；②患肢放在CPM上后，要固定好，防止肢体离开机器支架，达不到治疗要求的角度；③CPM的操作速度早期宜慢，角度由小至大，根据患者耐受和反应逐渐增加，伤口渗血多时，及时停止训练，查找原因；④观察病情变化，及时调整治疗；⑤加强CPM装置的维修保养。

5. 关节松动技术　是施术者在关节活动允许范围内进行的一种针对性很强的手法操作技术，可以缓解关节疼痛，维持或改善关节活动范围。

（1）基本手法　关节松动技术常选关节的生理运动和附属运动为基本操作手法。生理运动指关节在生理活动范围内完成的运动，如肩关节的屈、伸、内收、外展、旋转。附属运动是指关节在自身及周围组织允许范围内完成的运动，这些运动在生理范围之外、解剖范围之内，通常由他人或在健侧肢体帮助下才能完成，如关节的分离、牵拉、滚动、滑动。

（2）手法分级　关节松动技术以关节活动的可动范围为标准，依据手法操作时所产生的关节活动范围大小，分为4级。Ⅰ级：施术者在关节活动的起始端，小范围、节律性地来回松动关节。Ⅱ级：施术者在关节活动允许范围内，大范围、节律性地来回松动关节，但不接触关节活动的起始端和终末端。Ⅲ级：施术者在关节活动允许范围内，大范围、节律性地来回松动关节，每次均接触到关节活动的终末端，并能感觉到关节周围软组织的紧张。Ⅳ级：施术者在关节活动的终末端，小范围、节律性地来回松动关节，每次均接触到关节活动的终末端，并能感觉到关节周围软组织的紧张。上述手法分级中，Ⅰ、Ⅱ级用于治疗因疼痛引起的关节活动受限；Ⅲ级用于治疗关节疼痛并伴僵硬；Ⅳ级用于治疗关节因周围组织粘连、挛缩引起的关节活动受限。

（3）临床应用 用于因力学因素（非神经性）引起的关节功能障碍，包括关节疼痛、肌肉紧张及痉挛；可逆性关节活动范围降低；进行性关节活动范围受限；功能性关节制动等。禁忌证：关节活动过度、因外伤或疾病引起的关节肿胀、关节炎症、恶性疾病以及未愈合的关节内骨折。

（4）注意事项 ①施术者必须具备扎实的解剖学、关节运动学等医学基础知识；②掌握适应证和具备熟练的基本操作手法；③与其他改善关节活动的技术如肌肉牵伸技术、肌力训练技术结合起来应用，以提高整体治疗效果。

6. 软组织牵伸技术 利用外力（人工或器械）牵伸挛缩或短缩的软组织的治疗方法。牵伸的作用是改善或重新获得关节周围软组织的伸展性，改善关节活动范围；防止发生不可逆的组织挛缩；调整肌张力，提高肌肉兴奋性；防止粘连、缓解疼痛；预防躯体在活动或从事某项运动时出现的肌肉、肌腱损伤。

（1）牵伸种类 根据外力来源、参与方式，把软组织牵伸技术分为被动牵伸和主动抑制。被动牵伸又分为手法牵伸、机械牵伸和自我牵伸；主动抑制是指在牵伸肌肉前，患者要有意识地放松被牵伸肌肉，使肌肉收缩受到自己人为的抑制，以减少牵伸阻力的治疗技术。临床上常用的主动抑制方法有：收缩－放松法、收缩－放松－收缩法、拮抗肌收缩法。

（2）临床应用 适用于各种软组织挛缩、粘连或瘢痕形成，引起肌肉、结缔组织和皮肤短缩，即关节已发生活动受限的患者，用以增大关节活动范围，主要起治疗作用。手法牵伸操作时一般选择卧位和坐位，尽可能暴露治疗的部位，便于关节被牵伸至最大活动范围，施术者对发生紧张或挛缩的组织或活动受限的关节，通过控制牵拉的方向、速度和持续时间进行手法牵拉，来增加挛缩组织的长度及关节活动范围。通常牵拉力量应达到患者有明显的酸胀感，但不能产生过分的疼痛，牵拉方向应与肌肉紧张或挛缩的方向相反，速度宜缓慢平稳，每次牵拉持续 15～30 秒，重复 4～6 次，其操作手法与上述徒手被动活动关节训练近似，可与关节被动活动训练结合起来。区别在于对关节近端固定要更加牢固；操作时施术者的用力要更大；施术者要采取更有利于发力的体位。

（3）注意事项 牵伸前先进行评定，明确功能障碍情况，选择适宜的牵伸方式，使治疗更有针对性；牵伸前可先进行热疗、按摩或关节松动术，增加牵伸组织的伸展性，降低发生损失的可能性；牵伸力量应适度、轻柔、缓慢、持久，避免牵拉力量过大或跳跃性牵伸；避免过度牵伸已长时间制动或不活动的组织。

（二）肌力训练技术

肌力是肌肉收缩时所能产生的最大力量。肌力训练技术临床应用广泛，适用于各种原因所致的肌肉萎缩；肌力不平衡所致的骨关节畸形、脊柱稳定性差；正常人的肌力增强等。通过肌力训练可以使原先肌力下降的肌肉肌力得到增强；也可以增强肌肉耐力，使肌肉能够维持长时间的收缩；同时通过肌力训练使肌力增强，为以后的平衡、协调、步态等功能训练做准备。

1. 基本原则

（1）超常负荷原则 肌力训练技术是根据超量负荷原理，通过肌肉的主动收缩来改善或增强肌肉的力量。在肌力训练中，施加阻力是增强肌力的重要因素，此外，运动必须超过一定的负荷量和一定的时间，即符合超量负荷原理。

（2）超常恢复原则　运动和运动后肌肉经历了一个疲劳和疲劳恢复的过程。肌肉或者肌群在适当的训练后，会产生适度的疲劳，然后经过疲劳恢复阶段和超量恢复阶段。在疲劳恢复阶段，肌肉的力量和形态功能等方面恢复到运动前的水平；在超量恢复阶段，肌肉功能继续上升并超过训练前水平，然后又逐渐下降到训练前水平。如果下一次训练是在超量恢复阶段进行，就可以以前一次超量恢复阶段的生理生化水平为起点，并且能逐步积累训练效果。如此通过反复的肌力训练，就可以实现肌肉形态的发展和肌肉力量的增强。

（3）肌肉收缩的疲劳度原则　指肌肉以一定负荷进行收缩运动，并重复一定的次数或持续一定得时间直至引起适度的肌肉疲劳，以达到增强肌力的目的。但训练时应使肌肉感到疲劳却不能过度疲劳，否则易造成肌肉的损伤。

2. 基本方法　对肌力丧失或低下的患者进行肌力增强训练前，需进行徒手肌力检查（MMT）。将肌力由不能出现肌肉收缩到能对抗较大阻力完成全关节活动范围的运动分为6级，然后根据肌力评定结果，有针对性地选择相应的肌力训练方法，制定训练计划。具体肌力训练方法的选择原则如下。

（1）0～1级肌力训练　常采用传递神经冲动训练和生物反馈疗法。施术者用被动运动方式激发患者随意运动，强调通过被动手法来保持肌肉的生理长度和肌张力，刺激本体感受器诱发运动感觉，并引导患者主观努力，通过意念的方式，竭力去引发瘫痪肌肉的主动收缩，将这种感觉下意识地传导到中枢。因训练的目的是为了强化患者对运动的感觉，所以动作要慢，要求患者的意念集中于运动。还可以采用肌电生物反馈疗法，实验证明这种训练方法的效果很好。

（2）2级肌力训练　采用手动助力运动，即在外力的辅助下通过患者主动收缩肌肉来完成运动或动作，辅助力量来自施术者、患者的健侧、器械、引力或浮力等。与上述主动辅助ROM训练方法相同，只是重点不同，前者着重于ROM的维持和改善，后者着重于训练肌力、感受肌肉运动的感觉。要求患者及施术者的体位、肢位要准确，避免其他肌肉的代偿运动。还应注意遵循在患者能够运动的范围内尽量减少辅助，缓慢进行运动，让患者集中精神等原则。方法包括徒手辅助主动运动、悬吊辅助主动运动、滑面上辅助主动运动、滑车重锤的辅助主动运动、浮力辅助主动运动。

（3）3级肌力训练　采用主动运动，即患者运动时既不需要助力，又不用克服外来的阻力，主动进行肌肉收缩来完成运动。一般心肺功能得到改善，全身状况有一定恢复的患者，即可进行主动运动，施术者给予适当的指导和必要的监督。方法同主动ROM训练，重点在于训练肌力，同时起到牵伸挛缩肌群的作用。需要强调的是训练中应取正确的体位和姿势，将肢体置于抗重力体位，防止代偿运动。其运动的速度、次数、间隔时间，均需要根据患者的具体情况进行。

（4）4～5级肌力训练　运动模式是抗阻运动，即在肌肉收缩过程中，须克服外来阻力才能完成的运动。多用沙袋、哑铃、弹簧或橡皮筋等给予一定的运动负荷，或由施术者或患者本人徒手施加阻力，使患者主动收缩肌肉，抵抗负荷，以增强肌力。方法包括徒手抗阻力主动运动、加重物抗阻力主动运动、重锤与滑车抗阻力主动运动、弹簧抗阻力主动运动、摩擦阻力抗阻力主动运动、水中抗阻力主动运动。

临床常用的抗阻训练方法主要有3种。①等张抗阻训练，也称为动力性训练，临床应用较多。训练时给予一定阻力（如一定重量的哑铃），肌肉对抗阻力作收缩运动，并发生关节活动，例如渐进抗阻训练法；②等长抗阻训练，也称为静力性训练。即训练时肌肉抗阻静态收缩，不发生关节活动，特别适用于关节不能或不宜运动的患者，如关节石膏或夹板固定、关节创伤等，能延缓和减轻肌肉废用性萎缩。③等速抗阻训练，需要专门的等速训练仪。训练时，先设定适宜的肢体运动速度，使受训肢体运动全过程保持恒定的角速度，而阻力变化。能起到改善肢体血液循环和关节软骨营养、预防和治疗肌萎缩、维持和改善关节活动度、增强肌力等作用。

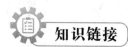 **知识链接**

　　渐进抗阻训练方法是临床上应用最为广泛的肌力训练方法之一。具体方法为：训练前先测某一肌群完成重复 10 次动作的最大负荷量，称为 10RM（repeated maximum），然后取该量为其抗阻训练的基数，分 3 组进行（10RM 的 1/2 量、3/4 量、全量），每组训练 10 次，各组训练中间休息 1 分钟，每天进行 1 次或每周 4~5 次。每周复测 10RM 1 次，据此调整训练时的负荷量。

　　3. 注意事项　①肌力训练应根据肌力评定结果，选择适宜的训练方法；②有高血压病、冠心病或其他心血管疾病者应禁忌在等长抗阻训练时过分用力或憋气引起 Valsalva 效应，增加心血管负担；③训练时掌握正确运动量和运动训练节奏；④阻力施加应从小到大，通常施加在肌肉远端附着部位；⑤在肌力的强化训练中应防止出现代偿运动；⑥肌力训练后观察患者心血管反应及局部有无不适，若有酸痛，可给予热敷或按摩，若疼痛显著，应及时告知施术者，以调整次日训练强度。

　　（三）体位摆放和体位转换技术

　　体位摆放和体位转换技术是预防因卧床而引起的坠积性肺炎、压疮、肌肉萎缩、关节挛缩和深静脉血栓等并发症的关键护理措施，是康复护理的专业技术。体位摆放宜早期开展，正确摆放患者的体位，每隔 1~2 小时为患者翻动身体一次，并教会患者家属，取得配合。同时为了使瘫痪患者能够独立地完成各项日常生活活动，还要教会他们正确地完成翻身、从卧位到坐位、从坐位到站位、从床到轮椅（参见第五章）等各种转移技术。这里仅介绍正确的体位摆放和主要由护理人员协助实施的被动和辅助翻身技术。

　　1. 正确的体位摆放

　　体位摆放是指根据临床护理和康复的需要，协助或指导患者将身体摆放成正确、舒适的体位。

　　（1）偏瘫患者的体位摆放　①仰卧位：患侧肩胛和上肢下垫一长枕，上臂旋后，肘和腕伸直，手指伸展位，整个上肢平放于枕头上。长浴巾卷起垫在大腿外侧，防止下肢外展、外旋。膝下垫上毛巾卷，保持伸展微屈；②健侧卧位：患侧上肢伸展位，下肢轻度屈曲位，放于长枕上；③患侧卧位：患侧上肢外展、伸展位，患侧下肢轻度屈曲位放在床上，健侧下肢向前跨过患侧放于长枕上，健侧上肢放松，放于躯干上。

　　（2）脊髓损伤患者的体位摆放　①仰卧位：头下放置薄枕，将头两侧固定，肩胛、上肢、膝、踝下垫枕，用毛巾卷将腕关节保持在 40° 背伸位；②侧卧位：上侧的上肢保持伸展位、下肢屈曲位，肢体下均垫长枕。背后用长枕等靠住，以保持侧卧位。

2. 定时翻身技术

（1）偏瘫患者的翻身法　一人协助患者翻身的操作步骤是：①患者仰卧位，双手交叉相握于胸前上举或放于腹部，双膝屈曲，双足支撑于床面上；②护理人员站在床旁一侧，先将患者两下肢移向近侧床沿，再移患者肩部，一手托住髋部，一手托住肩部，轻推患者转向对侧；③整理床铺，使患者舒适并维持功能位。

两人协助患者翻身的操作步骤是：①患者仰卧，双手置于腹部或身体两侧；②两护士站在床的同侧，一人托住患者颈肩部和腰部，另一人托住患者臀部和腘窝部后，两人同时抬起患者移向自己，然后分别扶住肩、腰、臀、膝部，轻推患者转向对侧；③整理床铺，使患者舒适并维持功能位。

（2）四肢瘫患者的翻身法　急性期多人辅助下翻身的操作步骤是：①将床单卷起，至患者体侧；②一人固定住患者头部，其余人听号令一起将患者抬起移向预翻身侧的对侧床面，将翻向侧上肢外展；③听号令一起将患者翻向一侧，在背后、头、双上肢、下肢间垫上枕头。

（3）截瘫患者的翻身法　急性期两人辅助下翻身的操作步骤是：①将床单折叠成厚床单横铺在患者躯干及臀部下方；②将横床单从两端向患者身边卷起，在统一口令下，一人向前拉，一人从后边送，将患者移向预翻身侧的对侧床面；③拉起一侧床单，另一个人协助，使患者呈侧卧位；④一人以床单支撑患者，另一人在背后放置长枕并固定，两膝间放置海绵枕头。

（4）翻身训练的要点　①初期要在医生指导下进行，根据患者的情况，逐渐由护理人员制定计划而进行；②体位变换或定时翻身是预防压疮的基本方法，要求体位变换要正规，按时进行；要考虑到进食、排泄时间，决定体位变换的时间；日间每2小时1次，夜间每3~4小时1次，要使患者养成按时醒来的习惯；③协助患者翻身时，应防止皮肤和床面摩擦，动作轻柔，避免拖拽，以免形成摩擦力而损伤皮肤。翻身后在身体空隙处放置足够的软枕以分散压力，认真观察压疮多发部位的皮肤并记录观察结果。

（四）其他运动训练技术

1. 平衡训练　人体平衡是指人体所处的一种稳定姿势状态，即在运动或受到外力作用时，能自动给予调整并维持姿势的能力。平衡训练就是维持和发展平衡能力的训练方法，适用于神经系统或前庭器官病变所致的平衡功能障碍患者。训练时遵循平衡训练的基本原则，由易到难，循序渐进。同时注意保护患者，以消除其紧张及恐惧心理。

（1）基本原则　从静态平衡训练开始，过渡到自动动态平衡，再过渡到他动动态平衡；逐步缩减人体支撑面积和提高身体重心；在保持稳定性的前提下逐步增加训练的复杂性；从睁眼训练逐步过渡到闭眼训练；从在注意保持平衡下训练过渡到不注意保持平衡下训练；训练时注意患者安全，避免发生意外损伤。

（2）训练内容　①静态平衡训练：依靠肌肉协调等长收缩维持平衡，先从比较稳定的体位开始，逐步过渡到最不稳定的体位。②动态平衡训练：指患者在支撑面由大到小、重心由低到高的各种体位下，逐步施加外力完成，包括自动动态和他动动态平衡训练。自动动态平衡训练是由患者练习身体重心转移、躯干屈曲、伸展、左右倾斜及旋转时保持平衡的训练，可通过抛接球训练、滚筒上训练等进行；他动动态平衡训练是由外力破坏患者稳定状态，重新恢复平衡的训练，可通过向各方向推患者、摇晃平衡板等进行，施加外力时注意大小，不能超过患者可调节的力量。

2. 协调训练　协调训练是指恢复平稳、准确、有控制的随意运动的训练方法，即利用残存部分的感觉系统以及利用视、听、触觉来促进随意运动的控制能力，本质在于集中患者注意力，反复训练，主要用于深部感觉障碍、小脑性、前庭迷路性和大脑性运动失调、震颤性麻痹等的康复治疗。

（1）训练原则　遵循循序渐进的原则，从简单到复杂，先慢后快，先单个肢体、一侧肢体（先健侧或障碍轻的一侧）、再双侧，先睁眼后闭眼；遵循重复性原则，每个动作都需进行重复训练；遵循针对性原则，根据协调功能障碍的类型和程度进行针对性的训练；遵循综合性原则，注意进行相应的平衡训练、肌力训练等。无论症状轻重的协调性功能障碍患者，都应从卧位训练开始，从大范围、快速的动作到小范围、慢速的动作，两侧轻重不等的，要从轻侧开始；两侧相同者，应从右侧开始。

（2）训练内容　主要包括上肢协调性训练、下肢协调性训练和方向性活动等。上肢着重训练动作的准确性、节奏和反应速度，可进行一些上肢轮替动作，如双上肢交替上举、交替摸肩等；下肢着重训练正确的步态，也可进行轮替动作，如交替屈髋、交替伸膝等；方向性活动如指鼻练习、木钉板训练等。

（3）护理要点　与其他疗法相结合对患者开展训练，如指导患者通过日常生活活动或竞赛等文娱活动来训练协调能力；训练时不宜过度用力，避免因兴奋扩散而加重不协调；训练要在允许范围内进行，注意保护患者，防止意外受伤和增加心理负担。

3. 步行训练　步行训练指对因伤病所致的步行功能障碍患者进行训练的方法，其目的是恢复患者步行转移能力和矫治异常步态，适用于神经或运动系统伤病所致的步行功能障碍患者，如脑瘫、偏瘫、脊髓损伤、下肢损伤、截肢后安装假肢等。

（1）步行训练前必需的准备和训练　①站立训练：包括体位适应性训练、身体负重训练和重心转移训练。②基础步行训练：包括关节活动范围训练、肌力和肌肉耐力训练、平衡训练、协调训练、步行的分解训练等。③合理选用辅助用具：包括矫形器、助行器、腋拐、手杖、轮椅等。

（2）步行基本动作训练　步行的基本动作训练通常借助平行杠、腋拐、手杖在治疗室中进行，顺序为：平行杠内步行→平行杠内持杖步行→平行杠外持杖步行→弃杖步行→应用性步行。近年来，减重步行训练方法在临床应用越来越广泛，它主要是用减重吊带将患者悬挂，减轻步行时下肢负重，然后借助运动平板对其进行步行训练。同时可穿戴式机器人的研制和模拟生物反馈环境在脑卒中患者康复中的应用，已进入临床使用阶段，是目前国际上研究的大热点。

（3）护理要点　注意保护患者，避免跌倒；掌握训练时机和训练方法，不要急于求成，如患者在步行训练前必需的训练和准备未完成前，不可急于开展步行训练，以免引起误用综合征；训练中应鼓励患者自己完成，不要辅助过多，以免影响以后的训练进程。

4. 呼吸训练　呼吸训练的主要目的是改善呼吸功能，建立有效的呼吸方式，增强呼吸肌的肌力、耐力和协调性，减少肌肉强直的固定作用，促进呼吸道通畅，保持和改善胸廓的活动度，增强患者整体的功能。适用于呼吸系统疾患、心肺手术、脊髓损伤患者（T_5以上损伤）及体质差患者的早期康复训练。

（1）训练方法　①建立有效的呼吸方式——腹式呼吸：其目的为重建和加强膈肌的活

动，使呼吸和活动相协调，帮助减轻在用力呼吸时出现的不协调浅呼吸和憋气，如放松体位法、抗阻呼吸法、缩唇呼吸法等。②保持呼吸道通畅：通过控制感染、咳嗽排痰、体位引流等减少呼吸道分泌物及促进其排出，以保持呼吸道通畅。③训练呼吸肌：加强膈肌、肋间肌和腹肌的训练。④其他：局部胸式呼吸、增强心功能训练、呼吸体操等。

（2）护理要点　不可在餐后或空腹时训练；根据病情选择适当的准备姿势；呼吸训练与机体运动相结合；避免过度深呼吸，以防造成一过性呼吸停止或肺泡破裂等；胸式呼吸和胸式分解呼吸可用于胸腹部手术的术前、术后，有助于胸肌肌力恢复和残存肺的功能强化；心肺手术患者，应于术前1周开始预备训练。

5. 神经发育疗法　是根据神经生理学与神经发育学的原理和规律，利用促进或抑制的方法改善脑病损者功能障碍的一类康复治疗方法，常用的神经发育疗法有 Bobath 技术、Brunnstrom 技术、Rood 技术、PNF（proprioceptive neuromuscular facilitation）技术等，主要适用于各种类型的神经性瘫痪，如偏瘫、脑瘫等。

（1）训练基本原则　训练按照个体正常发育的顺序，由头到脚，由近端到远端；以日常生活的功能性动作为主进行训练；运用人体正常运动模式反复强化训练；应用多种感觉刺激，包括躯体的、语言的、视觉等；强调早期治疗、综合治疗以及各相关专业的全力配合。

（2）护理要点　训练中要求患者主动注意训练的过程，利用感觉的反馈信息，促进运动控制；治疗中重视与日常生活的实用功能结合起来；有顺序地组合其他方法；强调运用正常运动模式反复强化训练；在患者动作进行中、完成后给予适当的鼓励。

二、物理因子疗法

物理因子疗法是研究和应用天然或人工物理因子作用于人体，并通过人体神经、体液、内分泌和免疫等生理调节机制，达到康复目的的方法，简称理疗，如电疗法、光疗法、磁疗法、超声疗法、热疗法、冷疗法、水疗法、生物反馈疗法等。

（一）直流电及直流电药物离子导入疗法

应用方向固定、强度不随时间变化的电流治疗疾病的方法称直流电疗法，通常使用的直流电电压为 30~80V、电流小于 50mA。利用直流电将药物离子导入体内治疗疾病的方法称直流电药物离子导入疗法，目前在临床应用较普遍。

1. 生理和治疗作用　直流电作用于机体时，其生理和治疗作用有：①促进局部小血管扩张和加强组织营养；②对神经系统有明显的影响，产生镇静和兴奋作用；③直流电阴极有消炎、促进伤口肉芽组织生长、软化瘢痕和松解粘连的作用，阳极可减少渗出，减轻组织水肿；④对静脉血栓有促进血栓溶解的退缩作用和使血栓机化的作用；⑤促进骨折愈合；⑥微弱直流电治疗冠心病；⑦治疗癌症。

直流电药物离子导入疗法具备的主要特点有：①兼有药物和直流电的双重作用，除直流电作用外，还取决于所用药物的药理特性；②导入的是药物的有效成分，不破坏药理作用；③在皮内形成药物的"离子堆"，药物作用时间显著延长，对于表浅病灶特别有利；④可通过神经反射途径引起机体反应，达到治疗效果；⑤导入药量少，不损伤皮肤，不引起疼痛，不刺激胃肠道，患者易于接受。

2. 临床应用　本疗法的适应证广泛，主要有神经炎、神经痛、周围神经损伤、自主神经功能紊乱、慢性溃疡、窦道、瘢痕粘连、角膜浑浊、虹膜睫状体炎、血栓性静脉炎、高血压病和冠心病等。禁忌证：高热、昏迷、急性湿疹、对直流电过敏、安装心脏起搏器、心力衰竭、局部植入金属异物、出血倾向疾病、恶性肿瘤等。此外，若局部皮肤有破损者慎用。

3. 护理要点 应保持皮肤完整，治疗中注意衬垫的使用，避免灼伤皮肤；正极下组织水分减少，蛋白质分散度低，皮肤较干燥，治疗后局部可使用润肤剂，若有皮肤过敏，但治疗必须进行时，治疗后局部可使用氟轻松软膏涂敷。

（二）低频电疗法

应用1000Hz以下的脉冲电流治疗疾病的方法，称低频电疗法。常用的有感应电疗法、经皮神经电刺激疗法（transcutaneous electrical nerve stimulation，TENS）、功能性电刺激疗法（functional electrical stimulation，FES）、神经肌肉电刺激疗法（NMES）等。

1. 生理作用和治疗作用 兴奋神经肌肉组织；促进局部血液循环；镇痛：即时镇痛和累积性镇痛作用。

2. 临床应用 感应电疗法适用于废用性肌萎缩、肌张力低下、软组织粘连、血液循环障碍、便秘等。TENS适用于各种急慢性疼痛，对急性疼痛具有很好止痛效果，常用于软组织损伤、神经痛、手术后的止痛。治疗慢性疼痛，如腰背痛、关节痛、患肢痛、头痛等。FES适用于上运动神经元瘫痪、呼吸功能障碍、排尿功能障碍、肩关节半脱位、特发性脊柱侧弯等。NMES适用于神经失用症、废用性肌萎缩、肌腱移植术后、外周神经损伤等。

禁忌证：局部植入金属异物、出血倾向疾病、恶性肿瘤、意识障碍等。

3. 护理要点 治疗前与患者沟通，告知患者治疗中的正常感觉；帮助患者做好治疗前准备，如假肢和矫形器的处置；患者治疗部位若有创伤或进行过有创检查或治疗（如局部穿刺、注射等）之后24小时内应停止该项治疗；治疗中要经常询问患者的感觉，若有异常应立即检查处理；老人、儿童、体弱者应适当减少治疗时间，降低输入强度。

（三）中频电疗法

应用频率为1000～100000Hz的脉冲电流治疗疾病的方法，称为中频电疗法。临床常用的有等幅正弦中频（音频）电疗法（频率为1000～20000Hz）、干扰电疗法（差频为0～100Hz的低频调制中频电）和调制中频电疗法（10～150Hz的低频电流调制而成）。

1. 生理和治疗作用 无电解作用；克服机体组织电阻，增加作用深度；兴奋神经肌肉组织；镇痛；促进血液循环；锻炼骨骼肌；软化瘢痕和松解粘连；提高活性生物膜通透性的作用。

2. 临床应用 音频电疗法主要适用于手术后粘连、瘢痕疙瘩、肠粘连、肩关节周围炎、慢性关节炎、慢性盆腔炎、慢性咽喉炎、腰肌劳损、注射后硬结等。禁忌证：急性感染性疾病、出血性疾病、局部植入金属异物、心区、孕妇腰腹部、带有心脏起搏器者、肿瘤、严重心衰、肝肾功能不全等。

干扰电疗法适用于周围神经损伤或炎症引起的神经麻痹、肌萎缩和神经痛、骨关节、软组织疾患、妇科慢性炎症、术后粘连、术后肠麻痹、胃下垂、迟缓性便秘、胃肠功能紊乱、儿童遗尿症、尿潴留等；禁忌证：急性炎症、出血倾向、局部植入金属异物、孕妇腰腹部、严重心脏病等。

调制中频电疗法适应证、禁忌证同干扰电疗法。

3. 护理要点 同低频电疗法。

（四）高频电疗法

将频率高于100kHz的电流应用于治疗疾病的方法称为高频电疗法。目前临床常用的高频电疗法有短波疗法、超短波疗法、微波疗法。

1. 生理和治疗作用

（1）热效应 高频电的温热效应为"内源"热，即组织吸收电能和转化为"内生"热，并非体外热辐射的加热，热作用可达体内深部组织，其热效应作用有：镇痛、改善血液循环、消炎、降低肌张力、加速组织生长修复、增强免疫功能、治疗肿瘤等。

（2）非热效应 即小剂量高频电流作用于人体时，人体在不产生温热感的前提下，引发的生物物理效应，如调节神经兴奋性，促进神经纤维再生，加强白细胞吞噬功能等。

2. 临床应用 使用中、小剂量的高频电流可治疗各种特异或非特异性的急慢性炎症；使用大剂量高频电流可用于治疗表浅肿瘤。禁忌证：恶性肿瘤（中小剂量）、妊娠、有出血倾向、高热、急性化脓性炎症、心肺功能衰竭、装有心脏起搏器、体内有金属异物、颅内压增高、活动性肺结核等，女性患者经期血量多时应暂停治疗。

3. 护理要点 发热患者，当天体温超过38℃者，应停止治疗；女性患者经期，下腹部不宜进行高频电疗；治疗部位如有创伤，或遇其他有创检查（局部穿刺、注射、封闭等）之后24小时内不宜进行；治疗部位伤口有渗出者，应先处理伤口后，再进行治疗；治疗中应注意特殊部位的保护（如眼、生殖器、小儿骨骺端）；治疗中经常询问患者的感觉，尤其是感觉障碍者，以免烫伤发生。

（五）光疗法

应用人工光源和日光辐射治疗疾病的方法称为光疗法。临床常用的有红外线疗法、可见光疗法、紫外线疗法、激光疗法。

1. 红外线疗法 是采用红外线照射人体治疗疾病的方法，其治疗作用的基础是温热效应。

（1）治疗作用及临床应用 能改善局部血液循环；加快渗出物吸收，消炎消肿；促进渗出性病变表层组织干燥、结痂；降低肌张力，缓解肌肉痉挛；降低感觉神经兴奋性，达到镇痛作用等。适用于亚急性和慢性损伤，如肌肉劳损、踝关节扭伤等；软组织炎症，如疖、蜂窝织炎、慢性淋巴结炎等；各种骨性关节病；其他：神经炎、静脉炎、胃肠炎、冻疮等。禁忌证：恶性肿瘤、急性炎症、出血倾向、高热、严重动脉硬化、活动性结核等。

（2）护理要点 ①因红外线照射眼睛易引起白内障及视网膜灼伤，所以照射红外线时应戴绿色防护镜或用湿纱布或纸巾遮盖眼睛。②急性创伤24~48小时内局部不宜用红外线照射。③植皮术后、新鲜瘢痕处、感觉障碍者如老人、儿童、瘫痪患者等要适当拉开照射距离，预防烫伤。④治疗过程中要经常询问患者，观察患者反应，如患者有心慌、头晕、局部过热等应及时调整或停止治疗；患者不得随意移动，防止触碰到灯具造成灼伤。⑤多次治疗后，治疗部位可出现网状红斑，以后可有色素沉着。

2. 紫外线疗法 应用紫外线照射治疗疾病的方法称为紫外线疗法，紫外线根据波长分为长波紫外线、中波紫外线、短波紫外线。

（1）治疗作用及临床应用 能杀菌、消炎、止痛、脱敏；促进组织再生；促进维生素D_3形成，抗佝偻病；增强机体免疫力；沉着色素等。适用于急性化脓性炎症（疖、痈、乳腺炎、蜂窝织炎等）、静脉炎、溃疡、压疮、冻伤、烧伤、气管炎、支气管哮喘、肺炎、风湿性关节炎、类风湿关节炎等、神经炎、神经痛、偏头痛、玫瑰糠疹、带状疱疹、白癜风、银屑病等。全身照射可治疗佝偻病、骨软化病、骨质疏松、骨折等。禁忌证：恶性肿瘤、高热、心肝肾功能衰竭、出血倾向、活动性肺结核、皮肤癌变、急性湿疹、红斑性狼疮、光过敏性疾病、应用光敏药物（除外光敏治疗）者。

（2）护理要点　治疗室要保持空气流通，室温在22℃左右，可用单独房间或屏风隔断；照射距离不宜过短，以防烫伤；照射时应注意保护患者及操作者的眼睛，避免发生电光性眼炎；严密遮盖非照射部位，以免超面积超量照射；光敏者应先测紫外线生物剂量。

3. 激光疗法　激光是一种因受激光辐射而发出的光，具有方向性强、亮度高、单色性好、相干性好的特点。

（1）治疗作用及临床应用　激光作用于生物组织可产生热效应、机械效应、光化效应、电磁效应和生物刺激作用，可消炎、止痛，促进组织生长，通过对体表特定部位或穴位照射还可调节改善脏腑功能。高能量破坏性的激光应用于割切、焊接和烧灼。适用于皮肤良性赘生物和良性肿瘤、面神经炎、三叉神经痛、气管炎、支气管哮喘、肩周炎、风湿性关节炎、原发性高血压病、闭塞性脉管炎等。禁忌证：出血倾向疾病、恶性肿瘤、皮肤结核等。

（2）护理要点　烧灼治疗后应保持局部干燥，避免局部摩擦，尽量使其自然脱痂；照射治疗时，不得直视光源，操作者要戴激光防护镜，戴手套防止对皮肤损伤；治疗过程中，应经常询问患者的感觉，以舒适温度为宜，并根据患者感觉随时调整照射距离，患者不得随意变换体位或移动激光管。

（六）超声波疗法

频率大于20kHz的声波超过人耳听阈，称为超声波，应用超声波治疗疾病的方法称为超声波疗法。

1. 生理和治疗作用　具有机械效应、温热效应及多种理化效应，有加速局部血液循环，改善组织营养，促进组织代谢，使神经兴奋性下降，镇痛，降低肌张力，促进骨痂生长等作用。

2. 临床应用　适用于软组织损伤、瘢痕、注射后硬结、骨关节炎、血肿、肩周炎、腱鞘炎、坐骨神经痛、类风湿脊柱炎等。禁忌证：急性化脓性炎症、出血倾向、严重心脏病、局部血循障碍、骨结核、椎弓切除后的脊髓部位、小儿骨骺部位、孕妇下腹部等。眼与睾丸部慎用超声波疗法。

3. 护理要点　使患者了解治疗的正常感觉；观察治疗后反应，如有不适，应及时向施术者反应，调整治疗；体温38℃以上者应暂时停止治疗；遇其他有创检查（局部穿刺、注射、封闭等）之后24小时内，停止治疗。

（七）传导热疗法

通过各种贮热介质将热直接传至机体，以治疗疾病的方法称为传导热疗法，常用的贮热介质有石蜡、泥、坎离砂、热气流等。

1. 生理和治疗作用　具有加速血液和淋巴循环；促进组织代谢；促进上皮组织再生；降低感觉神经的兴奋性；解除痉挛；减轻疼痛等作用。

2. 临床应用　适用于肌肉韧带的扭或挫伤、非结核性关节炎、瘢痕、腱鞘炎、滑囊炎、冻疮、冻伤后遗症、关节强直、肌炎、神经炎、神经痛、营养性溃疡等。禁忌证：恶性肿瘤、活动性结核、出血倾向、甲亢、心衰、肾衰、感染性皮肤病、婴儿等。

3. 护理要点　治疗前先检查患者局部有否感觉障碍，若有则温度不宜过高，以免烫伤；热空气治疗前应服适量盐开水，治疗后可多喝水；治疗结束，沐浴后应注意保暖，以防感冒；全身热疗时，可备冷毛巾敷于头部。

（八）低温疗法

应用制冷物质和冷冻器械产生的低温作用于人体，治疗疾病的方法称为低温疗法。其中，采用温度在0℃以上但低于体温的物理因子治疗疾病的方法称为冷疗法；采用0℃以下的低温治疗疾病的方法称为冷冻疗法。

1. 生理和治疗作用　具有止血，防止水肿；镇痛；降低体温；降低肌张力，减轻痉挛的作用。

2. 临床应用　适用于高热、中暑患者、脑损伤和脑缺氧、急性软组织损伤、鼻出血、神经性皮炎等；禁忌证：血栓闭塞性脉管炎、雷诺病、系统红斑狼疮、血管炎、动脉硬化、严重心血管疾病、皮肤感觉障碍患者。老年人、婴幼儿、恶病质者慎用。

3. 护理要点　注意掌握治疗时间，防止过冷引起组织冻伤；非治疗部位注意保暖，注意观察全身反应，若出现寒战，可在非治疗部位采用温热疗法或停止治疗；对冷过敏，局部瘙痒、红肿疼痛、荨麻疹、关节痛或出现血压下降、虚脱时应停止治疗。

（九）磁疗法

利用磁场作用于人体治疗疾病的方法称为磁疗法。

1. 生理和治疗作用　具有消炎、消肿、促进创面愈合，镇静，止痛，降低血压，软化瘢痕、松解粘连，促进骨折愈合的作用。

2. 临床应用　适用于软组织损伤、注射后硬结、血肿、神经炎、神经痛、关节炎、肋软骨炎、神经衰弱、高血压病、乳腺小叶增生、颈椎病、颞颌关节炎、支气管炎、视网膜炎、痛经、单纯性腹泻等。禁忌证：高热、出血倾向、孕妇、心衰、虚弱、皮肤溃疡等。

3. 护理要点　眼部磁疗时，应采用小剂量，时间不宜过长；密切观察磁疗不良反应的出现，少数患者磁疗后有恶心、头晕、无力、失眠、心悸、血压波动等反应，停止治疗后即可消失；对老年人、体弱患者、儿童、急性病患者、头部病变者一般均以小剂量开始。

（十）水疗法

利用水的温度、压力、浮力、所含成分，以不同方式作用于人体来防治疾病，提高康复效果的疗法称为水疗法。

1. 临床应用　适用于不完全性脊髓损伤、偏瘫、肌营养不良、共济失调、骨折后遗症、骨关节炎、强直性脊柱炎、类风湿关节炎、肥胖、神经衰弱、小儿脑瘫等。禁忌证：动脉硬化（特别是脑血管硬化）、心力衰竭、高血压病等。

2. 护理要点　治疗中应随时观察患者的反应，如出现心慌、气短、头晕、呼吸困难时，应即时反映给施术者，停止治疗并进行相应处理；全身浸浴或水下运动时，防止溺水；冷水浴时，注意观察皮肤反应，出现发抖、口唇发绀时，应停止治疗或调节水温；发热、全身不适或遇月经期等应暂停治疗；空腹或饱食后不宜进行治疗，通常在餐后1~2小时进行；有膀胱、直肠功能紊乱者应排空大、小便方可入浴；进行温热水浴时，出汗较多可饮用淡盐水。

（十一）生物反馈疗法

利用现代生理科学仪器采集人体的心理学指标（如心率、血压等），并加以处理，转换为可识别的声、光、图像等信号，使患者经过特殊训练后认识这些信号，并学会通过控制这些信号来调控那些不受人意识支配的、通常不能感受到的生理活动，以达到调整机体功能，防治疾病的疗法称为生物反馈疗法。

1. 临床应用　适用于高血压病、紧张性头痛、血管性头痛、神经症、失眠、放松训练、癫痫、抑郁症、大小便失禁等。禁忌证：变态人格、精神分裂急性期、五岁以下儿童、严重心脏病患者等。

2. 护理要点　治疗应在舒适的环境中开展，施术者应经过专门的训练；治疗前对患者宣教，使其有良好的心理准备，学会体验自身控制与反馈信号的关系；督促患者每天练习并持之以恒。

（十二）冲击波疗法

冲击波是利用能量转换和传递原理，造成不同密度组织之间产生能量梯度差及扭拉力，并形成空化效应，产生生物学效应。目前体外冲击波疗法应用于10余种骨科疾病，并成为治疗特定运动系统疾病的新疗法。

1. 生理和治疗作用　冲击波具有组织破坏效应，可以通过挤压和拉伸作用治疗骨性疾病和软组织钙化疾病；还有成骨效应、镇痛效应、代谢激活效应。主要是利用中、低能量冲击波产生的生物学效应来治疗疾病，具有诱导骨生长、促进骨愈合，以及血管再生，改善局部血液循环；改良与重建骨结构；缓解慢性软组织疼痛；预防骨质疏松；缓解肌肉痉挛；促进伤口愈合等作用。

2. 临床应用　适用于碎石、肩关节钙化性肌腱炎、肱骨外上髁炎、足底筋膜炎（足跟刺）、假关节、肱骨内上髁炎、冈上肌腱综合征、跟腱痛、髌骨腱炎和缺血性股骨头坏死等；禁忌证：凝血障碍、类双香豆素治疗者、局部有大血管、内有空气的器官（如肺、肠）位于作用区、局部有感染灶、局部有肿瘤、局部有骨骺软骨、靠近脊柱和头颅区、妊娠、神经主干、戴心脏起搏器者。

3. 护理要点　治疗前护理人员详细介绍治疗的基本原理、疗效及安全性、可靠性，讲解注意事项，冲击波进入人体会有一定的痛感，做好解释工作，解除其恐惧感；治疗中帮助摆好体位，询问患者的局部感受，保证治疗冲击的中心点在患部的最痛处；护理人员做好症状的观察和护理，减少并发症的发生。治疗后皮肤若出现红、肿、皮下出血点和短暂性血压升高，一般不需特殊处理。

第二节　作业疗法

一、概述

（一）定义和目的

作业疗法（occupational therapy，OT）是指利用经过选择和有目的的作业活动，以治疗身体上、精神上、发育上有功能障碍或残疾而致不同程度地丧失生活自理和职业劳动能力的患者，从而最大限度地促进其躯体、心理和社会等方面功能康复的一种治疗方法。作业

扫码"学一学"

疗法成为一门专业始于 20 世纪初，现在已发展成为康复治疗的重要组成部分，其目的是维持现有的功能，最大限度地发挥残存功能；提高患者日常生活活动的自理能力；强化患者自信心，辅助心理治疗；为患者设计和制作与日常生活、职业相关的各种辅助器具提供参考；为患者提供职业前的技能训练，帮助其重返家庭和社会。

（二）作业疗法的分类

1. 按实际要求分类

（1）日常生活活动　包括衣、食、住、行、个人卫生等，其目的在于维持个人日常生活和健康的基本要求。

（2）能创造价值的作业活动　力求通过作业活动生产出有价值的产品，但又不仅仅以产品为目的。包括手工艺活动，如纺织、泥塑、陶瓷制作、刺绣、各种金工；园艺活动，如种花、植树、栽种盆景、整修庭院等。其目的在于获得一定技能。

（3）消遣性的作业活动或文娱活动　利用业余闲暇时间，进行各种运动及娱乐活动，如游戏、琴、棋、书、画、文艺、球类运动等。其目的是合理安排时间，转移注意力，丰富业余生活，有利于身心健康。

（4）教育性作业活动　通过此类作业活动既达到治疗目的还获得受教育的机会和接受教育的能力，如各种教学活动、唱歌、舞蹈等，其目的是提高智能和技能。

（5）矫形器和假肢训练　即在穿戴矫形器和假肢前、后进行的各种作业活动。其目的是熟练掌握矫形器和假肢的穿戴方法和利用这些支具或假肢来完成各种生活活动或工作。

2. 按作业活动名称分类　日常生活活动；木工作业；编织作业；黏土作业；手工艺作业；文书类作业、计算机操作；电气装配与维修；治疗性游戏；认知作业；书法、绘画、园艺；金工作业等。

3. 按作业活动的目的和作用分类　减轻疼痛的作业；增强肌力的作业；增强耐力的作业；改善关节活动度的作业；改善灵活性的作业；改善平衡协调的作业；调节心理、精神和转移注意力的作业；提高认知、知觉功能的作业；提高日常生活活动能力的作业；提高劳动技能的作业等。

（三）作业疗法的作用

1. 改善躯体感觉和运动功能　通过作业训练，可改善肢体的活动能力，如增强肌力、耐力；增加关节活动范围；改善身体平衡能力，提高协调性和灵巧性；促进感觉恢复等。

2. 改善认知和感知功能　通过认知、感知训练，提高患者高级脑功能，如定时力、定向力、注意力、记忆力、表达力、判断力、计算力、解决问题力、安全保护意识等。

3. 提高生活自理能力　通过日常生活活动训练及矫形器、自助具的使用，帮助患者掌握新的活动技巧，提高生活自理能力、家务处理能力、环境适应能力和工具使用能力。

4. 改善精神心理状态　作业活动可分散转移注意力，提高患者生活兴趣；作业活动中的劳动成果，可增强患者自信心和自我价值感；一些作业活动可宣泄负面情绪或减轻罪责感，恢复心理平衡；集体活动可克服孤独感，恢复社会交往，培养重返社会的意识。

5. 促进工作能力的恢复　作业疗法师根据患者自身功能、工作意向及就业前功能评测，选择相应的作业活动进行针对性地训练，可改善、提高患者的职业技能；并通过指导就业，增加就业机会，促进患者重返家庭和社会。

（四）作业活动分析

作业活动分析是对一项活动的基本组成成分以及患者能够完成该活动所应具备的功能水平的一个认识过程。其目的是针对患者的具体情况和康复目标，选择最适合患者的作业活动。作业活动分析的基本方法是将活动分解成步骤、动作直至运动类型以确定活动的基本成分，提取治疗要素，在此基础上，选择针对患者功能障碍的活动进行训练。在选择一项活动时，患者的能力要与该项活动所要求的水平相符合。

二、常用的作业疗法训练

作业疗法强调在患者进行作业活动时要对其进行训练、教育、指导，必要时用辅助器具帮助。根据不同个体，选择对躯体、心理和社会功能有一定治疗作用且适合患者需求的内容，并考虑患者的兴趣爱好、文化背景、习惯、环境、社会地位等。

（一）促进身体运动和感知觉的功能训练

1. 增加肌力的训练 增加肌力的运动有主动助力运动、主动运动和抗阻运动，应用的肌肉收缩形式为等张收缩和等长收缩，主要类型包括：①抗阻等张训练：如抗阻的斜面磨砂板活动训练；②主动等张训练：使用锤子训练上肢肌力，使用橡皮泥训练手的肌力；③主动助力训练：悬吊上肢进行活动训练，主要是等张收缩形式；④被动牵拉训练：可增加关节活动范围。⑤主动牵拉训练：利用主动肌力量来牵拉拮抗肌；⑥无抗阻的等张训练；⑦抗阻等长训练：任何需要保持姿势的动作都可作为此种训练，如抬高上肢画画；⑧神经肌肉控制训练。

2. 增加耐力的训练 低负荷、重复多次的训练，训练不同姿势下的耐力。

3. 增加心肺功能的训练 主要为有氧运动训练，运动强度应达到最大耗氧量的50%~85%。

4. 增加关节活动范围和灵活性的训练 主动和被动运动均可增加关节活动范围与灵活性。如改善肩关节活动范围的作业疗法方法有挂线作业、打锤作业、穿梭作业。改善手功能的活动有柱状插件练习、螺丝盘作业、橡皮筋游戏等。

5. 增强平衡、协调功能的训练 协调性是由本体感觉反馈所控制的自动反应，因此通过多次训练，患者的神经系统可自发地控制肌肉运动。如编织、制陶等可增加双手协调性；根据患者病情，变化患者站姿（双脚前后位、并拢位等），进行套圈或扔沙包可增加上肢和下肢的协调、平衡能力。用脚踏缝纫机缝纫、保龄球等也可增强上下肢的协调能力。砂磨板作业和拉锯作业可以改善粗大运动协调性，方片组装和镶嵌作业可以改善手指的屈伸、内收、外展、对掌、抓握等运动功能，以改善微细运动的协调性。塑形和黏土造型作业可以同时改善粗大与微细运动协调性。

6. 感觉训练 根据康复评定结果明确患者感觉障碍的类型，然后针对性地进行感觉再教育、感觉脱敏或代偿疗法。

（二）日常生活活动训练

日常生活活动（activities of daily living，ADL）是人在独立生活中反复进行的、最必要的基本活动，包括衣食住行及个人卫生等方面。可以把ADL动作分解为若干个小动作，从简单到复杂，结合晨间、日间护理进行床边训练。患者在完成一项作业时可能要花费很长时间，护理人员要有极大的耐心，对其每个微小进步都要给予恰当的肯定和表扬，鼓励其逐步适应居家的日常生活。

1. 移动能力的训练 移动是完成各种日常生活活动的基础，是独立自立的第一步。患者的移动动作主要包括床上翻身、坐起、轮椅转移与移动、步行等（参见第五章内容）。

2. 进餐指导

（1）对于吞咽功能障碍患者 当患者意识清楚，全身状态稳定，能产生吞咽反射，少量吸入或误咽能通过随意咳嗽咳出时，即可直接将食物放入口中，进行直接摄食训练。方法如下。

①体位的选择：对于不能采取坐位的患者，一般至少取躯干30°仰卧位。一般选择躯干直立，头中立位稍前屈，患者处于稳定的坐位，头和颈有良好的支持的体位下完成进食。②食物的选择：根据吞咽障碍的程度及部位，按照先易后难的原则来选择食物类型，次序一般为软食、半固体、固体，最后是液体食物。③一口量：即摄食时最适于患者吞咽的每次入口量，正常人的每次入口量约20ml，一般先以小量3~4ml开始，然后酌情加量。④进食：将食物放置适当位置，把筷子或羹匙放进碗内，夹盛食物后送入口中，咀嚼吞咽食物；饮水时，将杯中倒入适量的温水，置于适当位置，单手或双手伸向杯子，端起后送至嘴边，微微抬高杯子，将少许温水倒入口中，咽下。

（2）对于上肢关节活动受限、肌力低下、协调障碍患者 由于患者手不能达到嘴边，不能将食物送到口中，不能拿起并握住餐具、食品及杯子等，因此可以采用的方法是：①用健侧上肢辅助患侧上肢送食物入口，或使用抗重力的上肢支持设备，如用悬吊带辅助患者移动上肢将食物送到口中；②将肘关节放置在较高的台面上利于手到达嘴边和送食物到口中；③用勺子、叉子代替筷子，并可使用自助具，如勺、刀叉手柄加大或成角，手柄加粗或使用多功能固定带；④协调差者用双手拿杯子，用有盖子带小孔的杯子，用吸管喝水；⑤使用防滑垫固定碗和盘子，使用盘档防止食物被推到盘子以外。

3. 穿、脱衣服训练 指导其如何利用残存功能，运用合理的方法来解决穿脱衣服的问题、自助具的使用，如患者关节活动范围受限穿脱普通衣服有困难时，需设计特别衣服，宽大、前开襟。手指协调差，不能系解衣扣时，可使用系扣器、按扣拉链，松紧带或尼龙搭扣等。

（1）穿脱前开襟上衣 穿衣时取坐位，将上衣内面朝上，衣领朝前平铺在双膝上，患侧衣袖垂于双腿之间，用健手抓住衣领和对侧肩部，将患侧上肢穿入衣袖并将领口部分拉至肩部，用健手抓衣领将衣服从颈后绕过并拉至健侧肩部，然后健手穿入另一只衣袖，用健手整理衣服，系扣或拉拉链；脱衣时先将患侧衣服自肩部脱至肘部以下，再将健侧衣服自肩部脱下，用健手脱下患侧衣服。

（2）穿脱套头类上衣 多用先穿上双袖，然后钻进头的方法。肩有活动受限者，先穿上单袖，钻头，再穿上另一侧袖，动作中可有各种变法，使用口及牙齿帮助则穿袖容易些。

（3）穿脱裤子训练 患者穿裤子前先坐起，用手支配腿的弯曲和伸缩，先穿患侧，再穿健侧，穿上两侧裤腿，患者平躺取侧卧位将一侧裤子拉起，再将另一侧裤子拉起，调整将裤子拉到腰部穿好，脱裤子方法与上述动作相反。

（4）穿脱鞋袜 取坐位，一腿放于另一腿上，将正确的鞋袜套入足上，穿好整理，系好鞋带，必要时用穿袜器、提鞋器协助进行。

4. 清洁与沐浴 严重的病伤残患者在这方面常有困难，洗脸、梳头、剪指甲等简单活动经过反复训练后均能掌握，但洗澡问题较为困难，洗澡可以取坐位或站立位的淋浴，也可使用浴缸。偏瘫患者使用浴缸沐浴时的步骤如下：①准备好洗浴用品后，坐在紧靠浴缸的椅子上，脱去衣服；②用双手将患侧下肢放入浴缸，随之放入健侧下肢；③用健侧手抓住浴缸边缘或扶手，将身体转移到浴缸内，再沿浴缸壁缓慢坐下。截瘫患者入浴动作仅用前方转移及侧方转移，入浴用椅的高度与浴池高度相同，浴池侧壁安装扶手即可达到自理。洗浴时可借助手套巾、长柄浴刷等，洗浴完后出浴顺序与前面步骤相反。

5. 如厕 这是患者最希望自己解决，但也是最难解决的问题之一。患者独立如厕方法是：在宽大的卫生间，患者驱动轮椅进入后，将轮椅侧放于坐便器旁，抓住扶手转移到坐便器上，然后抓住另一侧扶手，将臀部拉起脱下一侧裤子，另一侧参照以上动作。狭小的卫生间可以采取直入式，患者从前方靠近坐便器，利用扶手转移到坐便器上。

（三）常用的治疗性作业活动训练

作业疗法在许多情况下与物理疗法具有相同的目的，如增强肌力、扩大关节活动度等等。但是，作业疗法常常是利用一些作业活动，让患者在完成某项活动的过程中达到治疗的目的。所以，常常需要掌握诸多的制作技术，治疗师不仅自己能制作出精美的工艺品，还要能够对患者进行技术指导。常用的治疗性作业活动包括生产性作业活动、手工艺作业活动、园艺作业活动和娱乐性作业活动。

1. 生产性作业活动

（1）木工作业 作用是改善肢体运动功能，如肌力、关节活动度、耐力、平衡能力；改善心理状态，增强成就感和自信心；提高职业技能。其特点是：方便、实用、易于操作、安全。例如木雕，古代建筑、纪念物、艺术品等广泛应用木雕，具有很高的文化内涵和艺术色彩。

（2）金工作业 作用是增强肌力；改善关节活动度；提高手的灵活性和手眼协调性；改善认知功能；改善心理功能。特点是：活动强度较大、可较好地宣泄过激情绪、产品易于长久保存及使用。例如铜板手工艺，选择喜爱的图案，利用金属特性制作各种各样的装饰墙壁的艺术品，是作业活动的重要项目。

（3）制陶作业 作用是增强躯干和上肢肌力及耐力；维持和改善上肢 ROM；提高手的灵活性和手眼协调性；促进触压觉和温度觉的恢复；改善注意力、开发创造力、缓解过激情绪；缓解疼痛等。特点是：趣味性及操作性均较强，对场地及材料要求不高，可用替代材料（如橡皮泥），易于在 OT 开展。

2. 手工艺活动

（1）手工编织 作用是维持和增强上肢肌力；维持和扩大上肢 ROM；改善手的灵活性和手眼协调性；促进手部感觉恢复；缓解紧张情绪；提高注意力；改善平面和空间结构组织能力；提高创造力；促进再就业等。

（2）剪纸 作用是改善手的灵活性和手眼协调性；增强手和上肢肌力；提高注意力、结构组织能力和创造力；改善心理状态，增强成就感和自信心；促进再就业。特点是：简单易学，上手容易，趣味性强，具有很强的直观性和可操作性，工具材料简单、制作工序相对单一、作品丰富多彩、耗时少，易于在作业疗法中开展。

（3）豆贴画 作用是增强手的灵活性和手眼协调性；提高注意力和创造力；转移注意力缓解不适症状；增强成就感和自信心。特点是：豆贴画因材料直接来自于我们日常所吃的粮食，作品颜色丰富，趣味性和吸引力强，操作简便，易于学习和创新，深受患者欢迎，也充分体现了作业疗法的灵活性和实用性。

3. 艺术活动 艺术活动的内容包括音乐、绘画、舞蹈、戏剧、书法、诗歌等。

（1）绘画 绘画活动包括欣赏和自由创作两方面。作用是提高手的灵活性和手眼协调性；扩大上肢 ROM；增强耐力；改善平衡协调功能；提高结构组织能力和颜色识别能力；改善注意力，调节情绪，改善心理状态；增强独立感和自信心；促进重返社会和提高生活质量。

（2）书法 书法是以汉字为表现对象，以毛笔及各类硬笔为表现工具的一种线条造型艺术。书法是中华民族特有的传统文化，它源远流长，博大精深，是中华文化的宝贵财富。现代书法包括硬笔书法、软笔书法和篆刻艺术三大类，按字体分楷书、隶书、行书、魏碑、篆书、草书。治疗作用同绘画。

4. 园艺活动 园艺疗法是对于有必要在其身体以及精神方面进行改善的人们，利用植物栽培与园艺操作活动，从社会、教育、心理以及身体诸方面对他们进行调节的一种有效方法。园艺活动包括种植花草、栽培盆景、园艺设计、游园活动等。通过园艺活动可以培养残疾人对生活的热爱，对生命的保护和珍惜。精心种植花草可以加强责任感，在劳动中的相互配合又能协调人际关系。在身体方面可以增强肌力和耐力，改善 ROM，提高平衡和协调能力，缓解疼痛，改善心肺功能，调节血压等。因此，园艺活动是行之有效的修身养性的作业活动。

5. 体育活动 体育活动主要包括健身类、娱乐类和竞技类体育。常用于康复训练的活动有篮球、足球、排球、乒乓球、台球、射击、飞镖、游泳、体育舞蹈、太极拳、八段锦、五禽戏等。

6. 治疗性游戏 治疗性游戏种类繁多，包括棋类游戏、牌类游戏、拼图、迷宫、套圈、电脑游戏以及大型互动游戏等。

（四）其他训练方法

1. 家务活动训练 训练患者学会安排和完成家务活动，包括烹调配餐（洗菜、切菜、烹调、布置餐桌等）、清洁卫生（洗衣服、熨烫衣服、整理物品、打扫卫生等）、钱物保存、购物、使用电器、抚育幼儿、必要的社交活动等。

2. 职业活动训练 主要包括职业评定和职业训练，通过职业评定明确患者目前的身体、心理状况及实际的工作能力，综合考虑患者今后的就业岗位、爱好等，选择适合患者情况的作业活动进行训练，以帮助其恢复基本的劳动和工作技巧，改善和提高职业能力，回归社会。

3. 教育性技能活动训练 教育与技能活动结合的训练方式，适用于儿童或感官残疾患者。需具备必要的学习用具，如卡片、图片、积木、玩具等。对感官残疾者，在受教育同时还应当进行知觉－运动功能训练。

4. 认知综合功能训练 对觉醒水平、注意力、记忆力、理解力、顺序、概念、关联、定义、归类、解决问题、安全保护、学习概括等方面的训练。如用简单的问题提问或反复声音刺激提高觉醒水平；要求患者无声或大声重复需记忆的信息，提高患者记忆力；用猜测游戏训练患者注意力；阅读书刊逐步使患者理解定义、概念等。

第三节　言语疗法

扫码"学一学"

一、概述

（一）概念

1. 语言　语言是以语音或字形为物质外壳，以词汇为基本单位，以语法为构造规则的符号系统。符号包括口头的和书面的符号（文字）以及各种姿势语言（哑语、表情、动作等）。作为语言基本单位的词，具有音、形、义三方面的特征。语言是保存、传授和领会社会历史经验的手段，是人们进行交际交流的工具。

2. 言语

言语是人们运用语言材料和语言规则所进行交际活动的过程和产物，即人们说出的话和听到的话，又叫"话语"。言语活动包括听、说、读、写四个方面，这些听说读写的活动，就是作为交际过程的言语。其中说话和书写是言语的表达过程，称为表达性言语，主要通过言语运动分析器的活动来实现。听话和阅读是言语的感受过程，称为印入性言语，主要通过言语听觉分析器和言语视觉分析器来实现。此外，为了说出有声语言，还需要专门的发音器官。

语言与言语是人类社会用来交际的重要工具，是人类特有的生理和心理功能。日常生活中语言和言语经常混用，但在研究言语交际过程时，区分语言和言语这两个概念是十分必要的。语言和言语是两个彼此不同而又紧密联系的概念，言语活动是依靠语言材料和语言规则来进行的，离开语言就不会有言语活动；任何一种语言都必须通过人们的言语活动才能发挥它的交际工具的作用。一般为方便介绍，统一用"言语"指代语言与言语。

3. 言语疗法　言语疗法（speech therapy，ST）又称为言语训练或言语再学习，是指通过各种手段对有言语障碍的患者进行针对性的系统训练，以改善其交流能力的一种康复治疗技术。其目的主要是通过言语训练来改善患者的言语功能，提高交流能力。言语疗法的手段有言语训练，或借助于交流替代设备如手势语、交流板、交流手册等。

4. 言语疗法基本原则

（1）早期开始　语言治疗开始得愈早，效果愈好。一旦发现有言语障碍的患者，就应该建议积极治疗。

（2）及时评定　治疗前应了解言语障碍的类型及其程度，制定相应的治疗方案，并定期评定治疗效果，及时调整治疗方案。

（3）循序渐进　言语训练应遵循循序渐进、先易后难的原则。如果听、说、读、写均有障碍，治疗应从提供听理解力开始，重点应放在口语的训练上。

（4）及时反馈　言语疗法就是治疗人员给予某种刺激，使患者作出反应。治疗中通过及时反馈，强化正确的反应，纠正错误的反应，最终形成正确反应。

（5）患者主动参与　言语疗法是训练者与被训练者之间的双向交流过程，需要患者积极主动参与。

（6）语言环境　设置适当的语言环境更能激发患者言语交流的欲望和积极性，可采用集体治疗、个别治疗或家庭治疗等方式。

（二）常见交流障碍的类型

1. 听力语言障碍 先天性或获得性听觉通路病变，使听力减退或丧失所造成的交流障碍。如果这种听力损害发生在胚胎、婴幼儿时期，则可导致儿童听力语言障碍，即通常讲的"聋哑"。对于聋哑的治疗要做到早期发现聋儿、早期佩戴助听器、开展聋儿听力言语早期训练，其康复目标是运用各种措施，努力改进和提高聋哑儿童的疗效。

2. 语言障碍 语言障碍是指语言的理解、生成和获得障碍，包括语言发育迟缓和失语症。

（1）语言发育迟缓 语言发育过程中的儿童，其语言发育没有达到与同龄儿童相应的水平，但不包括构音障碍及听觉障碍所引起的语言发育延迟。主要表现为开始说话的年龄晚，语言发育进程缓慢，语言表达能力明显低于同龄正常儿童。常见的原因包括儿童智力低下、自闭症等。

（2）失语症（aphasia） 失语症是由于脑损害所致的语言交流能力障碍，即后天获得性的对各种语言符号（口语、文字、手语等）的表达及认识能力的受损或丧失。失语症可表现为自发谈话、听理解、复述、命名、阅读、书写等六个基本方面的障碍。由于病因及病变部位不同，所出现的障碍类型也不一样，其表现也常以一种障碍为主，同时伴有不同程度的其他障碍。失语症常可分为以下几类。

①运动性失语 又称 Broca 失语。其功能障碍以口语表达障碍最为突出，呈典型非流利型口语，表现为讲话费力，发音、语调障碍，找词困难，语量少，每分钟讲话字数常少于50 个，呈特征性的电报式语言。患者口语理解相对好，复述、命名、阅读及书写能力均不同程度受损。

②感觉性失语 又称 Wernicke 失语。临床表现为听理解明显障碍，重者听理解完全丧失。全部言语为无意义的杂乱词汇，患者对别人和自己讲的话均不理解，或仅理解个别词或短语；口语表达有患者滔滔不绝地说，但因较多的错语或不易被人理解的新语；患者同时表现出与理解障碍大体一致的复述及听写障碍；存在不同程度的命名、朗读及文字理解障碍。

③传导性失语 又称纯词聋。即对日常口语的听觉失认症。临床主要特征是患者听力正常，却不能辨别和理解口语的意思，对非言语声音的理解相对保存；自发言语、书写和阅读功能正常；患者不能模仿复述别人的话，听写无法完成，但患者言语流畅，用字发音不准，患者口语清晰。

④经皮质性失语 其特点是复述较其他语言功能好，甚至是不成比例地好。可分为 3 类。一是经皮质运动性失语，主要表现为理解尚可，表达困难。二是经皮质感觉性失语，表现为表达尚可，理解障碍。三是经皮质混合性失语，表现为复述功能损害轻，言语运动和感受均有障碍。

⑤命名性失语 明显的特征是选用正确的词汇很难，特别突出的是不能命名。在口语表达中表现找词困难、缺实质词，多以描述物品的功能来代替说不出的词，表现出赘语和空话较多。与 Wernicke 失语不同的是患者语言理解及复述正常或接近正常。

⑥完全性失语 又称混合性失语、球性失语，是失语症中最严重的一种。其特点为所有语言功能均有明显障碍。口语表达障碍明显，起初甚至表现为哑，多表现为刻板性语言；听理解、复述、命名、阅读和书写均严重障碍，且预后差。

⑦皮质下失语 少见，症状常不典型，但仔细观察仍可发现其特点，如丘脑性失语表

现为音量小、语调低、表情淡漠、不主动讲话，且有找词困难，可伴错语；基底节性失语则可表现为自发性言语受限，且音量小、语调低。

3. 言语障碍　言语障碍主要是指由于构音器官的结构异常、神经肌肉病变等引起的构音器官的功能障碍等所导致的发音障碍，是口语的产生及运用出现的异常，并引起交际对方的注意，感到不适，甚至所说的话完全不为听话人理解。包括构音障碍、发声障碍和语流障碍（口吃）。

（1）构音障碍（dysarthria）　构音是指通过发声器官的运动，即口腔、喉、鼻腔等的协调运动发出组成语言单词的言语声音，为语音的过程。构音障碍是指由于发音器官神经肌肉的病变或构造的异常使发声、发音、共鸣、韵律异常，是一种纯言语障碍，即口语的语音障碍。患者具有语言交流所必备的语言形成及接受的能力，仅在言语形成阶段不能形成清晰的言语，表现为发声困难、发音不清及声音、音调、语速的异常。患者对言语的理解正常，并保留文字理解（阅读）和表达（书写）能力，可通过文字进行交流。可见于肌肉疾病（如肌营养不良症、重症肌无力等），以及上、下运动神经元病变所致的球麻痹和面、舌瘫，小脑病变及运动障碍性疾病（如帕金森病）。构音障碍有：①运动性构音障碍。指由于参与构音的器官肺、声带、软腭、舌、下颌、口唇的肌肉系统及神经系统的疾病所致运动功能障碍。言语肌肉痉挛，收缩力减弱和运动不协调所致的言语障碍。②器质性构音障碍。由于构音器官的形态异常导致功能异常而出现构音障碍。③功能性构音障碍。错误构音成固定状态，但找不到构音障碍的原因，无形态异常和运动功能异常，听力在正常水平，语言发育已达到 4 岁以上水平，即构音已固定化。

（2）口吃　是一种言语的流畅性障碍，构音和发声无异常，但重复说最初的单词，不能流畅的说话的一种功能性言语障碍。多与幼年模仿或环境压力等因素有关。

（3）发声障碍　是指发声异常。如音质、音高、声大小及声的持续等的异常。

二、言语疗法的内容和方法

言语疗法所涉及的交流障碍类型很多，本节只介绍临床上常见的失语症和运动性构音障碍的治疗方法。

（一）失语症的康复训练

失语症是由脑损伤引起的无发音器官病变的对已习得言语符号的理解与表达障碍。是一种由于大脑的主要语言功能区及其传入、传出通路受损所导致的后天性言语障碍。常见的病因为脑血管病、脑外伤、脑肿瘤等。

1. 康复训练的方式

（1）一对一训练　由一名施术者训练一名患者，进行有针对性的言语训练。

（2）自主训练　患者在充分了解言语训练的方法后，自行按照施术者设计的内容进行训练。

（3）集体训练　施术者将病情相似的患者分成小组，开展有针对性的训练活动。

（4）家庭训练　施术者交给患者家属言语疗法的计划和训练技术，通过患者家属的帮助进行训练，施术者定期作评价指导。

2. 康复训练的具体操作

（1）听理解训练　①词语听觉辨认：出示 5～10 张图片，随意说出一指令，要求患者从出示的图片中指出相应的图片。指令应由易到难，由浅入深。②执行指令：让患者执行施术者发出的指令，如"张开嘴巴""闭上眼睛"，逐渐增加信息成分，使指令逐渐复杂。③回答是非问题：如问："一周有七天，是吗?"，要求患者回答"是"或"不是"。不能口头回答者，可用字卡或手势。

（2）阅读理解训练　①视觉认知训练：施术者将一组图片摆在患者面前，并将相对应的文字卡片让患者看过后让其进行文字、图片匹配。②词、句理解训练：施术者可以采用单词、句子、图画匹配的方式，要求患者阅读单词、句子并找出相对应的图画。③短文理解训练：患者阅读短文，并从多个与之有关的备选答案中选择一个正确答案。

（3）言语表达训练　①语音训练：模仿施术者发音，包括汉语拼音的声母、韵母和四声。告诉患者发音时舌、唇、齿等的位置。开始练习时可面对镜子进行练习，以便纠正不正确的口形。然后进行单音节、双音节练习。②命名训练：即说出物品名称训练。出示日常生活用品或图画，询问患者"这是什么?""它是干什么用的"。患者不懂得回答时，应给予指导，可以用词头音提示，或描述物品的类别、用途加以提示，或令其模仿说出该物名称，反复训练。③复述练习：从单词水平开始，逐渐过渡到句子、短文。坚持由易到难，由浅入深的原则。④实用化训练：施术者可以让患者通过看动画，让其用口语说明，看情景画、漫画，让其自由叙述。或与患者讨论一些身边的人、物品、新闻事件，让患者自由发表意见，锻炼言语表达能力。

（4）书写训练　①抄写：让患者抄写一定数量的名词、动词、句子。②听写：让患者听写单词、句子、短文等。③自发书写练习：一般从写姓名开始，继而抄写和听写单词和句子；出示图片、物品写出单词；给出一些不完整的句子，填写适当的词，使句子完整；最终达到自发书写句子和短文。

（二）运动性构音障碍的康复训练

构音障碍常见病因多为脑卒中、脑肿瘤、脑瘫、重症肌无力、帕金森病、小脑损伤、多发性硬化等。既可以单独发生，也可与其他言语障碍同时存在，如与失语症同时发生，故治疗时应与其他言语障碍同时进行。常见的康复训练如下。

1. 松弛训练　通过肢体肌群的放松，使咽喉部肌群随之放松，为呼吸及发音打下基础。包括：①下肢松弛，即由远端开始做脚趾屈曲、膝关节伸直等动作；②躯干部松弛，收腹深吸气；③上肢松弛，即双手握拳，双臂前伸直举至肩水平；④肩颈头部松弛，即耸肩、颈屈伸、旋转、皱眉、闭目，用力咬牙闭唇，下颌上下左右移动旋转，舌用力抵硬腭。每个动作保持 3 秒，然后放松，再重复 10 次。

2. 呼吸训练　通过改善呼吸气流量和对呼吸气流的控制，为正确发音打下坚实基础。可采用：①上肢上举、摇摆。②双上肢伸展吸气，放松呼气。③作吸气 – 屏气 – 呼气训练；使用吸管在水杯中吹泡、吹气球、蜡烛、纸张等，尽量延长呼气时间。

3. 发音器官训练　目的在于改善发音器官的肌肉力量、对称性与协调性。可采用双唇紧闭，撅起，嘴角尽量向后展，或伸舌、缩舌、向上向后卷舌、向两侧及上下运动，或用力叹气，重复发元音、爆破音使软腭抬高等方法。

4. 发音训练　目的在于改善声带和软腭等的运动。操作时必须待患者发音器官功能基本恢复后，才宜开始进行发音训练。包括发音启动训练、持续发音训练、音量控制训练和鼻音控制训练。要先元音后辅音、先张口音后唇音、先单音节后多音节，最后过渡到单词和句的训练。

5. 言语清晰度的康复训练 目的在于改善语调和声音的表达能力。操作时让患者以不同的方式说一短句。例如，分别以愤怒的、急躁的、惊讶的、高兴的方式说"你在做什么?"，注意发单音及控制言语速度。

6. 言语节奏的训练 目的在于改善言语的表达效果。常包括：①重音练习：患者先在阅读材料上标明重音，再朗读；②语调练习：反复练习高升调、曲折调、平直调语句；③停顿练习：把一句话分成若干小段，根据意境朗读，使语义鲜明。或通过重读句子中的一个字或词，使阅读停顿，语义改变，如"我今天不想吃饭"、"我今天不想吃饭"、"我今天不想吃饭"。

第四节 康复工程

康复工程是工程学在康复医学领域中的应用，运用工程学的原理和手段，通过对所丧失的功能进行代偿和补偿，来弥补功能缺陷、矫治畸形和预防功能进一步退化，使患者能最大限度地实现生活自理和回归社会。随着康复工程的不断发展，其在康复医学中的应用范畴也不断扩大，本节主要介绍假肢、矫形器、步行辅助器、轮椅和自助具。

扫码"学一学"

一、假肢

假肢是用于截肢或肢体不全者，为弥补肢体缺损和代偿已失肢体部分功能而制造、装配的人工肢体。

（一）分类

按结构分为壳式假肢、骨骼式假肢和植入式骨整合假肢；按用途分为装饰性假肢、功能性假肢、作业性假肢和运动性假肢；按安装时间可分为临时性假肢和正式性假肢；按截肢部位分为上肢假肢和下肢假肢。按驱动假肢的动力来源分则有自身动力源性假肢和外部动力源性假肢。

（二）安装假肢对残端的要求

残肢应有适当的长度，保证有足够的杠杆力控制假肢；残肢有良好的皮肤条件，耐压、耐磨，切口瘢痕呈线状，无粘连，皮肤感觉正常；残端应有适度的软组织覆盖，避免圆锥形残端；残端关节无畸形，保存良好的功能和肌力；残端局部无压痛、神经瘤、骨刺；残肢已定型，一般来讲残肢自然定型需半年以上，可使用一些康复方法将时间缩短为 2~3 个月。

（三）上肢假肢

1. 基本要求 主要用于生活和劳动操作，因此第一要求是功能好，能基本实现上肢的功能。要求外观逼真、操纵方便、轻便耐用、穿脱方便。

2. 康复评定 评定残肢皮肤情况、有无畸形、有无神经瘤、有无瘢痕、有无溃疡、肌群肌力是否良好、残肢长度等。根据评定结果，尤其是残肢长度选择装配适宜的假肢，如腕关节离断可装配索控式或钩状手。

3. 康复训练

（1）穿戴假肢（手）前的训练 ①利手更换训练；②日常生活活动训练；③手精细动作训练；④完成利手功能。

（2）穿用假肢（手）的训练　①教会患者上肢假肢的名称和用途；②教会患者穿脱假肢；③假肢基本功能的操作训练：如为前臂假肢，应进行前臂控制和机械手使用训练，如是上臂假肢，要进行手的控制、肘关节屈伸、开启肘锁和肩关节回旋的训练；④指导患者进行日常生活和工作能力训练，如握取日常生活用品、穿衣、拿杯喝水等。

（四）下肢假肢

1. 基本要求　除了外观逼真、操纵方便、轻便耐用、穿脱方便外，还应与对侧肢体长度相等，具有良好的承重功能和生物力线，残肢与假肢接触紧密，行走时残肢在假肢内移动小，以保证患者安装假肢后步行平稳，步态接近正常。

2. 康复评定　主要包括皮肤情况、残肢有无畸形、有无神经瘤、有无窦道、残端形状、残肢长度测量、关节活动度测量、肌力评定等。

3. 康复训练

（1）临时假肢安装及康复训练　为帮助患者早日康复，主张早期安装临时假肢。可在截肢手术后，手术台上直接为患者安装，可减少水肿、加快伤口愈合，减少残肢痛、幻肢痛及促进患者的心理康复等。主要训练内容包括：①穿脱临时假肢训练；②平衡训练；③迈步训练；④侧方移位训练；⑤上下阶梯及坡道训练。

（2）永久性假肢的安装及训练　经过临时假肢安装、训练，残肢已良好定型，身体平衡、协调、步行功能均较满意后可安装永久性假肢，这种假肢安装后，一般不需要过多的修改和调整。要应经常清洗残肢和接受腔，保持残肢和接受腔的干燥；当金属关节不灵活或有响声时，要及时清洗加油或更换新轴；截肢者不要随意换穿与制作假肢时设计的鞋跟高度不同的鞋，如鞋跟高度更换后，应对假肢重新进行对线调整；当残肢萎缩，接受腔变大时，可先增加残肢袜或增加内衬垫。必要时应更换接受腔。

主要训练内容包括：①假肢穿戴训练：先在残肢上涂些滑石粉，然后在残肢上套上袜套，再将残肢穿进接受腔内，最后调整残肢在接受腔内的位置；②起坐和站立训练：假肢在前、健肢在后，双手压大腿下部，健肢支持体重，训练站起。假肢靠近椅子，身体外旋45°，以健侧支撑，假肢侧手扶着椅子坐下；③平行杠内训练：假肢内外旋动作，重心转移运动，交替膝关节运动，向前步行、立稳，侧方步行等；④实用训练：地面坐下和站起，站立－跪下－站立训练，上、下坡训练，上、下台阶训练，跨越障碍物训练，地上拾物训练等。

二、矫形器

矫形器（orthosis）是在人体生物力学的基础上，装配于人体四肢、躯干、踝足等部位，以保护、稳定肢体，预防、矫正肢体畸形，治疗骨关节、神经与肌肉疾病及功能代偿的器械的总称。矫形器的应用是康复医学的一项重要治疗方法。

（一）基本功能

1. 固定和保护作用　固定和保护病变肢体及关节，促进组织愈合，缓解或预防软组织损伤。如骨折后的各种固定用矫形器。

2. 稳定和支持作用　通过限制关节异常运动来保持关节的稳定性，恢复其承重功能，发挥其运动功能。如小儿麻痹后遗症、下肢肌肉广泛麻痹患者，可使用膝踝足矫形器来稳定膝、踝关节，以利恢复步行能力。

3. 代偿与助动作用 通过矫形器的外力源装置提供动力或储能，代偿已瘫痪的肌肉功能或对肌力较弱者给予助力，使关节处于功能位，维持正常功能运动。

4. 预防、矫正畸形 预防潜在畸形的发生和发展。如用于预防或矫正儿童因肌力不平衡、骨发育异常等造成的脊柱畸形的脊柱侧弯矫形器等。

5. 减负作用 通过矫形器的压力传导和支撑，能减轻或免除肢体或躯干长轴的承重。如坐骨承重矫形器，可减轻躯体对髋关节的负荷。

6. 改进作用 可改进患者各种日常生活和工作。如腕手矫形器可帮助手部畸形患者改进握持功能。

（二）分类和命名

按装配部位分，有上肢矫形器、下肢矫形器、脊柱矫形器；按矫形器的作用目的分，有即装矫形器、站立用矫形器、保护用矫形器、固定用矫形器及减负荷用矫形器等；按治疗阶段分，有临时矫形器、治疗用矫形器、功能性矫形器；按主要制作材料分，有塑料矫形器、皮制矫形器、金属矫形器、布制矫形器等；按所治疗的疾病分，有脊髓灰质炎后遗症用矫形器、马蹄内翻足矫形器、脊柱侧弯矫形器、骨折治疗矫形器等；按穿戴后肢体能否活动分，有静止性矫形器和可动性矫形器。根据矫形器的装配部位和作用，有国际通用的命名方案，详见表4-1。

表4-1 矫形器统一命名方案

	中文名称	英文名称	英文缩写
上肢矫形器	手矫形器	Hand Orthosis	HO
	腕矫形器	Wrist Orthosis	WO
	腕手矫形器	Wrist Hand Orthosis	WHO
	肘矫形器	Elbow Orthosis	EO
	肘腕矫形器	Elbow Wrist Orthosis	EWO
	肩矫形器	Shoulder Orthosis	SO
	肩肘矫形器	Shoulder Elbow Orthosis	SEO
	肩肘腕矫形器	Shoulder Elbow Wrist Orthosis	SEWO
	肩肘腕手矫形器	Shoulder Elbow Wrist Hand Orthosis	SEWHO
下肢矫形器	足矫形器	Foot Orthosis	FO
	踝足矫形器	Ankle Foot Orthosis	AFO
	膝矫形器	Knee Orthosis	KO
	膝踝足矫形器	Knee Ankle Foot Orthosis	KAFO
	髋矫形器	Hip Orthosis	HO
	髋膝踝足矫形器	Hip Knee Ankle Foot Orthosis	HKAFO
脊柱矫形器	颈矫形器	Cervical Orthosis	CO
	颈胸矫形器	Cervical Thoracic Orthosis	CTO
	胸腰骶矫形器	Thoracic Lumbar Sacrum Orthosis	TLSO
	腰骶矫形器	Lumbar Sacrum Orthosis	LSO
	骶髂矫形器	SacrumIliac Orthosis	SIO

（三）使用

1. 矫形器处方 根据对患者检查、诊断结果及各种矫形器的结构原理、适应证开出矫形器处方。处方内容包括患者的基本信息、矫形器的使用目的、要求、品种、材料、固定范围、尺寸、体位、作用力的分布、使用时间等。

2. 安装矫形器的步骤 ①矫形器试穿前先对患者进行康复训练，以增强肌力、改善关节活动能力、增强肌肉协调功能、消除水肿等，为使用矫形器创造良好条件；②试穿，了解矫形器是否达到处方要求、对线是否正确、动力装置是否可靠、是否舒适等，并进行相应的调整；③教会患者如何穿脱矫形器，并进行适当训练；④穿脱后，再由专业人员对矫形器进行终检，认定其合格后，方可交付患者正式使用；⑤随访，对长期使用矫形器者，每3个月或半年随访1次，了解矫形器使用效果及病情变化，必要时进行调整，以保证疗效。

三、步行辅助器

步行辅助器又称步行器，是神经、骨关节系统疾病患者在室内外的辅助代步工具。步行器的主要作用是在步行中辅助保持身体平衡、减少肢体承重，缓解疼痛，改善步态和步行能力。步行器的种类包括手杖、拐杖、助行器，其中拐杖又分为肘杖、前臂支撑拐、腋拐3种。

（一）手杖

手杖为单手扶持以帮助行走的工具，根据结构和功能分为单足手杖、多足手杖、直把手杖、带坐式手杖、可调式手杖等。单足手杖适用于握力好、上肢支撑力强的患者；多足手杖分为三足手杖和四足手杖，适用于平衡能力欠佳、肌力差，使用单足手杖不安全的患者。

1. 测量办法 让患者穿上鞋或下肢矫形器站立，肘关节屈曲20°~30°，腕关节背伸，小趾前外侧15cm处至腕背伸手掌面的距离即为手杖的长度。

2. 使用训练

（1）三点步行 伸出手杖，再迈出患足，最后迈出健足。手杖三点步行分三型：后型、并列型和前型。

（2）两点步行 患者同时伸出手杖和患足并支撑体重，再迈出健足，手杖与患足作为一点，健侧足作为一点，交替支撑体重的步行方式。

（3）上、下楼梯 ①上楼梯训练：开始时健手扶楼梯扶手，手杖放患侧下肢侧，然后健手先向前向上移动，健侧下肢迈上一级楼梯，将手杖上移，最后迈上患侧下肢。②下楼梯训练：健手先向前向下移，手杖下移，然后患侧下肢下移，健侧下肢下移。遵循健侧先上，患侧先下的原则。

（二）肘杖

可支持和加强腕部、手的力量，为下肢提供较大支持，保持平衡。适用于双下肢无力、不协调或双上肢无足够力量使用手杖者，如脊髓损伤、脊髓灰质炎、骨折、进行性肌营养不良等。

1. 测量办法 肘关节下2.5cm处量至第5脚趾外15cm处，两边的手握柄的高度要能使手肘弯曲20°~30°。

2. 使用训练

（1）恢复早期使用肘杖步态模式 将一侧肘杖向前移，迈对侧下肢，移对侧肘杖，移另一侧下肢。

（2）恢复后期使用肘杖步态模式　一侧肘杖及对侧下肢向前移动，另一侧肘杖及其对侧下肢向前移动。

（3）部分负重步态　将肘杖和部分负重的下肢同时向前移动，然后健侧下肢迈越肘杖的足。

（三）前臂支撑拐

前臂支撑拐又称洛氏拐，适用于单侧或双侧下肢无力，而腕、手又不能负重者，如类风湿关节炎等。

1. 测量办法　患者站直，肩与上肢放松，目视前方，体重均匀分布于双足，测量地面到尺骨鹰嘴的距离。

2. 使用训练　患者将手从托槽上方穿过，握住把手，前臂水平支撑在托槽上，此时的承重点为前臂；将一侧拐前移，迈对侧下肢；然后移对侧拐，移另一侧下肢。

（四）腋杖

能协助站立及步行，可减少下肢80％的负重，适用于任何原因导致的不稳定，且手杖、四脚手杖或前臂拐无法提供足够稳定者。

1. 测量办法　腋杖总长为直立时从腋下5cm或3横指测量至第5脚趾外15cm处，站立时大转子的高度和位置即为把手的高度和位置。测量时患者应着常穿的鞋站立。仰卧时，从腋下测量至脚跟长度再加5cm。也可用身长减去41cm估算腋杖的长度。

2. 使用训练

（1）摆至步　同时伸出两支腋杖，支撑并向前摆身体使双足同时拖地向前，到达腋杖落地点附近。

（2）摆过步　双侧腋杖同时向前方伸出，患者支撑把手，前移身体重心，利用上肢支撑力将下肢向前摆动；双足在腋杖着地点前方位置着地；双侧腋杖向前伸出取得平衡。

（3）四点步行　先伸出左侧腋杖，迈右足；再伸出右侧腋杖；最后迈出左足。

（4）三点步行　先将两侧腋杖同时伸出，双侧腋杖先着地；后迈出患足或不能负重的足；最后再将对侧足伸出。

（5）两点步行　一侧腋杖和对侧足同时伸出作为第一着地点；另一侧腋杖和另一侧足再向前伸出作为第二着地点。

（6）部分负重步态　将腋杖和部分负重下肢同时向前移动，然后健侧下肢迈越腋杖的足。

（7）免负荷步态　将腋杖向前，而后负重下肢向前。

（五）助行架

助行架是一种三边形（前面或后面和左右两侧）的金属框架，自身较轻，可将患者保护在内其支撑面大，稳定性好，常见的类型有：标准助行架、轮式助行架、助行椅和助行台。

1. 测量办法　标准助行架、轮式助行架、助行椅同手杖的测量方法，助行台同前臂支撑拐的测量方法。

2. 使用训练

（1）标准型助行架　提起助行架放在前方；上肢伸出一臂长，向前迈一步，落在助行架两后足连线水平附近，若一侧下肢较弱则先迈弱侧下肢；迈另一侧下肢。

（2）轮式助行架、助行椅、助行台　利用助行器带动身体前行，轮式助行架和助行椅使用前先教会患者使用各种闸，在下坡时能控制好速度。使用助行台，前臂放在支撑架上。

四、轮椅

轮椅是康复常用的辅助移动工具之一，康复医师、治疗师需根据患者情况开出轮椅订购处方，以选择适当类型的轮椅及必要的附件，然后对患者开展轮椅使用训练，包括驱动训练、减压训练、转移训练、上下楼梯训练等。

（一）分类

轮椅依据不同的标准，有不同的分类方法。通常轮椅分为普通轮椅、电动轮椅和特形轮椅三大类。特形轮椅中常用的有站立轮椅、可躺式轮椅、单侧驱动轮椅、竞技用轮椅等。按照其他标准还可以分类如下，按靠背高度可分为高靠背、低靠背；按轮椅座面质地可分为硬座、软座；按是否带有便盆可分为带坐便的和普通的；按制作材质分钢管喷漆、钢管电镀、铝合金、铝镁合金等；按车体是否可折叠分为可折叠和不可折叠。绝大多数患者常用的是普通轮椅。

（二）使用轮椅的适应证

步行功能减退或丧失的患者；禁止步行的患者；严重心脏病或其他疾患，不能独立步行或独立步行有危险的患者；高龄老人。

（三）轮椅处方

轮椅处方是指康复医师和治疗师等根据患者的年龄、健康状况、疾病及损伤程度、转移能力、生活方式等开具的订购处方。处方内容应包括车型，大、小车轮，手动圈及轮椅有关部件的规格标准、材质、颜色和附属品等。其各部件参数测量要求如下。

（1）座宽　测量坐下时两臀间或两股间最宽处距离，再加5cm。

（2）座长　测量坐下时后臀部至小腿腓肠肌的水平距离，再减去6.5cm。

（3）座高　测量坐下时腘窝至足跟（或鞋跟）的高度，再加4cm，脚踏距地面大于5cm。

（4）靠背高度　低靠背为坐面至腋窝的距离再减去10cm，高靠背为坐面至肩部或后枕部的距离。靠背越高越稳定，靠背越低，上身和上肢的活动越大。

（5）扶手高度　坐下时，上臂垂直，前臂平放于把手上，测量椅面与前臂下缘的高度，再加2.5cm。

（6）坐垫　为了舒服和防止压疮，可用泡沫橡胶（厚为5~10cm）或凝胶垫子，为防止座位下陷可在坐垫下放一张0.6cm厚度的胶合板。

（7）轮椅及其他附件　满足患者特殊需要而设计，如增加手柄摩擦面、扶手安装臂托等。

（四）普通轮椅的使用训练

1. 打开与收起　打开轮椅时，双手掌放在座位两边的横杆上（扶手下方），同时向下用力方可打开；收起时，先将踏板翻起，然后双手握住坐垫中间两端，同时向上提拉便可收起。

2. 脊髓损伤患者轮椅驱动训练

（1）在平地上驱动轮椅　①向前驱动：臀部坐稳，头微后仰，双臂后伸，稍屈肘，双手握紧轮环后半部分，上身前倾，同时双上肢向前推动轮环并伸肘，肘伸直后，放开轮环，如此重复；②在平地上倒退：双上肢在轮把之间绕过椅背面，伸肘，将双手放在手动圈上；身体后倾，压低双肩，使双上肢能用足够力气将车轮向后推动。四肢瘫患者应戴上橡胶无指手套，并将轮椅手动轮上缠上橡胶带或安上小把手等，以便于驱动轮椅。

（2）在斜坡上驱动轮椅 ①上坡：保持上身前倾，双手分别置于手动圈顶部之后，腕背伸、肩屈曲并内收向前驱动轮椅。通过转换车轮方向使其与斜坡相交还能使轮椅在斜坡上立足；②下坡：伸展头和肩部，并应用手制动，可将双手放在车轮前方或在维持腕关节背伸时，将一掌骨顶在手动圈下方进行制动。

（3）转换方向训练 一手固定同侧手动轮，另一手驱动对侧手动轮；或一侧向前，另一侧向后，使左、右轮向相反方向驱动，便可完成。

3. 偏瘫患者的轮椅驱动训练

（1）单手、单脚操作 健侧脚着地，与健手配合进行前进、后退、控制方向等操作。前进时脚掌握方向，健手驱动，后退时脚着地向前伸腿用力后蹬，转弯时手、脚并用，相互配合。

（2）单手操作 单手操作型轮椅有两个手轮圈在同一侧，分别与两个大轮连接，可通过练习单手操作驱动两个手轮圈，分别活动左右车轮，实现前进、后退、转弯、刹车等操作。

4. 护理要点 应先查看路面再推动轮椅，平地驱动时应注意速度、方向的及时调整；进行轮椅转移时要先刹住轮椅，协助患者转移；上坡时，手臂应伸直用力，并注意保护患者；下坡时，轮椅应倒退行驶；注意保暖，随时观察患者情况。

五、自助具

自助具是一类利用患者残存功能，帮助患者省时、省力的完成一些原来无法完成的日常生活活动，增加生活独立性的辅助装置。它可以是在原有基础上进行改造的工具，也可以是专为残疾人设计的专用工具。护理人员要向有运动障碍的患者提供订制或购买自助具的咨询服务，并指导患者使用这些器具，以使患者在自助具的帮助下完成日常生活、娱乐和工作（进食、更衣、如厕、写字、打电话）等活动。

（一）使用目的

促进患者早期活动；代偿患者因伤病丧失的功能；保持身体的正确对线，防止并发症；提高日常生活活动能力；增强自信。

（二）选用和制作原则

安全可靠，设计合理；实用性高，能改善患者自理生活活动能力；简便、易学、易用；美观、坚固、耐用、轻便、易清洗；使用前，确认患者已具备或经过训练能够具备使用这种自助具的能力；当患者可独立完成日常生活活动时，应减少对自助具的依赖。

（三）自助具的种类

1. 进食自助具 如加粗手柄的勺子、带 C 形夹的勺子、多功能固定带、防洒碗、防滑垫等。根据不同功能障碍选择不同辅助用具，如拇指不能对掌或握力丧失者，可选择免握套具或持杯器。例如，对进食动作存在问题的四肢瘫患者，不同损伤水平的进食自助具不同，进食动作训练即是进食自助具的使用训练。①C_8水平：不用自助具，可用匙或叉子进食；②C_7水平：使用装在支具上的匙、叉子或粗把的勺进食；③C_6水平：在勺柄上装上硬铝的握把，钩在手部，亦可将匙插入万能持物器上进食；④C_5水平：在腕关节背伸支具上安匙，此时在支具手掌部安上插袋，叉子和匙可替换使用；⑤C_4水平：使用前臂平衡支具及可动性臂托支具进食。

2. 更衣自助具 如适用于手粗大功能尚可但关节活动受限患者使用的穿衣棒；适用于手指功能欠佳患者使用的系扣钩；适用于不能弯腰、肢体协调障碍、手精细功能不佳患者使用的穿袜器等。

3. 个人卫生自助具 根据患者不同需要进行改造，如上肢关节活动受限患者可将梳子绑上木条；双手抓握功能较差的患者，可将毛巾两端加上环；手功能不佳的患者，使用的剪指甲辅助器具；手抓握功能不好患者洗澡时使用的洗澡手套等。

4. 如厕自助具 平衡功能不佳或下肢无力患者可加装扶手等；上肢关节活动范围受限或下肢无力不能将臀部抬离坐便器患者可使用卫生纸夹持器；此外还有可调节便器、轮椅式便池、加高坐厕板等。

5. 交流用自助具 有书写用自助具，如加粗笔、免握笔等；带 C 形夹的电话；阅读辅助具，如翻书器、折光眼镜等；交流辅助设备等。

6. 其他自助具 特制砧板，如砧板上安装各种类型刀片，患者即可用单手完成土豆剥皮、切片、切丝等；清洁自助具，如将在刷子下面用吸盘固定，患者即可单手持杯、碗清洗；手抓握功能低下或不能弯腰患者使用的拾物器等。

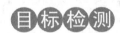

目标检测

选择题

A1/A2 型题

1. 下列哪项是运动疗法与其他理疗的主要区别

　　A. 利用自然的锻炼因素

　　B. 运动疗法主要是主动疗法，理疗则为被动疗法

　　C. 运动疗法的效果不如理疗

　　D. 理疗的效果不如运动疗法

　　E. 运动疗法有不良反应

2. 主动关节活动度训练的适宜对象是

　　A. 肌力 2 级，伴有痉挛　　　　B. 肌力 3 级或以上　　　　C. 肌力 1 级

　　D. 肌张力低下　　　　　　　　E. 肌力 1 级，但意识清楚

3. 关于协调性训练，下列正确的是

　　A. 症状轻的患者，可以从步行中开始进行训练

　　B. 从简单的单侧逐步过渡到比较复杂的双侧

　　C. 先从小范围缓慢的动作过渡到大范围快速动作

　　D. 两侧轻重不等的，先训练重的一侧

　　E. 两侧残疾程度相同的，原则上先从左侧开始

4. 频率为 4000Hz 的交流电用于治疗，属于何种电

　　A. 低频电　　　　　　　　B. 中频电　　　　　　　　C. 高频电

　　D. 超高频电　　　　　　　E. 干扰电

5. 摄食时，正常人的每次入口量宜为

　　A. 10ml　　　　　　　　　B. 15ml　　　　　　　　　C. 20ml

　　D. 25ml　　　　　　　　　E. 30ml

6. 上下肢协调的作业训练是

　　A. 保龄球　　　　　　　　B. 拉锯　　　　　　　　　C. 砂磨

　　D. 刨木　　　　　　　　　E. 推重物

7. 患者，女性，52 岁，颅脑外伤后出现：言语，书写能力存在，但词汇遗忘较多，物体名称遗忘尤其显著。根据失语症分类，其属于

　　A. 运动性失语　　　　　　B. 感觉性失语　　　　　　C. 命名性失语

　　D. 失写症　　　　　　　　E. 失读症

8. 某患者，因车祸致 T_{10} 不完全性脊髓损伤，双下肢肌力 3～4 级，经一段时间康复治疗后，现准备进行步行训练，在步行训练前的准备训练中，哪项不属于其训练的内容

　　A. ADL 训练　　　　　　　B. 双上肢的肌力训练　　　C. 保持 ROM 训练

　　D. 助行器的使用训练　　　E. 站立平衡训练

9. 呼吸训练的主要目的不包括

　　A. 提高肩胛骨的外展性　　B. 保持呼吸道通畅　　　　C. 促进排痰和痰液的引流

　　D. 改变肺的换气功能　　　E. 加强气体交换的效率

10. 以下是根据神经生理和神经发育的原理，用以提高控制随意肌活动的方法是

　　A. TENS 疗法　　　　　　 B. PNF 疗法　　　　　　　C. FES 疗法

　　D. NMES 疗法　　　　　　E. 以上都不对

（孟晓旭）

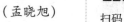

扫码"练一练"

扫码"学一学"

第五章

常见伤病的康复护理

学习目标

知识要点

1. 掌握各常见伤病的主要功能障碍、康复评定项目、康复护理目标、康复教育内容。
2. 熟悉各常见伤病的常用康复护理措施。
3. 了解各常见伤病的病理生理特点和流行病学特征。

技能要点

1. 能对各常见伤病进行康复评定。
2. 能根据患者情况正确实施康复护理措施。

第一节　脑卒中

☞**案 例**

患者，男，60岁，既往有2型糖尿病病史5年，因"突发左侧肢体无力2天"入院。体查：生命体征平稳，神清合作，构音障碍，左侧鼻唇沟稍浅，伸舌偏右，咽反射减弱，心肺检查无异常，左上肢肌张力稍低，左侧肩关节和肘关节屈伸肌群肌力2级，左下肢髋关节和膝关节屈伸肌群肌力3级，左侧肢体生理反射存在，左侧巴宾斯基征（＋）。MRI检查示：右侧内囊区脑梗死。

1. 患者应进行哪些方面的康复评定？
2. 患者何时可以开始进行康复治疗？
3. 从康复的角度应该采取哪些护理措施？

一、概述

脑卒中（cerebral apoplexy，stroke），又称脑血管意外（cerebral vascular accident，CVA），是指由于各种原因引起的以急性脑血液循环障碍导致的持续性（超过24小时）、局限性或弥漫性脑功能缺损为特征的临床综合征。根据脑卒中的病理机制和过程分为两类：

出血性脑卒中（脑出血、蛛网膜下腔出血）和缺血性脑卒中（脑梗死、脑栓塞）两大类。

本病常见原因有：高血压、心脏病、动脉粥样硬化、糖尿病、血液流变学异常、高血脂、不良饮食习惯、年龄、性别和地理分布等。

脑卒中是我国的常见病、多发病，其发病率、死亡率和致残率均很高。目前，中国城乡每年有 150 万～200 万新发脑卒中患者，年死亡率为 120/10 万左右。现存活的脑卒中患者中有 70%～80% 留有不同程度的残疾，每年给国家造成巨大的经济损失，而且脑卒中大部分会引起运动、言语、感觉、吞咽、认知及其他障碍，这些也严重影响了患者的身心健康从而使其生活质量明显下降。大量临床实践证明，积极、早期、科学、合理的康复训练能改善患者的障碍程度从而改善其生活质量。

二、主要功能障碍及评定

（一）主要功能障碍

脑卒中患者可以出现各种各样的功能障碍，与病变的部位、性质、大小等因素密切相关。常见的功能障碍有以下几方面。

1. 运动障碍 运动障碍是患者脑卒中后最常见的功能障碍，多表现为一侧肢体的瘫痪，即偏瘫。

（1）偏瘫 脑卒中患者肌力下降多表现为偏瘫。根据肌张力的高低瘫痪可分为松弛性瘫痪和痉挛性瘫痪。松弛性瘫痪肌张力降低合并肌力下降，痉挛性瘫痪肌力降低合并肌张力增高（痉挛、强直）。

（2）面神经功能障碍 患者主要表现为额纹消失，口角歪斜及鼻唇沟变浅等表情肌运动障碍。核上性面瘫表现为睑裂以下表情肌运动障碍，可影响发音和饮食。

（3）联合反应 联合反应指偏瘫患者健侧上下肢作抗阻力（重力）运动时，患侧上下肢也产生关节活动或肌肉收缩。其中多数患者表现为上肢屈曲时下肢屈曲，或下肢伸展时上肢伸展；少数表现为上肢屈曲时下肢伸展，或下肢伸展时上肢屈曲。

（4）共同运动 共同运动指偏瘫患者肢体在做随意运动时，不能做单关节的分离运动，只能做多关节的共同运动。可分为屈曲型和伸展型。

（5）异常肌张力 异常肌张力包括肌张力过低、肌张力过高、痉挛。偏瘫患者肌张力增高时上肢通常表现在屈肌群、旋前圆肌肌张力增高，可见肩关节内收或内旋、前臂旋前、肘关节屈曲、腕关节屈曲、手指屈曲内收等症状；下肢表现在伸肌群、足内旋肌和大腿内收肌群张力增高，可见髋关节伸展或内收内旋、膝关节伸展、足跖屈曲内翻、足趾屈曲内收等症状。

2. 共济障碍 共济障碍是指四肢协调动作和行走时的身体平衡发生障碍，又称共济失调。脑卒中患者常见的共济障碍有大脑性共济障碍、小脑性共济障碍和共济失调性偏瘫。

3. 感觉障碍 感觉障碍主要表现为痛觉、温觉、触觉等浅感觉，也可表现为运动觉、位置觉、振动觉等深感觉，实体觉、图形觉等复合感觉减退或丧失，还可有偏盲表现。

4. 言语障碍

（1）失语症 由于脑部损伤使原已获得的语言能力受损或丧失的一种语言障碍综合征。根据临床表现特点与病变部位不同，可分为运动性失语、感觉性失语、传导性失语、命名性失语、经皮质运动性失语、经皮质感觉性失语、完全性失语等。

（2）构音障碍　由于神经肌肉的器质性病变造成发音器官的肌肉无力、瘫痪或肌张力异常和运动不协调等而出现的发声、发音、共鸣、韵律、吐字不清等异常。

（3）失写症　由于大脑损伤引起的书写能力受损或丧失，即语言性书写不能。常见临床表现有：①完全不能书写；②字词层级失写，包括构字障碍和字词错写；③语句和篇章失写；④象形书写，以图画代替写不出的字；⑤镜像书写；⑥失用性失写；⑦惰性失写；⑧视空间性书写障碍。

（4）失读症　由于大脑损伤引起的对文字理解能力的受损或丧失，因不认识字，不知道文字符号的意义，导致不能阅读。

5. 吞咽障碍　表现为液体或固体食物进入口腔，吞下过程发生障碍，表现为食物从口中流出、流涎、口内食物滞留、咽部食物滞留、呛咳等，易发生吸入性肺炎或因进食不足出现营养不良、水电解质紊乱。

6. 认知障碍　认知障碍是指人的认识功能和知觉功能比正常情况低下。主要包括如下情况。

（1）意识障碍　指大脑皮质的意识功能处于抑制状态，认识活动的完整性降低。

（2）智力障碍　智力是个体有目的地行动、理性地思考、有效地应付环境的总体能力。即正确地进行理解、判断和推断的能力。脑卒中可引起记忆力、计算力、定向力等思维能力的减退，智力降低。

（3）记忆力障碍

1）短期记忆力障碍　表现为对新发生的事刚才还记得，但很快就忘记了，仅能保持短暂的记忆，而对以往的旧事却记忆犹新。

2）长期记忆障碍　表现为回忆过程障碍，先对近期的事记忆受累，逐渐久远的事也受影响，可呈进行性加重。

（4）失认症　指对视觉、听觉、触觉等感觉途径获得的信息缺乏正确的分析和判断，从而造成对感觉对象的认识和鉴别障碍。病变部位多发生在顶叶、枕叶、颞叶的交界区。常见有：一侧空间失认；视觉失认；听觉失认；触觉失认；体像障碍。

（5）失用症　即运用障碍，脑卒中患者常见的失用症有：结构性失用；意念性失用；运动性失用。

7. 心理障碍　心理障碍指人的内心、思想、精神和感情等心理活动发生障碍。脑卒中患者常产生变态心理反应，一般要经历震惊、否定、抑郁反应、对抗独立、适应等几个心理反应阶段。常见的心理障碍有如下几种。

（1）抑郁心理　常表现为情绪低落、自感体力差、脑力迟钝、记忆力减退、失眠、自责、内疚、食欲差等。

（2）焦虑心理　常表现为烦恼、固执、多疑、嫉妒等。

（3）情感障碍　主要表现为患者不能以正常方式表达自己情感。当患者情绪激动或紧张时，可有哭泣或呆笑，伴有肌张力明显增高、动作不协调等。

8. 其他障碍

（1）大小便障碍和自主神经功能障碍。

（2）日常生活活动能力障碍　日常生活活动是指一个人为独立生活必须每天反复进行的、最基本的身体动作或活动，即衣、食、住、行、个人卫生等基本动作和技巧。脑卒中患者由于运动功能、感觉功能、认知功能等多种功能障碍并存，常导致日常生活能力障碍。

（3）废用综合征　长期卧床，活动量明显不足，可引起压疮、肺感染、肌萎缩、骨质疏松、直立性低血压、肩手综合征、心肺功能下降、异位骨化等表现。

（4）误用综合征　病后治疗方法不当可引起关节肌肉损伤、骨折、肩髋疼痛、痉挛加重、异常痉挛模式和异常步态、尖足内翻等表现。

（二）康复护理评定

对脑卒中患者进行康复治疗之前、治疗期间、治疗结束时都要进行必要的康复评定，即对患者各种障碍的性质、部位、范围、程度作出准确的评定。

1. 运动功能的评定　运动功能评定主要是对运动模式、肌张力、肌肉协调能力进行评定。在脑卒中的康复评定中，运动功能评定是重点。常用的有：Brunnstrom 6 阶段评定法、Fugl－Meyer 法、上田敏法、MAS 法等，其中 Brunnstrom 法是最常用的偏瘫功能评定法，本法简单易行，应用广泛。

Brunnstrom 法（表 5－1）将脑卒中偏瘫恢复的过程总结为 6 个阶段或等级，从该过程可看出偏瘫的发展过程就是异常运动模式恢复到正常运动模式的过程。但恢复过程可因病情不同，一些患者可能停留在某个阶段而不再发展。但一般会遵循这样的恢复规律：先下肢后上肢、先近端后远端、先屈曲模式后伸展模式，反射先于随意运动，粗大运动先于分离的、有选择的运动。

表 5－1　**Brunnstrom 偏瘫运动功能评定**

分期	总体表现	上肢	手	下肢
Ⅰ期	弛缓性瘫痪	无任何运动	无任何运动	无任何运动
Ⅱ期	联合反应明显，出现痉挛	仅出现协同运动模式	仅有极细微的屈曲	仅有极少的随意运动
Ⅲ期	共同运动为主，痉挛明显	可随意发起协同运动	可有钩状抓握，但不能伸指	在坐和站立位上，有髋、膝、踝的协同性屈曲
Ⅳ期	部分分离运动，痉挛减轻	出现脱离协同运动的活动：肩 0°，肘屈 90°的条件下，前臂可旋前、旋后；肘伸直的情况下，肩可前屈 90°；手臂可触及腰骶部	能侧捏及松开拇指，手指有半随意的小范围伸展	在座位上，可屈膝 90°以上，足可向后滑动。在足跟不离地的情况下踝能背屈
Ⅴ期	分离运动明显，痉挛明显减轻	出现相对独立于协同运动的活动；肩伸直时肩可外展 90°；肘伸直，肩前屈 30°~90°时，前臂可旋前旋后；肘伸直，前臂中立位，上肢可举过头	可作球状和圆柱状抓握，手指同时伸展，但不能单独伸展	健腿站，病腿可先屈膝，后伸髋；伸膝下，踝可背屈
Ⅵ期	正常随意运动	运动协调近于正常，手指指鼻无明显辨距不良，但速度比健侧慢（≤5 秒）	所有抓握均能完成，但速度和准确性比健侧差	在站立位可使髋外展到抬起该侧骨盆所能达到的范围；坐位下伸直膝可内外旋下肢，合并足内外翻

2. 上肢合并症的评定

（1）肩关节半脱位的评定　患者坐位，若有肩关节半脱位，则肩峰下可触及凹陷。肩关节 X 线片可提供更精确的支撑材料，肩关节正侧位片，病侧肩峰与肱骨头之间的间隙 >14mm，或者病侧上述间隙比健侧宽 10mm 者均可诊断为肩关节半脱位。

（2）肩手综合征的评定与分期标准　根据临床表现，肩手综合征可分为 3 期，分期标准见表 5 - 2。

表 5 - 2　肩手综合征分期标准

分期	临床表现
Ⅰ 期	肩痛，活动受限，同侧手腕、指肿痛，出现发红、皮温升高等运动血管性反应。X 线片可见手与肩部骨骼有脱钙表现。手指多呈伸直位，屈曲受限，被动屈曲可引起剧痛。此期可持续 3~6 个月，以后或治愈或进入第Ⅱ期
Ⅱ 期	肩手肿胀和自发痛消失，皮肤和手的小肌肉有日益显著的萎缩，有时可引起 Dupuytren 挛缩样掌腱膜肥厚。手指 ROM 日益受限，此期亦可持续 3~6 个月，若治疗不当将进入第Ⅲ期
Ⅲ 期	手部皮肤肌肉萎缩显著，手指完全挛缩，X 线片见有广泛的骨腐蚀，已无恢复希望

3. 精神情绪障碍的评定　脑卒中患者发病后，因一时不能接受现实或病情严重，常出现否认、拒绝、恐惧、焦虑、抑郁、痴呆等精神情绪障碍。下面重点介绍抑郁和痴呆。

（1）抑郁　抑郁可影响康复的进程及预后。主侧大脑前部的梗死易引起此症。评定时可根据患者情绪低落、动作迟缓、对事物兴致不浓、焦虑、失眠、体重减轻、明显苍老、症状昼重夜轻等作出判断。亦可以根据汉密尔顿抑郁量表进行更客观的评定，总分 <8 分无抑郁症状；>20 分可能有轻度或中度抑郁；>35 分可能为严重的抑郁。

（2）痴呆　痴呆对康复的影响极大。脑卒中患者中单纯运动障碍者一般不出现痴呆，只有合并感觉、知觉、视觉丧失时，才出现明显的智力衰退。评价可以根据康 - 戈试验进行，<7 分为精神损害，<5 分为痴呆。

4. 其他功能的评定　感觉功能评定、认知功能评定、言语功能评定、ADL 及生存质量评定等详见第三章。

三、康复护理措施

脑卒中患者的康复应从急性期开始，一般在患者生命体征稳定、神经系统症状不再发展后 48 小时开始康复治疗。尽早开始主动训练，早离床，在不引起异常运动反应的前提下逐渐增加活动量，以便尽可能地减轻废用综合征。对于蛛网膜下腔出血和脑栓塞患者，由于近期再发的可能性较大，应该密切注意观察，并向家属交代好相关事宜后谨慎康复。

（一）康复护理目标

通过物理疗法、作业疗法等综合措施，最大限度促进患者功能的恢复，改善患者的运动、感觉功能；改善患者言语功能、吞咽功能，建立有效沟通方式；防止废用和误用综合征，减轻后遗症；提高患者的日常生活活动能力及社会参与能力，回归家庭与社会；恢复正常的精神情绪状态。

（二）康复护理具体措施

1. 运动功能障碍的康复护理　早期主要进行床上良姿位摆放、翻身训练、呼吸训练、关节活动度训练、坐位平衡训练、转移训练等；恢复期继续进行关节活动度训练、呼吸训练、体位变换训练等，并进行患侧肢体的运动控制训练，以及各种体位间的变换及转移训练，同时进行站立床治疗及坐、跪、站立位的平衡训练和步行训练等；后期根据患者运动控制能力、肌力、平衡功能等情况，循序渐进进行减重步行、辅助步行、独立步行、步态训练以及上肢功能训练等。

（1）良姿位的摆放　是脑卒中护理的重要内容。其目的是为防止痉挛的出现或对抗痉挛姿势，保护肩关节、防止半脱位，防止骨盆后倾和髋关节外展、外旋。早期注意保持床上的正确体位，有助于预防或减轻痉挛姿势的出现和加重。良姿位有患侧卧位、健侧卧位和仰卧位3种（图5-1），每2小时交替使用。

扫码"看一看"

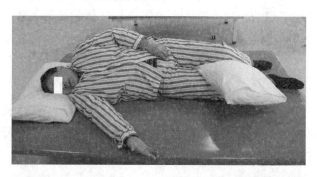

a

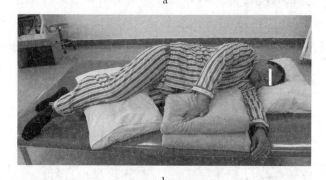

b

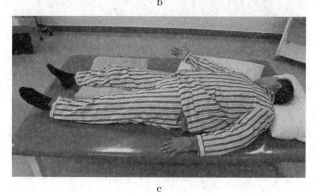

c

图5-1　偏瘫患者良姿位的摆放

a. 患侧卧位；b. 健侧卧位；c. 仰卧位

1）患侧卧位　患侧在下，健侧在上。头部用枕头舒适支撑，躯干稍向后仰，后方可垫软枕。患侧肩前伸，避免肩关节受压。患侧上肢前神，前臂旋后，肘、腕、指关节伸展，掌心向上。患侧下肢在后，髋关节伸展，膝关节微屈。健腿屈髋屈膝置于枕上，不要挤压患侧下肢。患侧卧位因可增加对患侧的感觉刺激输入，预防或减轻痉挛，较提倡此体位。

2）健侧卧位　健侧在下，患侧在上。胸前置一枕头，患侧肩胛前伸，上臂伸展置于枕上，肘关节伸展或微屈，手指伸直，勿屈指、垂腕；患腿下也置一枕头，患侧下肢髋、膝关节自然屈曲向前，踝背屈。健侧肢体自然放置。

3）仰卧位　患侧肩胛下垫一略高于躯体的枕头使肩前伸，肩关节外展外旋，肘、腕、指关节伸展，掌心向上。患侧臀外置一枕头，防止骨盆后倾及患腿外展外旋。而使患侧髋关节稍内旋，膝关节下可垫一枕，膝稍屈曲。足底不放任何物品，以免引发支持反射加重痉挛。因该体位易引起压疮，易引发迷路反射加重痉挛，宜尽量少用，常作为患侧卧位与健侧卧位的过渡卧位。

（2）被动运动　患者病情稳定后即可在床旁进行肢体的被动关节活动度训练，以维持关节活动度，促进肢体血液循环和增强感觉输入。由大关节到小关节做全范围的关节被动运动，动作要轻柔缓慢，忌暴力致软组织损伤。肩关节半脱位者，肩关节外展角度应小于100°。

（3）主动运动　当患者神志清醒，生命体征平稳，就应开始指导患者进行主动运动。一般顺序为床上移动翻身→坐位→坐位平衡→坐到站→站立平衡→步行→上下楼梯。在康复训练过程中，应强调的是重建正常运动模式，其次才是增强肌力训练。

1）翻身训练　患者仰卧位，取 Bobath 握手，肘关节伸展，肩关节屈曲90°，双上肢一起左右摆动，当摆向一侧时，顺势将身体翻向健侧或患侧，健侧下肢可作支撑或插入患腿下方辅助（图5－2）。翻身训练不仅能增强患者的康复信心，又可避免压疮等并发症的发生。

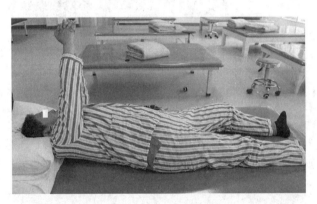

图5－2　翻身训练

2）桥式运动　患者翻身训练的同时，必须加强伸髋屈膝肌的练习，进行必要的桥式运动锻炼。这样除可改善运动功能外，也可减少压疮，便于置便盆提高 ADL 能力。桥式运动有双桥式运动、单桥式运动（图5－3）及动态桥式运动，训练过程中，护理人员可帮助患者稳定膝部。

①双桥式运动：仰卧位，上肢放于体侧，手掌向下压在床面上，双下肢屈髋屈膝，双足踏床，利用腰背肌和手臂的支撑，伸髋使臀部抬离床面，维持一段时间后慢慢地放下。

②单桥式运动：在患者较容易地完成双桥式运动后，让患者悬空健腿，仅患侧下肢支撑将臀部抬离床面。

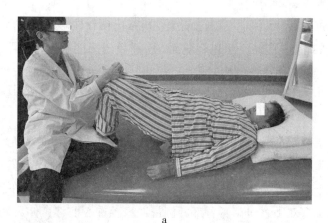

a

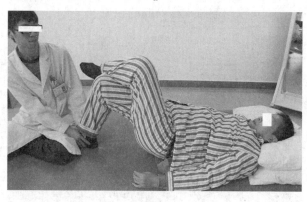

b

图 5 - 3　桥式运动

a. 双桥式运动；b. 单桥式运动

③动态桥式运动：为了获得下肢内收、外展的控制能力，患者仰卧屈膝，双足踏住床面，双膝平行并拢，健腿保持不动，患腿做交替的幅度较小的内收和外展动作，并学会控制动作的幅度和速度。然后患腿保持中立位，健腿做内收、外展练习。

3）坐位训练　患者病情稳定后应尽早进行床上坐位训练，以避免长期卧床制动产生的严重并发症。

①床上坐位：一般先抬高床头30°，坐10分钟，无头晕心慌，以后从45°～90°，时间从30分钟逐渐增加至1小时，以防直立性低血压。

②床边坐位：床上能平坐后，可在床边双腿下垂，进行端坐训练。开始时需帮助完成这一动作，或用健腿把患腿抬到床边。然后健侧上肢向前横过身体，同时旋转躯干，健手在患侧推床以支撑上身，并摆动健腿到床外，帮助完成床边坐位。从健侧坐起时，先向健侧翻身，健侧上肢屈曲缩到体下，双腿远端垂于床边，头向患侧（上方）侧屈，健侧上肢支撑慢慢坐起。患者由床边坐位躺下，运动程序与上述相反。

③坐位平衡训练：静态平衡训练要求患者取无支撑下床边或椅子上静坐位，髋关节、膝关节和踝关节均屈曲90°，足踏地或踏支持台，双足分开约一脚宽，双手置于膝上。协助患者调整躯干和头至中间位，当感到双手已不再用力时松开双手，此时患者可保持该位置数秒。然后慢慢地倒向一侧，要求患者自己调整身体至原位，必要时给予帮助。静态平衡训练完成后，让患者自己双手手指交叉在一起，伸向前、后、左、右、上方和下方并有重心相应的移动，此称为自动动态平衡训练。若患者在受到突然的推、拉外力仍可保持平衡，就可认为已完成坐位平衡训练。此后坐位训练主要是耐力训练。

④坐位时身体重心转移训练：偏瘫患者坐位时常出现脊柱向健侧侧弯，身体重心向健侧臀部偏移。训练时护理人员应站立于患者对面，一手置于患侧腋下，协助患侧上肢肩胛带上提，肩关节外展、外旋，肘关节伸展，腕关节背伸，患手支撑于床面上；另一手置于健侧躯干或患侧肩部，调整患者姿势，使患者躯干伸展，重心向患侧转移，达到患侧负重的目的。

4）站立训练

①起立训练：患者双足分开约一脚宽，Bobath握手伸肘，肩关节充分向前伸展，躯干前倾抬起臀部，将重心转移至双下肢，髋膝关节进一步屈曲，使双足负重，然后抬头、挺胸、伸髋，伸直躯干，慢慢站起（图5-4）。若患者力量不够，可站在患者面前，用双膝支撑患者的患侧膝部，双手置于患者臀部两侧帮助患者重心前移，伸展髋关节并挺直躯干，坐下时动作相反。要注意防止仅用健腿支撑站起的现象。

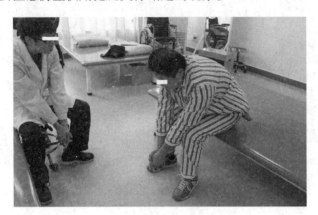

图5-4 起立训练

②站立训练：有条件可利用站立床训练，然后扶持站立→平行杠间站立→徒手站立→站立平衡训练。早期以健侧下肢负重，逐渐再过渡到双下肢负重。注意站位时不能有膝过伸。患者能独立保持静态站位后，让患者重心逐渐移向患侧，训练患腿的持重能力，同时让患者双手交叉的上肢（或仅用健侧上肢）伸向各个方向，并伴随躯干（重心）的相应摆动，训练自动态站位平衡。如在受到突发外力的推拉时仍能保持平衡，说明已达到被动静态站位平衡。

③患侧下肢支撑训练：当患侧下肢负重能力提高后，就可以开始进行患侧单腿站立训练。患者站立位，身体重心移向患侧，健手可握一固定扶手以起保护作用，健足踩在阶梯上。为避免患侧膝反张，用手帮助膝关节保持屈曲15°左右。

5）步行训练 当患者达到自动动态平衡后，患腿持重达体重的一半以上，或双下肢的伸肌（股四头肌和臀大肌）肌力达3级以上，并可向前迈步时可开始步行训练。一般顺序为平行杠内步行或扶持步行→助行器步行→徒手步行→复杂步行→上下楼梯。

①步行前准备：先练习护持站立位下患腿前后摆动、踏步、屈膝、伸髋等动作，以及患腿负重，双腿交替前后迈步和进一步训练患腿的平衡性。

②扶持步行：医护人员站在偏瘫侧，一手握住患手，另一手从患侧腋下穿出置于胸前，与患者一起缓慢向前步行，训练时要按照正确的步行动作行走，或平行杠内行走，然后扶杖步行（四脚杖→三脚杖→单脚杖）到徒手步行。

③改善步态训练：步行训练早期常出现膝过伸及膝打软现象，应针对性地进行膝关节

控制训练。如患者出现划圈步态，说明膝屈曲及踝背屈功能差，应作重点训练。

④复杂步态训练：复杂步行包括走直线，绕圈走，转换方向，跨越障碍，各种速度和节律地步行以及训练步行耐力，增加下肢力量（加上斜坡），训练步行稳定性（如在窄步道上步行）和协调性（如踏固定自行车）。

⑤上下楼梯训练：上下楼梯训练的原则是健腿先上，患腿先下。医护人员站在患侧后方，一手协助控制膝关节，另一手扶持健侧腰部，帮助将重心转移至患侧，健足先登上一层台阶。待健肢支撑稳定后，重心充分前移，医护人员一手固定腰部，另一手协助患足抬起，髋关节屈曲，将患足置于高一层台阶。如此反复练习，逐渐减少帮助，最终达到独立完成上楼。

6）上肢控制能力训练　即臂、肘、腕、手的训练。

①前臂旋前旋后训练：患者坐于桌前，用患手拿去桌上的小物品或翻动桌上的扑克牌。

②肘的控制训练：患者仰卧，上举患臂，尽量使肘关节伸直，然后缓慢屈肘，用手触摸自己对策的器官。

③腕指伸展训练：双手交叉，手掌朝前，手背朝胸，然后伸肘，举手过头，掌面向上，返回胸前，再将上举的上肢左右摆动。

7）改善手功能训练　以作业疗法方式为主。

①作业性手功能训练：通过书写、绘画等训练两手协同操作能力。

②手的精细动作训练：通过开锁、拧螺丝、扣纽扣等训练，加强和提高患者手的综合能力。

2. 其他功能障碍的康复护理

（1）认识障碍　认知障碍会给患者的生活和治疗带来许多困难，所以认知训练对全面康复起着极其重要的作用。对有认知障碍者根据认知评定结果进行定向、记忆、注意、思维、计算等训练，严重病例早期可进行多种感觉刺激和提供丰富的环境以提高认知功能，有条件者可使用电脑辅助认知训练。

（2）摄食和吞咽障碍　早期进行吞咽训练可以改善吞咽困难，预防误吸、营养不良等并发症。

（3）言语障碍　对有构音障碍者进行构音训练、发音训练、交流能力训练等，对存在失语症的患者需进行听、说、读、写、计算、交流能力等内容的语言训练等。

（4）心理和情感　抑郁是脑卒中后最常见的心理反应，也影响患者的治疗态度和生活质量。所以建立良好的护患关系，并对患者进行心理疏导，帮助患者从认识上重新建立正常的情绪反应模式尤为重要。

3. 脑卒中常见并发症的康复护理

（1）肩痛　肩关节是全身活动度最大的关节，其稳定性主要依赖肩关节周围肌肉的力量和韧带支持。不恰当的肩部运动会造成患肩局部损伤和炎症反应，导致各种疼痛。常见的原因有卧床或坐立时不良姿势，肩过度外旋，体位转移中对上肢的牵拉，肩关节半脱位致关节囊牵张。肩痛在脑卒中患者中的发生率多达70%。对于肩痛的预防和治疗，包括早期良姿位的摆放，正确的主被动运动，坐立位时能给患侧上肢支持，转移时避免对肩的过分牵拉和扭转，必要时可应用类固醇制剂、抗痉挛药物、局部针灸理疗等。

肩痛中较难处理的是肩手综合征，一般认为是交感神经过反射所致的肩手营养障碍，包括手痛、肩痛、手肿胀、皮肤颜色改变和营养障碍，经常发生在脑卒中后1～2个月。康复的原则是早发现、早治疗。应注意避免患腕屈曲、患肢的过度牵张及长时垂悬，避免在患侧静脉输液，对于明显的手肿胀可使用向心性加压缠绕、冷疗、加强患肢的主动和被动运动等。

（2）废用综合征　脑卒中后因主动活动减少，加上长期卧床，导致患者出现肌肉萎缩、骨质疏松、神经肌肉的反应性降低、心肺功能减退等，形成"废用状态"。因此应在早期鼓励患者利用健肢带动患肢进行主动康复锻炼，促进患肢的功能恢复。

（3）误用综合征　很多患者认识到早期主动训练的重要性，但由于缺乏正确的方法，过度训练、过早行走，导致联合反应、共同运动、痉挛的运动模式强化和固定，最终形成"误用状态"。因此应指导患者按照正确的良姿位摆放、循序渐进进行康复锻炼。

4. 脑卒中后遗症期的康复护理　脑卒中患者经过治疗或未经积极康复，一年后可以留有不同程度的后遗症，主要表现为肢体痉挛、关节挛缩畸形、运动姿势异常等。此阶段康复护理的目的是指导患者继续训练和利用残余功能，以便最大限度地恢复生活自理能力。

康复措施：在家属配合的情况下，坚持进行维持功能的各项训练，加强站立平衡、屈膝和踝背屈训练，进一步完善下肢负重能力，提高步行效率；加强健侧的训练，以增强其代偿能力；指导患者正确使用辅助器，如手杖，以补偿患肢的功能；改造家庭环境，如去除门槛，改台阶为斜坡，改换便器，室内加扶手等。

5. 脑卒中的其他康复护理技术　脑卒中患者的功能障碍较多，需要多种疗法综合治疗，除运动疗法外，常用的治疗方法还包括以下几种。

（1）物理因子治疗　选用电子生物反馈疗法、超声波疗法、超短波和短波疗法、中频脉冲电疗法等。

（2）作业疗法　主要包括日常生活活动（ADL）训练及上肢功能训练。目的在于提高进食、穿衣、如厕等生活自理能力及提高运动控制能力，维持和改善上肢关节活动度、降低肌张力、减轻疼痛、提高手的精细运动功能。

（3）中医康复护理技术　针灸推拿等中医康复护理手段对脑卒中的康复有独特疗效，临床上广泛应用。针灸治疗采取分期治疗与辨证治疗相结合，取穴以阳经为主，阴经为辅。推拿治疗以益气血、通经络、调补肝肾为原则，手法施以滚法、按法、揉法、搓法、擦法等。

（4）康复工程　早期或严重病例需配置普通轮椅，大部分患者需配备踝足矫形器（AFO），部分患者步行时需借助四脚仗或手仗，部分患者需配置必要的生活自助具（如修饰自助具、进食自助具等）。预防或治疗肩关节半脱位可使用肩托，部分患者需使用手功能位矫形器或抗痉挛矫形器。

（5）环境改造　对患者回归家庭、社区，提出环境改造指导和环境适应训练。如去除门槛，改变便器，将床降低，增加室内扶手、防滑地面等。

四、康复教育

（一）入院健康教育

责任护士应根据患者情况礼貌称呼患者，耐心介绍主管医生、病区环境、作息时间、进餐、用水等情况。多安慰患者并指导患者控制不良情绪，避免精神刺激。对偏瘫患者可能产生的幻想、依赖心理、急于求成等问题，护理人员应耐心讲解，以科学的态度指导患者就医和进行功能训练。并根据患者实际情况制定出切实可行的健康教育计划。

（二）护理操作过程中的健康教育

因患者不需要也不可能系统地学习脑卒中疾病的护理知识，其学习动力主要来自于自身疾病的需要，因此护士要充分利用护理操作过程给患者讲解疾病的预防、治疗、护理措施。这样往往能使患者感到放心，并愿意配合护士的操作。

（三）住院期间的健康教育

患者住院期间，护士要充分利用一切可以利用的时间给患者及其家属讲解脑卒中的相关知识，让患者清楚本病的康复有一个长期的过程，需树立长期与疾病作斗争的信心，避免精神紧张、情绪激动。要求患者遵医嘱坚持服药，并介绍服药方法、不良反应及注意事项。尽量教会患者或家属密切观察病情情况、测血压、相关锻炼等方法，做到护患密切配合，使患者早日康复。

（四）出院前的健康教育

提醒患者在血压控制满意的情况下方可进行适当运动，并以轻体力活动为宜；忌烟酒，多食蔬菜水果，进低盐、低脂、低胆固醇饮食；生活规律，避免过度劳累；保持心情愉快，避免情绪激动愤怒；保持大便通畅，避免大便时过度用力，以免脑血管意外的复发；持之以恒，坚持锻炼，尽早争取生活自理；密切观察病情变化，若有变化及时诊治，避免复发或加重。

（何　伟）

扫码"练一练"

扫码"学一学"

第二节　颅脑损伤

▷案例

患者，男，50岁。5日前因车祸造成颅脑损伤入院，入院诊断为闭合性颅脑损伤中型伴脑出血，经手术治疗后生命体征平稳。现患者处于意识模糊状态，查体欠合作，肢体活动受限，既往有高血压病史5年。体格检查：体温36.3℃，呼吸26次/分，脉搏90次/分，心率90次/分，血压140/95mmHg，意识模糊，双侧瞳孔对光反射存在，左侧上肢肌力1级，下肢肌力2级，右侧肢体肌力肌张力正常，左侧肢体生理反射减弱，左下肢巴宾斯基征（+），脑膜刺激征（+），WBC 8.5×10^9/L，中性粒细胞比例增高，尿常规正常，血糖正常，脑脊液呈血性，细胞数、糖均略升高，脑部CT检查见右侧额叶区点片状略高密度影，无颅骨骨折线及颅骨缺损。

1. 简述对患者应进行哪些方面功能的评定？
2. 针对该患者的情况应该采取哪些康复护理措施？

一、概述

颅脑损伤（traumatic brain injury，TBI）是指各种外力作用于头部所导致的头皮、颅骨、脑膜、脑血管和脑组织的损伤，脑组织损伤可引起的脑部神经功能缺损，主要表现为意识、运动、感觉功能障碍，同时伴有认知、语言、精神、心理等功能障碍。导致颅脑损伤的常见原因是交通意外、工伤事故、高处坠落、运动损伤，其次为自然灾害、爆炸、火器伤等。

TBI 是一种常见的创伤性疾病，其发生率居于全身各部位创伤的第二位，占 20% 左右，但死亡率和致残率居于首位。在我国年发病率为 783/10 万人，男女比例为 2∶1。按损伤方式可分为开放式颅脑损伤和闭合式颅脑损伤；按损伤机制分为原发性颅脑损伤和继发性颅脑损伤；按损伤程度分为轻型、中型、重型颅脑损伤；按损伤的解剖层次分为头皮损伤、颅骨损伤、脑损伤，脑损伤按出血的来源分为硬膜外血肿、硬膜下血肿、脑内血肿。

二、主要功能障碍及评定

（一）主要功能障碍

1. 意识障碍　意识（consciousness）是指大脑的觉醒程度，是机体对自身及周围环境刺激作出应答反应的能力。通过对患者的言语、疼痛、瞳孔、光反射、吞咽反射、角膜反射等来判断患者意识障碍的程度。颅脑损伤后，意识障碍的患者经急性期治疗后，部分患者可完全恢复，但重度损伤者可持续昏迷或成为植物状态，或恢复部分意识。

2. 运动障碍　颅脑损伤患者由于受伤原因、部位、病情严重程度等不同，遗留的运动功能障碍也复杂多样，常见运动障碍有偏瘫、单瘫、双侧瘫、共济失调、平衡障碍、震颤等。

3. 认知障碍　认知障碍是颅脑损伤后的最常见的功能障碍之一，影响定向力、注意力、记忆力、思维等方面。表现为患者对信息处理的速度和效率降低，影响其康复训练及与人交流。

（1）注意障碍　注意是人们观察、了解和探求事物的基本，指意识对一定事物的指向性。包括主动注意与被动注意。主动注意是自觉、有目的的将注意指向所要实现的目的，并作出一定的努力。被动注意是无目的的、不需要努力的、自然的注意，是原始的反应形式。临床常见的注意障碍有注意增强、注意减退、注意转移、注意涣散、注意固定、注意狭窄、注意缓慢等。

（2）记忆障碍　是颅脑损伤后的常见症状，表现为近记忆障碍，不能记住伤后发生的事情，但对以前的记忆影响不大。有些患者的记忆障碍可在两年后出现，严重影响了患者的工作及生活质量。

（3）推理/判断障碍　广泛性颅脑损伤可出现高水平的思维障碍，表现为分析和综合能力的水平下降，抽象、推理能力降低，判断和解决问题能力差。

（4）执行功能障碍　执行功能是确立目标、制定和修正计划、实施计划，从而进行有目的活动的能力。执行功能障碍的患者不能综合运用知识和信息，常见言语和行为紊乱、无目的行为、异常行为、冲动和持续固执的想法和行动。

4. 言语及吞咽障碍　颅脑损伤可导致失语、构音障碍或言语失用等障碍，其中以失语症最为常见。临床上常见的是运动性失语和感觉性失语。吞咽障碍常引起营养不良、脱水、心理障碍、吸入性肺炎、窒息等并发症，导致患者生存质量下降。

5. 精神心理障碍　颅脑损伤后除产生神经功能障碍，还可出现各种类型的精神异常、情感障碍。精神障碍多见于广泛脑挫裂伤、脑干损伤等重型颅脑损伤患者。在急性期可出现谵妄、幻觉、狂躁不安和攻击破坏行为等。恢复期表现为各种妄想、幻觉、癔症样发作、人格改变和性格改变等。器质性精神障碍恢复较为困难，并影响患者预后，药物及心理治疗的效果较差。

颅脑损伤后常见心理障碍，不论病情轻重均有可能发生，最常见焦虑、抑郁、躁狂等。伤后初期可表现为过度的期盼和乐观，而面对恢复的缓慢进程又转变为悲观、消极和失望。有些患者有意志消退、焦虑不安、情感冷漠等抑郁症表现。反之，有些患者则表现为莫名欣快；有些患者的感情不能按正常方式表达，常表现为情绪不稳定、不合作、紧张、易激动，甚至无端哭泣或傻笑。

（二）康复护理评定

1. 意识功能的评定 常采用格拉斯哥昏迷评分（GCS），从睁眼反应、运动反应、语言反应三个层面客观判断意识状况（表5-3），其最高分为15分，得分值越高，提示意识状态越好，预后越佳。得分在12~14分的为轻度意识障碍；9~11分为中度意识障碍；8分以下为昏迷。

表5-3 格拉斯哥昏迷评分（GCS）

项目	标准	评分
睁眼反应	自发睁眼	4
	言语刺激睁眼	3
	疼痛刺激睁眼	2
	无睁眼	1
运动反应	能执行简单口令	6
	对疼痛刺激定位反应	5
	对疼痛刺激屈曲反应	4
	异常屈曲（去皮质状态）	3
	异常伸展（去大脑强直）	2
	无反应	1
言语反应	正常交谈	5
	言语错乱	4
	只能说出（不适当）单词	3
	只能发音	2
	无发音	1

2. 运动功能的评定 颅脑损伤后常发生广泛性和多发性损伤，部分颅脑损伤患者可同时存在多种运动功能障碍。运动功能评定主要是对运动模式、肌张力、肌肉协调能力、平衡能力等的评定。请参照康复功能评定相关内容。

3. 认知功能的评定 可先通过认知功能筛查量表（cognitive capacity screening examination，CCSE）或简易精神状态量表（mini-mental state examination，MMSE）查出患者有无认知障碍，具体方法可参照康复功能评定相关章节。经筛查后可确定认知障碍的类型，接下来可针对不同类型的认知功能障碍，采用表5-4中的办法做进一步的测验和评定。

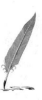

表 5 - 4 常用认知功能评定办法

类型	评定办法
注意	韦氏成人智力量表中的数字广度测验
	视跟踪：形状辨别、删除字母
	数或词辨认：听认字母、词辨认、重复数字
	听跟踪
记忆	韦氏记忆量表（WMS）
	Rivemead 行为记忆测验
	记忆单项能力测定
思维	集中或求同思维评定
	多过程思维或推理的评定
	归纳推理的评定
	演绎推理的评定
	思维的单项能力评定
执行功能	简易智能状态量表（MMSE）
	威斯康星卡片测验（WCST）
	瑞文测验
	Stroop 测验

4. 言语及吞咽功能的评定 言语障碍包括失语症和构音障碍。言语功能评定主要针对失语症进行评定。国内常用失语症评定方法有：汉语失语症成套测验、汉语标准失语症检查。吞咽功能的评定方法包括床旁评定（洼田饮水试验、修订饮水试验、反复唾液吞咽试验等）和功能检查（UF 检查、吞咽光纤内镜检查、脉冲血氧定量法等）。

5. 精神心理功能的评定 颅脑外伤常有性格、情绪、精神障碍。可采用美国精神病诊断和统计手册（DSM - Ⅳ）的标准进行相关诊断。对于各种心理障碍，可选用智力测验、人格测验、神经心理测验进行评定，以确定心理障碍的性质和程度，为制订心理康复计划提供科学依据。

三、康复护理措施

（一）急性期康复护理措施

颅脑损伤的急性期的康复护理目标为稳定病情、促进意识恢复、防治各种并发症，措施包括：维持营养，保持水、电解质平衡；定时翻身；良姿位摆放；促醒治疗（包括声音刺激、视觉刺激、深浅感觉刺激、针灸、高压氧治疗）；肢体被动运动等。

（二）恢复期康复护理措施

颅脑损伤恢复期的康复护理目标是最大限度地恢复患者的运动功能、认知功能、言语功能，矫正患者的不良行为和情绪，预防护理不良事件的发生，提高患者的 ADL 能力，最终回归家庭和社会。

1. 运动功能康复 与脑卒中所致的运动障碍康复训练方法相似，详见脑卒中相关内容。

2. 认知障碍训练 处于恢复期的患者常伴有注意、记忆、思维等方面的障碍，而运动功能的恢复也需要以有完好的认知功能为前提，因此，认知功能的康复是相当重要的。

（1）注意力训练 注意力是指将精神集中于某一特定对象的能力。可采用猜测游戏、删除作业、时间感训练、数目顺序练习等方式进行训练。

1）猜测游戏 取一个玻璃球和两个透明玻璃杯，在患者的注视下将一杯扣在玻璃球上，让患者指出有球的杯子，反复进行无误后，改用不透明的杯子重复上述过程。

2）删除游戏 在纸上写一行大写的英文字母如 A、C、D、H、J、I，让患者指出特定的字母如 C，成功删除之后改变字母的顺序，再删除规定的字母，患者顺利完成后将字母写得小些或增加字母的行数及字数再进行删除。

3）时间感训练 要求患者按命令启动秒表，并于 10 秒时主动停止秒表，然后将时间逐步延长至 1 分钟，当误差小于 1～2 秒时，让患者不看表，用心算计算时间，以后逐渐延长时间，并一边与患者交谈一边让患者进行训练，要求患者尽量控制自己不因交谈而分散注意力。

4）数目顺序练习 让患者按顺序说出或写出 0 到 10 之间的数字，或看数字卡片，让其按顺序排好。

（2）记忆力训练 记忆是大脑对信息的接收、贮存及提取的过程。进行记忆训练时，应注意每次训练的时间要短，开始要求患者记忆的内容要少而简单，而信息呈现的时间要长。以后逐渐增加信息量，通过反复刺激，提高记忆力。鼓励患者多利用记忆辅助物，如墙上悬挂大的钟，大的日历或每日活动表，常带记事本，并经常记录和查阅。常用的训练有 PQRST 法、视觉记忆法、编故事法、计算机辅助法等。

1）PQRST 法 P（preview），即先预习要记住的内容；Q（question），即向自己提问与内容有关的问题；R（read），即为了回答问题而仔细阅读资料；S（state），即反复陈述阅读过的资料；T（test），即用回答问题的方式来检验自己的记忆。

2）视觉记忆法 将 3～5 张绘有日常用品的图片放在患者面前，让患者每张卡片看 5 秒，然后将卡片收回，让患者回忆所看到的物品的名称。反复训练，患者成功回忆出后可增加卡片的数量。

3）编故事法 把要记住的内容按照患者的习惯和爱好编成一个小故事来记忆。

4）计算机辅助法 是利用计算机的相关软件，对患者进行图形、声音的记忆。计算机根据患者的实际情况增减难度，随时反馈。

（3）思维训练 思维是认知过程的最高阶段，表现在解决问题，包括推理、分析、综合、比较、抽象、概括等多种过程的能力上。简易的训练方法包括指出报纸的信息、排列数字、物品分类等。

1）指出报纸中的信息 取一张当地的报纸，让患者浏览后，首先问关于报纸首页的信息，如报纸名称、日期、大标题等，回答正确后，请患者找出文娱专栏、体育专栏及商业广告的所在版面，回答无误后，再训练患者寻找特殊信息，如某个电视台的节目预报、气象预报结果、球队比赛得分等。

2）排列数字 给患者 3 张数字卡，让他按大小顺序排好，然后每次给他 1 张数字卡，让其根据数字的大小插进已排好的 3 张卡之间，正确无误后再增加给予数字卡的数量。在排列数字的同时，可询问患者有关数字的各种知识，如哪些是奇数、哪些是偶数、哪些互为倍数等。

3）物品分类 给患者一张列有 30 项物品名称的清单，要求患者按照物品的共性进行分类，如这些物品分属于家具、食物、衣服。如果患者有困难，可给予帮助。训练成功后，可增加分类的难度，如将食物细分为植物、动物、奶类、豆制品等。

3. 言语及吞咽障碍训练 失语症训练包括听理解训练、阅读理解训练、口语表达训练、书写训练及朗读训练等。构音障碍训练包括放松训练、呼吸训练、发音训练、发音器官的运动功能训练及韵律训练等。吞咽训练包括吞咽相关肌肉关节训练、咽反射刺激、声门训练、进食训练等。

4. 行为障碍的护理 颅脑外伤患者在病情不稳定和精神错乱的阶段，一些行为障碍会危及患者自身及周围人的安全，常需使用一些约束办法和药物处理。在患者清醒后，可出现不同类型的行为障碍（表5-5）。康复措施除必要的药物治疗外，还要注意创造适合于治疗的环境，防止诱发行为障碍的人、事件和场景，采用行为治疗等。

表5-5 颅脑损伤患者的异常行为分类和表现

分类	表现
正性	攻击、冲动、幼稚、脱抑制、反社会性、持续动作
负性	丧失自知力、无积极性、无自动性、迟缓
症状性	抑郁、类妄想狂、强迫观念、循环性情感、情绪不稳定、癔病

四、康复教育

1. 加强生产安全和交通安全教育以减少颅脑损伤的发生。

2. 指导患者运动治疗，同时也要重视认知、心理方面的康复，并持之以恒。

3. 创造良好的训练氛围，对家庭进行环境改造，提高家庭参与训练的意识与能力，取得患者及家属的配合，保证患者在家庭中得到长期、系统、合理的训练，使其早日回归家庭和社会。

（何 伟）

扫码"练一练"

扫码"学一学"

第三节 脑性瘫痪

⟹ **案例** ─────

患者，男，2岁6个月，母亲孕期无异常，足月顺产，出生体重3.1kg，无黄疸、窒息、缺氧。1个半月时无明显诱因高热（>40℃）伴惊厥3天。发育过程中抬头、翻身、坐立、站立、行走均迟于正常。1岁时直腿坐立不稳。现在能牵行，足跟不着地。检查：言语尚清晰，反应迟钝。左上肢肌力4级，肌张力1级；右上肢肌力3级，右手不能完全伸直，手扭转向后，肌张力2级，双下肢肌力4⁺级，肌张力2级；双足跖屈，轻内翻。颈反射、降落伞反射能引出，右肱二头肌反射亢进，其余腱反射、骨膜反射正常引出，深浅感觉未见异常，双下肢Babinski征阳性。

1. 患儿存在哪些障碍，如何评定？

2. 如何对这个患儿进行康复治疗？

一、概述

脑性瘫痪（cerebral palsy，CP），简称脑瘫，也称为 Litter 病，是指从孕期开始至小儿出生后一个月内，由于非进行性脑损伤及发育异常所引起的综合征，临床症状以中枢性运动功能障碍及姿势异常为主要特征。由于损伤可能不同程度累及感知觉和其他功能，患儿常常伴随语言、认知障碍及发育滞后、智力低下、行为异常、癫痫等多种表现。脑瘫的发病率为 0.15%～0.25%，国内外及城乡差异不大，男性略高于女性。

脑部供血不足或缺氧是导致脑瘫最主要的高危因素。在出生前、围生期、出生后均有可能引发脑瘫。所以，脑瘫患儿的康复应遵循早发现、早诊断、早康复的"三早原则"，尽可能使患儿获得最好的运动、智力、社会适应能力。

二、主要功能障碍及评定

（一）主要功能障碍

1. 运动功能障碍及姿势异常　运动障碍伴随姿势异常是脑瘫患儿最基本的表现，根据运动障碍的性质，脑瘫可分为痉挛型、手足徐动型、强直型、共济失调型、肌张力低下型、震颤型、混合型等。

（1）痉挛型　占脑瘫患儿的 70% 左右，出生时低体重儿易患此病。痉挛型脑瘫病变主要位于锥体系。患儿以肌张力增高、运动发育异常、肢体痉挛、活动受限为特征。因不同肌群紧张性增高，患儿可表现出坐位时出现圆背、W 状坐位、身体不能竖直、行走时剪刀步和足尖着地、被动运动时有"折刀"样肌张力增高等。且患儿腱反射活跃、骨膜反射增强、踝阵挛阳性，2 岁后 Babinski 征仍阳性。

（2）手足徐动型　占脑瘫患儿 20% 左右，病变主要位于基底神经节。临床症状主要为难以控制的全身性不自主运动，也称为不随意运动型；此类患儿在进行自主运动时因肌张力变化会出现动作不协调，且无效动作增多。在情绪激动时加重、安静时减少、睡眠时消失。当面部、构音器官、发声肌肉受累时，患儿可出现流涎、咀嚼吞咽困难、语言障碍。而当上肢摇摆不定时，患儿平衡功能亦受损害，易摔倒。手足徐动型患儿早期症状不明显，故早期确诊困难。

（3）强直型　较少见的类型，主要为锥体外系损伤表现。患儿肌张力增高明显，身体异常僵硬，肢体活动较少，但腱反射正常。四肢屈肌和伸肌在做被动运动时均有持续抵抗，因此检查时可见肌张力呈铅管状或齿轮状增高，缓慢运动时抵抗力最大。此类患儿常有明显智力障碍、情绪异常。

（4）共济失调型　较少见，多与其他型混合，病变主要在小脑。其特征为平衡失调，肌张力大多低于正常。患儿步态如醉酒、易跌倒，对指试验、指鼻试验难完成，常见眼球震颤和意向性震颤。说话音调无起伏，且语速徐缓。

（5）肌张力低下型　患儿肌张力显著降低，自主运动极少，容易发生吞咽吮吸障碍、呼吸道梗阻。因四肢瘫软无力，患儿俯卧位时头无法抬起，仰卧位时四肢外展外旋，像仰卧的青蛙。此型为脑瘫早期症状，2～3 岁后多转为其他类型脑瘫，特别是手足徐动型。

（6）震颤型　极少见，由锥体外系及小脑损伤所引起，以静止性震颤为主要表现。也可表现为上肢或下肢跟随肩关节和髋关节抖动。

（7）混合型　同时具有两种或两种以上的表现。以手足徐动型和痉挛型混合多见。混合型脑瘫可表现出多种脑瘫的症状，也可以以一种脑瘫的症状为主。

2. 伴随障碍

（1）语言障碍　65%～95%的脑瘫患儿有不同程度的语言障碍，特别是手足徐动型最常见。表现为语言迟缓、构音障碍，严重时可出现失语症。

（2）智能障碍　部分患儿可出现智能障碍，痉挛型四肢瘫痪及强直型脑瘫患儿更差。

（3）感知障碍

1）视觉异常　半数以上患儿表现出视力障碍，以斜视为主，常合并弱视。也可出现动眼神经麻痹、皮质盲等。

2）听觉异常　多见于手足徐动型，常由核黄疸引起。因为患儿视觉障碍、运动障碍、语言障碍且智力低下，听觉异常常难以发现。

3）其他　脑瘫患儿位置觉、触觉、实体觉、两点辨别觉缺失；图形、颜色辨别能力差；不喜欢抚摸拥抱；各种反应不灵敏。

（4）癫痫　以全身性阵挛发作、部分发作、继发性大发作多见。

（5）心理行为障碍　脑瘫患儿常出现多动、情绪不稳定、容易受挫发怒、易放弃、有自闭倾向。

（6）其他　多数患儿生长发育落后，营养不良，且免疫力低下，易患呼吸道感染等病。

（二）康复护理评定

1. 健康状态评估　了解患儿一般情况及生长发育情况，如年龄、出生体重、胎次、产次、胎龄、身长、头围等；有无外伤史、有无胆红素脑病、脑炎等病史。父母亲一般情况，包括年龄、职业、文化程度、有无烟酒嗜好等。家族史应重点了解有无脑瘫、智力低下、癫痫、神经管发育畸形家族病史。了解孕期、分娩时情况。

2. 躯体功能评估　对肌张力、关节活动度、原始反射、自动反应及随意运动进行评定。

（1）肌张力评定　脑瘫患儿均存在肌张力异常，量化比较困难。可从患儿姿势、触摸患儿四肢肌肉紧张度、被动活动时阻力情况及抱起患儿时的感觉几方面进行评定（表5-6）。肌张力低下患儿上下肢常屈曲外展，四肢肌肉松弛，抱起时易从手中滑落，被动运动时无抵抗力；肌张力增高患儿常出现不对称姿势，四肢肌肉紧张，抱起时有僵硬、抵抗感，被动运动时抵抗力大，且开始时更高。

表5-6　肌张力评定分类

检查方法	安静时				活动时	
	形态	硬度	伸展度	摆动度	姿势变化	主动运动
	望	触	过伸展被动检查	摆动运动	姿势性肌张力检查	主动运动检查
肌张力增强	丰满	硬	活动受限，抗阻力↑	振幅减少	肌紧张	过度抵抗
肌张力降低	平坦	软	关节过伸，抗阻力↓	振幅增加	无变化	关节过度伸展

（2）关节活动度　脑瘫患儿易发生痉挛，进而引起关节变形而导致肢体形态变化。因此要注意测量患儿肢体长度及周径。可通过以下方法检查。

1）腘窝角　小儿仰卧，大腿屈曲紧贴胸部，大腿与小腿之间的角度即为腘窝角。肌张力降低时减小，肌张力增大时增大。

2）足背屈角　小儿仰卧位，用手握住小儿足底，用力向足背推，足与小腿的角度即足背屈角。肌张力降低时减小，肌张力增大时增大。

3）内收肌角（股角） 小儿仰卧位，双下肢伸直，被动分开最大时两大腿之间的角度即为内收肌角。肌张力降低时增大，肌张力增大时减小。

4）跟耳试验。小儿仰卧位，被动牵拉足部尽量贴近同侧耳部，观察足跟髋关节连线与桌面形成的角度。肌张力降低时增大，肌张力增大时减小。

以上检查正常值见表5-7。

表5-7 正常关节活动度

月龄	腘窝角	足背屈角	内收肌角	跟耳实验
1~3个月	80°~100°	60°~70°	40°~80°	80°~100°
4~6个月	90°~120°	60°~70°	70°~110°	90°~130°
7~9个月	110°~160°	60°~70°	100°~140°	120°~150°
10~12个月	50°~70°	60°~70°	130°~150°	140°~170°

另外还有牵拉试验、臂回弹试验、头部侧向转动试验、围巾征可以检查关节活动度。

（3）原始反射

1）觅食反射和吮吸反射 检查者手指轻触婴儿口周，婴儿会向刺激方向转头。持续存在6个月以上为异常，新生儿减弱或消失考虑脑损伤。另外，脑瘫患儿如果此两种反射存在超过1年，提示患儿有摄食障碍。

2）握持反射 检查者将手指放入婴儿手中，婴儿会自动握住检查者手指。手握持反射出生后2~3个月消失，反射不能引出或持续存在均异常。如若有握持反射残存，患儿可出现拇指内收，因此也有部分人认为拇指内收是脑瘫早期指征之一。

3）拥抱反射 将小儿半卧位托起，突然松手使小儿向后倒入检查者手中。正常时小儿双上肢屈曲内收、五指外展呈拥抱状。出生后3~4个月减弱，6个月消失，不能引出或持续存在为异常。

4）姿势反射 包括非对称性紧张性颈反射、对称性紧张性颈反射、紧张性迷路反射、矫正反射。姿势反射反应神经系统成熟度，与脑瘫关系密切。

5）平衡反应 从6个月到1岁逐渐完善，是最高层次的反应。脑瘫患儿可表现出延迟或异常。

（4）自动反应

1）体侧屈调整反应 双手拖住婴儿腋下，悬空竖立背向自己，向侧面慢慢倾斜45°，6个月以上婴儿可保持头部直立。

2）俯卧位直立反应 婴儿俯卧位，4个月以上婴儿可以很容易将头抬起并保持正中位。

3）升降反应 托住婴儿胸腹部呈俯卧位，4~5个月婴儿可伸展头和躯干，6~8个月婴儿可伸展髋部。

3. 姿势异常评估 脑瘫患儿因原始反射的残存、肌张力的异常，可引出一些异常姿势。

（1）肌张力增高 患儿可能出现以下姿势。仰卧位时出现角弓反张或双上肢内收内旋、屈曲握拳，下肢伸直；牵拉时不经过坐姿直接站立；直立悬空时双下肢呈剪刀状；站立时双下肢屈曲成X形或膝反张，足尖着地。

（2）肌张力降低 患儿俯卧位时臀高头低，不能抬头或抬头困难，呈W状姿势；仰卧位时呈青蛙状；坐在椅子上时呈折刀状坐姿；牵拉时躯干拉起，头后垂。

4. 智能障碍评估 智力评估的意义在于为患儿康复治疗提供依据，另外也是为了尽早发现患儿的问题，早期开始特殊教育，帮助患儿获得更好的生存能力。智力评估可使用丹佛筛选试验（DDST）对出生至 6 岁的小儿进行筛选试验，使用我国修订的韦氏智力量表等进行诊断性检查。

5. 感知觉障碍评估 儿童感知觉可以通过评定患儿是否具有相应年龄所具备的感知、认知标准，也可与家长交流获得患儿感知觉是否灵敏，是否存在异常。自制量表或各种量表也可以应用于感知觉评估。

6. 言语功能、听力状况评估 语言发展是循序渐进的过程。如果小儿 2 岁后仍不会说话要引起重视。听力评估可先做听力测试，再行听诱发脑干反应检查（或称听性脑干反应）等。

7. 日常生活活动能力评估 包括运动、自理能力、交流能力等多方面。对患儿治疗方案的制定、修订、判断疗效很重要。可采用功能活动问卷（FAQ）、快速残疾评定量表（RDRS）等评估。

8. 心理社会评估 评估患儿家长对疾病的认知程度，对脑瘫患儿的接受程度。因为脑瘫带给家庭的压力很大，父母可能会长期处于压抑状态，而父母的情绪则会影响患儿。同时患儿的情绪不稳定、固执、孤僻等也会进一步使父母压力增大。

9. 辅助检查 CT、MRI、脑电图检查、心电图、免疫功能测定等。

三、康复护理措施

脑瘫无法根治，康复护理的目标是加强高危新生儿的监护，早发现早诊断早治疗；对已经确诊的患儿，希望通过综合康复治疗，尽可能恢复患儿的运动功能及自理能力，最大限度降低患儿残障程度，使患儿能更好的融入社会。

（一）运动疗法

运动疗法的基本原则是遵循儿童运动发育的规律，在抑制异常运动的同时建立正常运动模式，使患儿获得保持正确姿势的能力。

1. 头部控制训练 头部正确位置是保持头部中线位，以减轻紧张性颈反射。头部控制是运动发育中最早完成的。不能正确控制头部，其他动作也难以完成。可以通过声音、色彩吸引或用手指按压脊柱两侧肌肉进行诱导。另外不同体位时也可有相应纠正方法。

（1）仰卧位 患儿仰卧时可出现角弓反张，纠正方法是用双前臂轻压患儿双肩，双手托住患儿头部，先使颈部拉伸，再双手向上轻抬头部，目的是训练头部保持正中位和颈部的牢固挺起。

（2）俯卧位 俯卧位头部控制训练主要对伸肌进行刺激训练，使头部上抬，相对降低屈肌紧张度，目的是提高患儿头部控制能力和头、颈部抗重力伸展能力及伸肌在各姿势下作用，但异常的伸肌紧张性姿势应避免这一训练。

（3）坐位 坐位时应确保头部直立位，进行前后左右头的直立反应训练；如果患儿出现肩胛带内收，头部过度伸展，双上肢屈曲向后，治疗者可以将前臂从患儿颈后绕过去将肩部向前、向内推，这样可以将头部变为屈曲位；如果患儿头部无力低垂，治疗者可将拇指放于患儿两胸前，其余几指将患儿双肩扶住，向前拉，这样可以使患儿头部轻松保持直立正中位。

（4）其他姿势　拉起时应保持头部直立；站立时训练挺胸抬头。

2. 支撑训练、身体旋转动作　支撑训练是为爬行准备，与头部训练同时开始进行，包括肘部支撑、手膝位支撑和双手支撑练习。身体旋转动作训练是提高患儿翻身坐起能力。训练时使患儿仰卧，双下肢屈曲，治疗者双腿夹住患儿双下肢固定，双上肢交叉握住患儿双手，当欲使患儿向某一侧旋转时，让其相应一侧上肢内旋并保持住，治疗者用另一只手握住患儿对侧上肢反向诱导，训练目标是从开始时需要治疗师辅助完成直至最后让患儿独立完成该动作。

3. 坐位训练　坐位是日常学习、工作、生活都十分重要的姿势，而且坐位是向立位发展的中间过程，不能坐就不能站。

（1）肌张力低下型　治疗者一手扶住患儿胸部，一手扶住腰部，帮助坐稳，使患儿双腿分开，双手处于中位线活动。

（2）痉挛型　治疗者将双手从患儿腋下穿过，双臂顶住其双肩，阻止肩胛骨内收，同时用双手将其大腿外旋分开，再用双手分别按压双膝，使下肢伸直。

（3）手足徐动型　将患儿双下肢并拢屈曲于胸前，扶住患儿肩膀，使其肩关节向前、内收、内旋，使其双手能支撑身体维持坐位。

4. 爬行训练　爬行训练时固定患儿骨盆并上提，先进行一侧上肢的上抬训练，利用其余三个肢体支持体重，然后两上肢进行动作交换，反复进行，使身体重心随上肢的交替动作自如地左右转移，接着让一侧下肢向后方抬起来，其余三个肢体支持体重，使身体重心随两下肢交替动作左右转移。训练初期可由单侧肢体迈出，然后逐渐过渡到正常爬行动作及速度。单肢体向前迈出顺序为：右手→左膝→左手→右膝。另外爬行训练可由腹爬位开始，逐步过渡到膝手位和高爬位。如果为下肢痉挛型，可以借助爬行车训练下肢。

5. 站立训练、步行训练　从他人扶站到自己扶站、站立时双手交替拿物、立位平衡建立、单腿站立，在单腿站立前提下进行双腿交替运动的步行训练，必要时可使用助行器、双杠内训练，同时应注意步态。

（二）作业疗法

作业疗法的目的在于训练脑瘫患儿日常生活能力，是脑瘫康复中重要环节。

1. 保持正确的姿势　包括坐姿、睡姿等。各种姿势正常是确保患儿日常随意运动的基础。坐床上时家长可让患儿坐于自己的大腿之间，并用耻骨及小腹部顶住患儿的腰背部，使患儿的髋部屈曲呈直角，可以减轻脊柱的后凸，家长可同时用手轻柔地按压患儿的膝部，使患儿屈曲的腿伸直。坐椅子最好使用角椅，根据墙角的直角的形状做成，患儿的腰背部紧靠着角椅的左右两个侧面，患儿坐在角椅上可以保持脊柱正直，髋关节屈曲成90°，两下肢叉开，而且两个手可以自由活动。睡眠时以侧卧为主，严重屈曲痉挛型可予俯卧位胸前垫高使其可伸出双手，双膝交叉呈剪刀状的可双膝间放置枕头等分开双腿。

2. 促进上肢功能发育　上肢功能与头部控制、躯干姿势等关系十分密切，可以通过各种玩具、游戏促进小儿上肢运动模式及手眼协调能力，使用木棒、鼓棒等方式促进小儿上肢抓、握、伸、放运动的发展，同时应注意纠正患儿拇指内收。正常的上肢功能是小儿以后能否独立生活、工作的关键。

3. 促进感、知觉发育　对感知障碍的脑瘫患儿可进行感知综合训练，改善患儿视觉、听觉、触觉等，促进表面感觉和深部感觉发育，使患儿能正确辨别方向、距离、位置等。只有感知觉的发育，患儿在将来的生活中，学习、生活能力才不会落后正常儿童过多。

4. 日常生活活动训练　此训练的目的是使脑瘫患儿能生活自理。这些日常生活活动都需要正确的感知和协调能力，可以与以上几项训练结合。

（1）进食训练　脑瘫患儿多比较瘦小，发育较差，这与摄食障碍有直接关系。训练时应只给予必要的帮助，比如将患儿摆正进餐姿势和摆好餐具等，其余由患儿自己完成。训练内容包括用汤勺进食和用筷子进食。用汤勺进食可锻炼患儿上肢伸展运动、手眼协调、手口协调、抓握动作、咀嚼吞咽等动作；用筷子进食重点在于手指协调性的锻炼。

（2）排便训练　排便是一个综合性的练习过程，需要患儿站位、坐位平衡，从坐位到站立的转换、手的抓握、屈曲能力、穿脱裤子能力等等。如果患儿年龄和体力允许情况下可采取坐便姿势。如果年龄和体力不足，可以由护理人员协助排便。

（3）穿脱衣服训练　患儿因运动功能障碍及姿势异常，穿衣多比较困难。训练时可以从简单的衣服开始，先穿患侧，先脱健侧。脑瘫患儿的衣物应尽量选择舒适宽松、无刺激、易于穿脱的衣物，一方面避免衣物不良刺激引起痉挛，另一方也便于患儿自己穿脱衣服。

（4）其他训练　包括卫生自理训练（洗脸、洗手、刷牙、梳头等）、洗澡训练、上下床训练、精细活动训练（书写、绘画等）等。

5. 语言功能矫正　脑瘫患儿语言功能障碍大多为构音障碍和语言发育迟缓两种。构音障碍的患儿可以从基本语言运动的刺激，改善口、唇、鄂、呼吸控制，然后从易到难逐步训练语言功能。语言发育迟缓的患儿，则需要在较长的一个时间段，根据患儿的年龄及语言发育情况制定目标，从简单的言语诱导开始，如看图识字、看画识动物、从亲人称呼开始，逐渐提高患儿言语能力。

（三）被抱姿势

1. 痉挛型　患儿母亲一手托住孩子的臀部，一手扶住孩子的肩臂部，面对面把孩子双臂伸开，分放在母亲的两侧肩膀上，两腿分开分放在母亲两侧髋部或一侧髋部前后。

2. 弛缓型　将患儿双腿蜷起，头略向下垂，给患儿一个依靠。也可以一手从腋下穿过，将孩子的身体扶直，另一手托住臀部，通过患儿身体的上下移动来诱导其伸出上肢。

3. 手足徐动型　与痉挛型患儿抱法有很大不同，将患儿抱好后，把双手合在一起，双腿靠拢屈曲，尽量靠近胸部，然后抱在胸前，也可抱在身体一侧。

（四）其他康复护理措施

1. 物理疗法　治疗方案有神经肌肉电刺激疗法，主要针对失神经控制的肌肉，改善局部供血，防止肌肉萎缩；水疗，可降低脑瘫患儿局部或全身的张力。

2. 中医康复疗法　包括针灸、推拿改善血液循环，有目的性的降低或增高肌力。还可以使用药物熏洗、中药内服等。

3. 手术治疗　对于严重关节畸形或严重痉挛的患儿可以采取手术治疗。其目的是处理不可逆转的畸形或痉挛，为患儿后期功能训练创造条件。

4. 心理护理　医务人员及家属都应特别注意患儿心理康复，可以根据不同年龄幼儿行为特点，通过游戏、集体活动等促进脑瘫患儿的积极性和情绪的稳定，让患儿心理上能尽量积极健康的发展。

四、康复教育

因脑瘫患儿多合并智力障碍，整个康复过程都需要家长积极参与其中，所以应向家长介绍脑瘫的一般知识，包括病因、临床表现、治疗方法及预后等，加强家长对此病的认识和理解，并且指导家长进行帮助患儿康复的各种练习，告诉家长坚持康复练习在患儿运动发育中的重要性。同时还应告诉家长脑瘫患儿正确的头肩部、坐位和睡眠的良姿及如何正确抱脑瘫患儿。

如果是孕期的家长，应加强孕期检查，出生后合理预防接种。争取早发现、早治疗、早康复。

（刘春江）

扫码"练一练"

扫码"学一学"

第四节 脊髓损伤

☞ **案 例**

患者，女，14岁，从树上坠落致胸12椎骨骨折，伤后即出现下肢感觉消失，6小时后出现腹部疼痛，检查为尿潴留。查体双下肢肌力0级，病理征及腱反射均未引出。

1. 患者应进行哪些方面的康复评定？
2. 应该采取哪些康复护理措施？

一、概述

脊髓损伤（spinal cord injury，SCI）是由于外伤、发育、疾病等因素造成脊髓结构功能损害，受损平面以下的感觉、运动功能部分或完全丧失，自主神经功能障碍，可表现出四肢瘫、截瘫等。脊髓损伤是一种严重致残性疾病，往往引起患者生活能力、工作能力的丧失，因此，也容易导致患者出现心理障碍。

脊髓损伤常见的原因有交通事故、高处跌落、疾病、暴力等。根据不同因素可分为外伤性、非外伤性脊髓损伤，根据损伤程度分为完全性、不完全性脊髓损伤。在我国，主要的发病人群集中在40岁以下男性，发病率为女性的4倍，主要病因为车祸。

二、主要功能障碍及评定

（一）主要功能障碍

1. 运动、感觉障碍 运动障碍表现为肌力减弱或消失、肌张力异常（低张力、高张力、痉挛）、反射异常（腱反射减弱消失、亢进、病理反射出现，如Babinski征和Hoffman征）。运动障碍还可表现为自主运动障碍。颈段脊髓损伤（$C_1 \sim C_8$、T_1）引起的运动、感觉减弱或丧失称为四肢瘫（tetraplegia），表现为四肢、躯干及盆腔脏器功能障碍；胸、腰、骶段脊髓损伤（T_1以下）引起运动、感觉减弱或丧失称为截瘫（paraplegia），表现为躯干、盆腔脏器、下肢运动和感觉功能减弱或丧失，包括胸髓损伤、腰髓损伤、骶段损伤、马尾损伤。

扫码"看一看"

感觉异常主要为损伤平面以下触压觉、本体感觉、痛温觉的减弱、消失或者异常。根据损伤类型的不同，运动、感觉障碍有不同表现。

（1）不完全脊髓损伤 ①前脊髓综合征：脊髓前方受压，表现为四肢瘫，下肢重于上肢。感觉异常方面，患者有不同程度痛温觉障碍，可保留位置觉和深感觉。②后脊髓综合征：脊髓后方受损，受损平面以下运动、痛温觉、触觉存在，深感觉部分或全部丧失。③脊髓中央管周围综合征：受损平面以下四肢瘫，上肢重于下肢，患者可能能步行，但上肢部分或完全麻痹。没有感觉分离。④脊髓半切综合征：好发于胸段，损伤平面以下同侧肢体运动、深感觉丧失，对侧肢体痛、温觉丧失。

（2）完全损伤 损伤初期表现为脊髓休克，指受损平面以下骶段感觉、运动完全丧失；2～4周后演变为痉挛性瘫痪，表现为肌张力增高、腱反射亢进、病理性锥体束征出现。

（3）脊髓圆锥损伤 表现为鞍区皮肤感觉、括约肌功能丧失，双下肢运动、感觉功能正常。

（4）马尾神经损伤 表现为损伤平面下弛缓性瘫痪，肌张力低下、腱反射消失，有感觉、运动、括约肌功能障碍。

（5）脊髓震荡 指暂时性和可逆性脊髓或马尾神经功能丧失。此类患者可有反射亢进，但无肌肉痉挛。

2. 排泄障碍 脊髓通过交感神经中枢、副交感神经中枢和阴部神经核三个主要的排尿中枢发出神经纤维支配膀胱和尿道。脊髓损伤后可导致神经源性膀胱，主要为逼尿肌反射亢进和逼尿肌无反射两种情况。不同节段脊髓损伤引起的症状有一定规律性，如颈、胸、腰段损伤引起膀胱痉挛导致容量减少，患者会出现尿少、尿频。而骶尾段、马尾神经损伤，膀胱肌肉瘫痪致使容量增大，患者会出现充盈性尿失禁。但神经源性膀胱症状并非与脊髓损伤水平对应，同一损伤水平不同患者或同一患者不同病程都可能出现不同的临床表现和尿流动力学结果。另外肛门括约肌障碍时可导致大便失禁或便秘。

3. 自主神经功能障碍

（1）循环障碍 T_6 以上脊髓损伤患者因为对交感神经兴奋和抑制控制的丧失，患者可出现各种循环系统问题，如直立性低血压、血栓、水肿等。

（2）呼吸障碍 脊髓损伤患者因长期卧床及呼吸肌功能障碍，易出现呼吸道感染。颈椎损伤患者呼吸障碍尤为严重，甚至威胁患者生命。

4. 性功能障碍 脊髓损伤后，大多数的男性患者还可勃起，但不同平面不同程度损伤的患者后期功能恢复情况不同，生育能力影响大，5%左右的患者还具有生育能力。女性在受伤后生育功能基本没有影响，性功能也可以通过心理作用和敏感区转移而得到弥补。

5. 体温调节障碍 脊髓损伤后患者可能出现中枢性体温调节失效，可出现高热，也可表现出变温血症，即患者体温随着温度改变而改变。

（二）康复护理评定

1. 神经损伤的评定 神经平面是指脊髓具有双侧身体正常运动、感觉功能的最低节段，综合评定以运动平面为主要依据。因运动、感觉在两侧身体常常不一致，所以检查时应从左右侧运动、左右侧感觉4个节段进行区分。

（1）运动平面的（motor level）评定 运动平面是指身体两侧均具有正常运动功能的最低脊髓节段，通过徒手检查两侧身体关键肌肌力（manual muscle testing，MMT）确定。每一关键肌肌力评分 0~5 分,与肌力等级相同,关键肌肌力 ≥3 级为运动平面,但该平面以上相邻关键肌肌力必定为 5 级。如因疼痛、体位或失用等因素无法检查的标记为 NT。两侧评分总分 100 分,分越高肌力越好。但当肌力无法徒手测定时,如 T_2~L_1 损伤因无法评定运动平面,就以感觉平面为参考,该节段感觉正常就认为运动正常。运动评分法(motor score,MS),可以将不同平面不同类型不同程度损伤的患者进行横向比较(表 5-8)。

表 5-8 运动评分法

右侧的评分	平面	代表性肌肉	左侧的评分
0~5	C_5	肱二头肌	0~5
0~5	C_6	桡侧伸腕肌	0~5
0~5	C_7	肱三头肌	0~5
0~5	C_8	中指指深屈肌	0~5
0~5	T_1	小指外展肌	0~5
0~5	L_2	髂腰肌	0~5
0~5	L_3	股四头肌	0~5
0~5	L_4	胫前肌	0~5
0~5	L_5	长伸肌	0~5
0~5	S_1	腓肠肌	0~5

(2)感觉平面(sensory level)的评定 感觉平面是保持正常感觉如痛、温、触、压、本体感觉的最低平面。评定时从 C_2 开始,通过针刺、轻触两种方法分别检查身体两侧 28 对感觉关键点(表 5-9),采用 ASIA 的感觉指数评分(sensory index score,SIS)量化,分为三个等级,感觉缺失 0 分、感觉异常(感觉过敏、障碍、改变)1 分、感觉正常 2 分、无法检查标记为 NT。一侧、一种感觉最高得 56 分,左右两侧两种感觉最高得 224 分。分数越高表明感觉越接近正常。

表 5-9 感觉关键点

平面	部位	平面	部位
C_2	枕骨粗隆	T_8	第 8 肋间(T_7~T_9 中点)
C_3	锁骨上窝	T_9	第 9 肋间(T_8~T_{10} 中点)
C_4	肩锁关节顶部	T_{10}	第 10 肋间(脐)
C_5	肘前窝外侧面	T_{11}	第 11 肋间(T_{10}~T_{12} 中点)
C_6	拇指	T_{12}	腹股沟韧带中点
C_7	中指	L_1	T_{12}~L_2 距离中点
C_8	小指	L_2	股前中点
T_1	肘前窝尺侧面	L_3	股骨内上髁
T_2	腋窝	L_4	内踝
T_3	第 3 肋间	L_5	第 3 跖趾关节足背侧
T_4	第 4 肋间(乳线水平)	S_1	足跟外侧
T_5	第 5 肋间(T_4~T_6 中点)	S_2	腘窝中点
T_6	第 6 肋间(剑突水平)	S_3	坐骨结节
T_7	第 7 肋间(T_6~T_8 中点)	S_4~S_5	肛周

(3)损伤程度的评定 根据美国脊髓损伤学会(ASIA)损伤程度量表将脊髓损伤分为

5 级，主要是评定完全和不完全损伤（表 5 - 10）。

表 5 - 10 ASIA 损伤分级

	损伤程度	临床表现
A	完全损伤	骶段（$S_4 \sim S_5$）无任何感觉和运动功能
B	不完全损伤	损伤水平以下包括骶段（$S_1 \sim S_5$）存在感觉功能，但无运动功能
C	不完全损伤	损伤平面以下存在运动功能，大部分关键肌肌力 <3 级
D	不完全损伤	损伤平面以下存在运动功能，大部分关键肌肌力 ≥3 级
E	正常	感觉和运动功能正常，但可遗留肌肉张力增高

（4）脊髓休克 判断脊髓休克的指征为球海绵体反射，其消失为休克期，再出现表示脊髓休克结束。但圆锥损伤时不出现该反射，且正常人中有 15% ～30% 也不出现该反射。另一指征是损伤水平以下出现任何感觉运动或肌肉张力升高和痉挛。脊髓休克期间无法对损伤进行正确评定，持续时间一般几小时至数周，偶尔可见持续数月。

2. 痉挛的评定 目前临床上多采用改良的 Ashworth 量表。

3. ADL（日常生活活动能力）评定 脊髓损伤患者常用的 ADL 评定有 Barthel 指数和功能独立性评定（FIM）评定。四肢瘫患者可使用四肢瘫功能指数（QIF）评定。

4. 功能恢复的预测 脊髓损伤患者预后与损伤平面和损伤程度有密切关系。损伤越重，预后越差，完全性脊髓损伤的患者损伤平面以下肌力恢复可能只有 1%，不完全损伤患者如有皮肤感觉保留，则有 50% 几率恢复肌力。而损伤平面越高，预后则越差。损伤水平与功能恢复情况见表 5 - 11。

表 5 - 11 损伤平面与功能恢复的关系

损伤平面	不能步行	轮椅依赖程度			轮椅独立程度		独立步行
		大部分	中度	轻度	基本独立	完全独立	
$C_1 \sim C_3$	√						
C_4		√					
C_5			√				
C_6				√			
$C_7 \sim T_1$					√		
$T_2 \sim T_5$						√	
$T_6 \sim T_{12}$							√①
$L_1 \sim L_3$							√②
$L_4 \sim S_1$							√③

注：①可进行治疗性步行；②可进行家庭性步行；③可进行社区性步行。

5. 心理、社会状况评定 评定患者对脊髓损伤及康复知识的了解，对疾病本身的接受情况，以及家庭对患者的支持程度。

三、康复护理措施

（一）早期康复护理措施

1. 现场急救 脊髓损伤患者极容易因损伤第一现场处理不当而引起损伤加重，甚至导致终生瘫痪。因此，对怀疑有脊髓损伤患者进行急救时最好由专业人员进行。在需要转运患者时一定要注意妥善固定患者脊柱，保持脊柱、头在一条直线，并且最好在持续固定的情况下转运。

2. 良姿位训练　脊髓损伤患者卧床时，应使颈部呈中立位，在两侧放上小圆枕或沙袋使颈部固定，防止颈部移位加重损伤，也可以使用颈托。如患者为四肢瘫，应保持肩关节外展 90°，肘关节伸直，前臂后旋，腕背伸 30°～45°、拇指外展背伸、手指微屈，目的是保持上肢于功能位。如患者侧卧位，则需要在背侧垫一枕头支撑背部，下侧肩关节前屈、肘关节屈曲各 90°，上侧肩、肘伸直，手、前臂处于中立位，下肢髋关节、膝关节微屈，双足处于功能位，两脚之间在膝关节处垫枕头防止受压。

另外，患者如无特殊情况，一般 2 小时应翻身一次，预防压疮。翻身方法应该是由 2～3 人同时进行轴向翻身，务必在整个过程中保持患者头、颈、脊柱于一条直线，避免扭曲、旋转。

3. 关节被动训练　患者生命体征稳定后即应开始全身各个关节的被动训练，1～2 次/天，每一关节在各轴向活动 20 次，应注意活动要达到最大生理范围，但不能超过。被动运动时一定注意动作轻柔、有节奏、缓慢。肩关节可以做上举 180°、外展 90°内的被动运动；肘关节可做 90°内的屈伸运动；双手可以做抓握运动；髋关节在 45°内做被动外展运动；膝关节同样可做 90°内的屈伸；踝关节做屈伸运动，防止废用性足下垂。

4. 直立适应训练　患者脊柱稳定性良好时应早期开始直立适应训练。训练方法为从卧位到半卧位，再到坐位，逐渐增加床头每天的倾斜角度，每天增加 15°～20°，直至最后站立起来。适应训练以不引起患者头晕等不适为原则，期间可以使用腹带、下肢弹力绷带促进静脉回流，减轻低血压症状，防止静脉淤血。一般适应直立需要 1～3 周时间，与患者损伤平面有关。直立训练可以很好地调整患者血管紧张性，预防直立性低血压，同时还可以促进胃肠蠕动改善胃肠道功能，改善患者通气，预防肺部感染。

5. 呼吸及排痰　如果患者有呼吸肌麻痹或者是颈部脊髓损伤的患者应训练腹式呼吸运动、咳嗽咳痰能力及体位排痰。

6. 膀胱、直肠训练　脊髓损伤后常有尿潴留，因此在 1～2 周内多需要留置导尿。应指导并教会患者定期开放尿管，一般每 3～4 小时开放一次，每次导出尿量最好不超过 500ml，使膀胱内保留 400ml 左右尿量，有助于膀胱自主功能恢复。同时保证每天进水量 2500～3000ml，预防泌尿系感染。

直肠问题主要是便秘，便秘患者可用润滑剂、缓泻剂、灌肠等方法处理，也可以采用手指肛门牵张法，即治疗者中指带指套润滑后伸入肛门，缓慢向一侧牵拉或者进行环状牵拉肛门，以刺激肠道蠕动，缓解肛门痉挛，促进排便。便秘患者应注意避免长期使用药物，尽可能保持患者伤前排便习惯。食物结构上可以多进食粗纤维食物。

7. 心理护理　绝大多数患者在受伤初期均有严重抑郁、烦躁倾向，因此要特别注意开导患者，鼓励患者建立治疗信心。

（二）恢复期康复护理措施

患者骨折、生命体征稳定，神经损害、压迫症状稳定，呼吸平稳后即应开始康复训练。

1. 肌力训练　肌力训练的目标是使肌力≥3 级，恢复肌肉的实用性，重点锻炼肌力 2～3 级的肌肉，主要方法是渐进抗阻训练。1 级肌力只有靠功能性电刺激训练，2 级肌力可采用滑板运动、助力运动训练。另外，根据患者损伤平面及康复恢复预测，还应重点锻炼相应肌群。如需使用轮椅、助行器患者要重点锻炼肩带肌力，可应用支撑训练，肱二头肌、肱三头肌训练，手指握力训练；如患者计划要进行步行训练，还应主要训练腹肌、腰背肌、髂腰肌、股四头肌、内收肌、臀肌等。

2. 牵张训练 涉及肌肉、关节的牵张训练。牵张腘绳肌，目的是使直腿抬高 >90°，利于坐起；牵张内收肌，避免内收肌痉挛造成会阴清洁困难；牵张跟腱，保证跟腱不挛缩，利于步行训练。牵张训练还对痉挛有一定缓解作用，可降低肌肉张力，是整个康复过程中必须始终进行的项目。

3. 坐位训练 正确的坐位训练是患者进行转移、使用轮椅和步行的基础。床上坐位训练多采用长坐位（膝关节伸直）和端坐位（膝关节屈曲 90°）进行平衡维持训练，包括静态平衡训练和动态平衡训练，训练方法类似脑卒中和脑外伤患者。坐位训练前提是髋关节屈曲超过 90°，腘绳肌牵张良好。

4. 转移训练 转移是脊髓损伤患者必须掌握的技能，包括水平转移、向低处转移和向高处转移，具体应用于轮椅与椅子、床和地面等之间的转移，可独立完成，也可以在别人帮助下完成。转移时也可以借助一些辅助器具，如滑板等，期间还应注意患者安全。

5. 站立训练 直立适应训练无低血压反应可在医师指导下开始站立训练。患者在佩戴腰围、保持脊柱稳定的前提下根据病情逐渐增加站立角度、时间。

6. 步行训练 完全性脊髓损伤要求上肢有足够支撑力才能进行步行训练，不完全损伤患者则需视肌力情况而定。步行训练一般在伤后 3~5 个月开始，必要时需配带矫形器，整个过程要注意保护并协助患者。训练可从平行杠内站立开始，后可进行平行杠内行走训练，可视情况采用迈至步、迈越步、四点步、二点步等，能平稳步行后再移至杠外训练，用双拐代替平行杠。步行训练的预期目标有 3 种情况：①社区功能性行走，即患者终日穿戴矫形器并能耐受，能上下楼，能独立进行日常生活活动，能连续行走 900m；②家庭功能性行走，即能完成上述活动，但行走不到 900m；③治疗性行走，即上述活动均达不到，但可通过矫形器短暂步行。

7. 假肢、矫形器、辅助器具使用的护理 康复中后期，可在 PT 师、OT 师指导下教会患者自行穿戴辅助器具，如拐杖等。同时还应教会患者如何使用这些器具完成特殊动作，如有问题应在医院时及时纠正。还应仔细告知患者相应器具的维护保养知识。

8. ADL 的护理 恢复患者生活自理能力也是 SCI 患者康复过程中应重点训练的内容，包括以下几方面。①饮食训练：针对患者手部不同功能障碍，选择适宜的自助具，训练患者使用自助具来完成进餐；还可以对餐具进行改良，针对性提高患者进食能力。②穿脱衣物：当患者能保持坐位平衡的时候，可以在陪伴人员或专人指导下完成穿脱衣服的动作。衣物的选择应当宽松、柔软、吸汗、扣带少易于穿脱。③排泄训练：协助手法排便和清洁。指导寻找排尿刺激点，收尿器的使用和管理，自我导尿的培训等。④个人清洁卫生训练：将该过程分步骤分项进行训练，在物品工具的准备、使用及安全保障方面给予指导和帮助。

9. 性功能恢复 男性患者恢复勃起的方法有几种。往阴茎海绵体内注入血管活性物质，如罂粟碱和乙醇妥拉明联合使用；也可在阴茎中放置产生负压的装置使阴茎勃起，再用收缩带在根部阻断血流；使用阴茎假体（半硬式和充盈式）；骶前神经刺激器也可使阴茎勃起。

10. 心理护理 康复期的患者，因康复时间长，见效慢，且慢慢了解自身残疾的事实，可能会丧失治疗信心甚至出现自杀。这个阶段应多关心、体贴患者，鼓励患者主动向医务人员倾诉心理状态，以便及时帮助患者调整情绪。

（三）脊髓损伤常见并发症的康复护理

1. 下肢深静脉血栓 常发生在脊髓损伤后 1 个月左右，因患者长期卧床、运动减少所致。在患者脊柱稳定的情况下，鼓励患者尽早活动是预防的关键。医务人员可以指导患者适当抬高患肢预防水肿，如有水肿应积极进行脱水治疗，也可以使用弹力袜促进静脉回流，减轻水肿。每天进行下肢被动运动，可以在翻身时被动运动踝关节，方法为以踝关节为中心，做足的上下运动，幅度不超过 30°；还应避免患肢进行静脉输液，每天观察双下肢直径，对比观察。如果确诊深静脉血栓后，应减少患肢活动，预防血栓脱落。使用溶栓剂或抗凝剂时要加强对患者的巡视。

2. 疼痛 患者在使用手动轮椅的时候容易患关节劳损，应当予以正确使用轮椅的训练，减少或避免劳损的发生。必要时针对疼痛的性质，予以相应的治疗措施。

3. 异位骨化 异位骨化是指在软组织出现成骨细胞，并形成骨组织。常发生在损伤后 1~4 个月，症状为不明原因的低热，好发部位是髋关节、膝关节、肩关节、肘关节及脊柱，常见皮下质地较硬的团块，有炎症反应。护理时应注意关节在被动运动时不宜过度用力、过度屈伸、按压。

4. 压疮 压疮以预防为主，护理要点是保持皮肤干燥、清洁，并保持好的营养状况，避免局部长时间受压。医务人员应指导患者按时翻身，进行减压训练等。如若已发生压疮，可以用湿到半湿的生理盐水纱布覆盖创面。湿纱布水分蒸发时可以将创面分泌物吸附到纱布上，而半湿时候更换新的湿纱布，这样可以不损伤创面的新生组织。

5. 痉挛 从损伤初期就开始采取良姿位，避免便秘、各种原因引起的疼痛是预防痉挛的重要方法。如果已发生，可以采取运动疗法进行控制，包括持续被动牵引、放松疗法（针对全身性痉挛）、抑制异常反射模式。还可以应用物理疗法、相应药物进行治疗。如果是难以控制的痉挛，也可以通过手术破坏某些神经通路进行治疗。

（四）康复病区的环境设置

病区应宽敞，病床之间不应小于 1.5m，病房应备有大小不同的软垫。病区门应安滑道并侧拉，厕所门应宽大、坐便两侧要有扶手，淋浴间应有软管喷头，病房床头、走廊、厕所、淋浴间均应安装呼叫器。地面应防滑、有弹性。走廊应安装扶手，利于行走训练。病床应选择带有床挡的多功能床。

四、康复教育

1. 教会患者和家属在住院期间完成由医务人员完全完成的"替代护理"到患者完成所有的自理活动的"自我护理"的过渡，重点是教会患者如何自我护理，避免发生并发症。指导患者遵医嘱按时准确服药，特别是抗痉挛药物停药时应逐渐减量。

2. 培养患者良好的心理素质，让患者能正确对待自身疾病，勇敢面对残疾，充分利用残存功能代偿致残部分功能，尽力独立完成生活活动。

3. 住院期间培养患者养成良好的卫生习惯，掌握家居环境要求，出院后定期复查，预防各种并发症。

4. 调节饮食，制订合理的膳食计划，保证各种营养物质的合理摄入。

5. 指导患者掌握排尿、排便管理方法，学会自己处理二便。指导高位颈髓损伤的患者家属学会协助处理二便问题。

6. 教会家属掌握基本的康复训练知识和技能，防止二次残疾的出现。配合社会与职业康复部门协助患者做好回归社会的准备，帮助改善环境设施使其更适合患者的生活和工作。

（刘春江）

第五节　周围神经病损

扫码"练一练"

扫码"学一学"

👉 **案 例**

患者，男，24 岁，大学生。因车祸撞伤致右小腿疼痛、右足不能背伸 1 小时入院。体查：右小腿近端外侧肿胀，局部压痛，可触及骨擦音，纵轴叩击痛，小腿外侧和足背浅感觉消失，足内侧及足底部感觉存在，足不能背屈，查胫前肌、趾伸肌、姆伸肌、腓骨长、短肌肌力均为 0 级。X 线片示右腓骨小头下部骨折，骨折移位明显。

1. 患者应进行哪些方面的康复评定？

2. 应采取的康复护理措施有哪些？

一、概述

（一）概念

周围神经病损（peripheral nuropathy）是指周围神经干或其分支因病损导致其组织的运动、感觉或自主神经的结构或功能障碍。

（二）原因

引起神经病损的原因主要有外伤、感染、压迫、缺血、肿瘤和营养代谢障碍等。

（三）分类

周围神经病损按严重程度分为 3 类：①轻度为神经失用，指神经暂时失去传导障碍，神经纤维不发生退行性变，多因挤压和（或）药物损害所致，临床表现为运动功能明显而无肌萎缩，痛觉迟钝而不消失，一般在 6 个月内可自行恢复完全；②中度为神经轴突断裂，指神经轴突断裂，失去连续性，但神经髓鞘及内膜的连续性没有破坏，多为挤压和（或）牵拉伤所引起，临床表现为该神经分布区运动、感觉功能丧失，肌萎缩和神经营养性改变。虽可自行恢复，但轴突自损伤部位向远端再生，速度为每日 1～2mm，用时较久；③重度为神经断裂，指神经完全离断，神经功能完全丧失，多为严重拉伤和（或）切割伤引起，必须手术方可修复。

（四）临床常见周围神经病损

临床常见的周围神经病损有臂丛神经损伤、腋神经损伤、肌皮神经损伤、桡神经损伤、正中神经损伤、尺神经损伤、坐骨神经损伤、腓总神经损伤、胫神经损伤、三叉神经痛、面神经炎、肋间神经痛、坐骨神经痛等。

二、主要功能障碍及评定

（一）主要功能障碍

1. 肢体特殊畸形　当周围神经完全损伤时，就会导致所支配的肌肉主动运动功能消失，肌张力低下，肌肉逐渐萎缩。由于与麻痹肌肉相对的正常肌肉的牵拉作用，使肢体呈现特有的畸形。如上臂桡神经损伤后，前臂伸肌瘫痪，各掌指关节不能背伸，前臂旋后障碍，患手呈现典型的垂腕和垂指畸形；腕部尺神经损伤后，手内肌瘫痪，小鱼际及掌骨间有明显凹陷，患手则呈现典型的爪形指畸形且拇指与示指无法对掌成完好的"O"形。

2. 运动功能障碍 神经完全损伤后，损伤神经所支配的肌肉呈迟缓性瘫痪，主动运动、肌张力和反射均消失。随着病程延长肌肉逐渐发生萎缩。但在运动神经不完全损伤的情况下，多数表现为肌力减退。伤病后的神经恢复或手术修复后，肌力可能将逐渐恢复。

3. 感觉功能障碍 周围神经损伤后，其分布区的触觉、痛觉、温度觉、振动觉和两点辨别觉可完全丧失或减退，主观症状表现为麻木、刺痛、灼痛、感觉过敏等。由于各皮肤感觉神经有重叠分布，所以其分布区的皮肤感觉并不是完全丧失，而是局限于某一特定部位，称为单一神经分布区（绝对区）。在神经不完全损伤的情况下，神经支配区的感觉丧失的程度不同。在神经恢复的过程中，上述感觉恢复的程度也有所不同。

4. 自主神经功能障碍 周围神经损伤后，由交感神经纤维支配的血管舒缩功能、出汗功能和营养性功能发生障碍。主要表现为皮肤发红或发绀、皮温低、无汗、少汗或多汗、指（趾）甲变脆等。

（二）康复护理评定

1. 运动功能的评定 包括肌力、肌张力、关节活动度（ROM）的评定及患肢周径的测量等。观察畸形、肌肉萎缩、肿胀程度及范围，必要时用尺测量或容积仪测量对比。上肢应检查手的灵活性和做精细运动的能力，下肢应作步态分析。同时对患者进行运动功能恢复情况评定。英国医学研究院神经外伤学会将神经损伤后的运动功能恢复情况分为六级，这种分法对高位神经损伤很有用（表5-12）

表5-12 周围神经损伤后的运动功能恢复等级

分级表现	分级表现
M0 肌肉无收缩	M3 所有重要肌肉能抗阻力收缩
M1 近端肌肉可见收缩	M4 能进行所有运动，包括独立的或协同的
M2 近、远端肌肉均可见收缩	M5 完全正常

2. 感觉功能的评定 感觉功能的评定包括浅感觉（触、痛、温）、深感觉（压觉、位置觉、震动觉）和复合觉（两点辨认觉、图形觉）等，同时还要询问患者有无主观感觉异常（异常感觉、感觉错觉等）。神经不完全损伤时，神经支配区的感觉丧失程度不同。目前临床测定感觉神经功能多采用英国医学研究会（BMRC）的评定标准（表5-13）。

表5-13 英国医学研究会感觉评定标准

分级表现	分级表现
S0 感觉无恢复	S4 浅痛触觉存在，且感觉过敏消失
S1 支配区皮肤深感觉恢复	S5 除S3外，有两点辨别觉（7~11mm）
S2 支配区浅感觉和触觉部分恢复	S6 完全恢复
S3 浅痛触觉存在，但有感觉过敏	

3. ADL能力评定 ADL能力评定是指日常生活活动能力评定，包括基础性日常生活活

动（BADL）和工具性日常生活活动（IADL）。BADL 是指人维持最基本的生存、生活需要所必需的每天反复进行的活动，包括自理活动（如洗漱、进食、如厕、更衣等）和功能性活动（如翻身、转移、行走、上下楼梯等）。IADL 指人维持独立生活所必要的一些活动，如使用电话、购物、家务劳作、做饭、使用交通工具及处理突发事件等。

4. 电生理诊断　电生理诊断可对神经损伤部位、程度和恢复情况作准确的判断，为评定提供更加客观的依据。临床常用的检查有肌电图检查、体感诱发电位检查、强度–时间曲线检查和神经传导速度测定等。

三、康复护理措施

（一）早期康复护理措施

1. 护理目标　以止痛、消肿、减少并发症、预防肌肉萎缩和关节挛缩等为主要目标。

2. 具体措施

（1）药物疗法　根据患者的病因和症状选用神经营养药物、止痛药、抗感染药物等。

（2）保持功能位　可用矫形器、夹板、石膏托、毛巾等将患肢固定于功能位，以防挛缩畸形。

（3）运动疗法　包括被动运动、助力运动和主动运动，以改善肢体循环，防止肌肉萎缩，维持关节活动度。

（4）物理疗法　超短波、蜡疗、红外线、水疗等可以改善循环、消肿止痛、促进神经恢复。

（二）恢复期康复护理措施

1. 护理目标　重点是促进神经再生、恢复肌力、增加关节活动度、促进感觉恢复，必要时使用支具代偿，最大程度恢复生活自理能力。

2. 具体措施

（1）物理因子疗法　在继续选用早期康复护理方法的同时，采用神经肌肉电刺激疗法兴奋损伤的神经，防止肌肉萎缩。当患肢出现主动运动时，可采用肌电生物反馈疗法，发挥患者主动运动的潜力。

（2）运动疗法　根据病损神经和肌肉瘫痪程度，进行肌力、肌耐力的训练。受损肌肉肌力在 0～1 级时，可进行被动运动；受损肌肉肌力在 2～3 级时，可进行范围较大的被动运动、主动运动及器械性运动；受损肌肉肌力在 3～4 级时，可进行抗阻练习。

（3）作业疗法　根据功能障碍的部位与程度、肌力与耐力情况，进行相关的作业疗法。如上肢周围神经病损者可进行编织、打字、泥塑、木工、雕刻、修理仪器等操作；下肢周围神经病损者可进行踏自行车、缝纫机等操作。

（4）感觉训练

1）局部麻木感、灼痛　包括非手术疗法和手术治疗。非手术疗法包括药物、交感神经节封闭、物理疗法（TENS、磁疗、直流电药物离子导入疗法、电针灸等）。对非手术疗法不能缓解者，可以选择手术治疗，而对保守治疗无效和手术失败者，可采用脊髓电刺激疗法。

2）感觉过敏　一般采用脱敏疗法。皮肤感觉过敏是神经再生的常见现象。感觉过敏的脱敏治疗包括两方面，一是教育患者过敏是神经再生过程的必然现象和过程；二是在敏感区逐渐增加刺激，如旋涡浴、按摩、用各种不同质地不同材料的物品刺激（如小毛巾、软刷、沙子、米粒等)、振动方法、叩击方法等。

3)感觉丧失 将不同物体放在患者手中,不靠视力帮助而进行辨别,进行感觉训练。开始让患者识别不同形状、大小的木块,然后用不同物品来识别和练习,最后用一些常用的生活用品,如香皂、钥匙、碗、汤匙、尺子等来练习。

(5)心理护理 可采用健康教育、心理咨询、示范等方式来消除或减轻患者的心理障碍,使其积极进行康复治疗。

四、康复教育

1. 指导患者学会日常生活自理。

2. 教会患者在日常生活中的防护措施,注意保护损伤部位,防止再次伤害。周围神经病损患者常有感觉丧失,因此失去了疼痛保护机制,无感觉区易被烫伤或撞伤,所以要指导患者学会保护患肢,注意不要用无感觉部位去接触危险物体,防止再次损伤。无感觉区也易发生压迫溃疡,夹板或石膏固定时要注意皮肤是否发红或破损。

3. 指导、鼓励患者在日常工作生活中尽可能多用患肢,将康复训练贯穿于日常生活中,促进功能早日恢复。

(薛 瑶)

扫码"练一练"

扫码"学一学"

第六节 骨 折

案例

患者,男性,44 岁。因"高坠伤致右小腿疼痛,活动受限 1 小时"入院。患者于 1 小时前不慎从约 3m 高处摔落,右下肢先着地,伤后右小腿疼痛,明显肿胀,活动受限,送至我院。查体见小腿中下段明显肿胀、成角畸形,环形压痛,纵轴叩击痛,有骨擦感,未见足下垂,足背动脉搏动正常。X 线片显示右胫骨下段骨折。入院当日即行"右胫骨骨折切开复位内固定术",术后患者生命体征平稳。

1. 如何对该患者的功能障碍进行康复护理评估?

2. 在此阶段,针对该患者的康复护理措施包括哪些?

一、概述

骨折(fracture)是指骨或骨小梁的完整性和连续性发生中断。导致骨折的因素有许多,其中外伤性骨折最为常见。根据骨折程度的不同,可分为不完全性骨折和完全性骨折。根据骨折处是否与外界相通,分为闭合性骨折和开放性骨折。根据骨折端的稳定程度分类,分为稳定性骨折和不稳定性骨折。骨折的三大特有体征包括:畸形、反常活动、骨擦音或骨擦感,骨折的同时往往伴有肌肉、肌腱、神经、韧带的损伤。

骨折的愈合过程一般经历四期,即血肿机化期、原始骨痂形成期、成熟骨板期和骨痂塑形期。骨折愈合是一个复杂而又连续的过程,受患者年龄、营养和代谢状况、骨折的部位、类型、骨折程度、骨折部位的血液供应、治疗方法及康复锻炼等诸多因素的影响。年龄越小，骨生长越活跃，骨折愈合越快；局部血液循环越差，骨折愈合越慢。如股骨颈、腕舟骨、距骨、胫腓骨下 1/3 等部位以及骨折周围软组织损伤程度严重者，骨折愈合就慢。粉碎性骨折、骨折部位骨质缺损等骨折愈合慢。

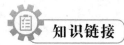 **知识链接**

> 骨折临床愈合标准：①局部无压痛和纵向叩击痛；②局部无反常活动；③X 线片显示骨折线模糊，有连续性骨痂通过骨折线；④外部固定解除后伤肢能满足以下要求：上肢能向前平举 1kg 重量达 1 分钟；下肢能不扶拐在平地上连续步行 3 分钟，且不少于 30 步；⑤最后一次复位后连续观察 2 周，骨折处不变形。
>
> 成人常见骨折的愈合时间：指骨（掌骨），4～8 周；趾骨（跖骨），6～8 周；腕舟骨，10 周以上；尺桡骨干，8～12 周；桡骨远端，3～4 周；肱骨髁上，3～4 周；肱骨干，5～8 周；肱骨外科颈，4～6 周；锁骨，5～7 周；骨盆，6～10 周；股骨颈，12～24 周；股骨粗隆间，6～10 周；股骨干，8～14 周；胫骨上端，6～8 周；胫骨干，8～12 周；跟骨，6 周；脊柱，10～12 周。

二、主要功能障碍及评定

（一）主要功能障碍

骨折后由于局部失去原有的骨架支撑作用，加之组织、血管、神经损伤和制动等因素影响，可引起多种功能障碍，包括患肢活动障碍、局部肌肉萎缩和肌力下降、关节活动障碍、关节稳定性减弱、骨强度降低、肢体肿胀、整体功能下降、日常生活活动能力（ADL）下降和心理障碍等。

（二）康复护理评定

1. 关节活动度评定　关节活动度是评价运动功能的客观指标。骨折后由于肢体肿胀、肌萎缩、制动、关节挛缩和粘连等原因，患者会发生关节稳定性减弱，关节主动、被动活动受限，明显影响关节的活动度。此外，非外伤部位的关节也可因长时间制动而僵硬。

2. 肌力评定　肌力评定是康复评定中一项重要的基本内容之一，可反映肌肉骨骼系统及周围神经系统受损的程度及范围，主要用于评价各种原因所致肌肉功能损害的范围及程度。常用方法有徒手肌力评定法和器械肌力评定法。

3. 肢体长度及周径测评　用皮尺或钢卷尺测量，上肢全长度是测量肩峰至中指尖端，下肢全长度是测量髂前上棘到内踝下缘，上臂长度为肩峰至肱骨外上髁，前臂长度为肱骨外上髁至桡骨茎突，大腿长度为髂前上棘至膝关节内缘，小腿长度为膝关节内缘至内踝。测量周径为下肢取髌上 10cm，小腿取髌下 10cm 处测周径，并与健侧的测量结果进行比较，以了解肌肉有无萎缩或肿胀。测量前应注意有无先天或后天畸形，同时患肢与健肢须放在完全对称的位置上，定点要准确，带尺要拉紧。测量上下肢长度，可帮助判断骨折断端是否短缩移位，测量周径可帮助了解肌肉是否萎缩及萎缩程度。

4. 感觉功能评定　一般评定浅感觉（痛觉、压觉、温度觉、轻触觉）、深感觉（运动觉、位置觉、震动觉）。

5. ADL 评定　日常生活活动能力是评定康复对象的个体活动能力的主要指标之一，常用测评量表有 Barthel 指数或改良 Barthel 指数等。

三、康复护理措施

（一）病情观察

骨折后，首要的康复护理措施就是密切观察患者的全身状况和骨折部位情况。如意识、血压、脉搏、呼吸、体温是否正常、平稳；骨折肢体远端脉搏情况、皮温和色泽是否正常，有无肿胀及感觉和运动障碍；患者体位是否合适；外固定器是否安放正确和稳妥。若发现异常情况，及时报告和处理。

（二）骨折早期的康复护理

骨折后 1 ~ 2 周为早期。这一阶段最主要的症状和体征是患肢肿胀、疼痛、骨折断端不稳定，未进行内固定者容易再移位。因此，早期治疗的目标主要是消除肿胀、缓解疼痛。在保证骨折固定牢固的同时，使软组织在固定后立即进行最大限度的活动。

1. 肢体肿胀疼痛的处理　遵循 PRICE（保护 Protection，休息 Rest，冰敷 Ice，包扎 Compress，患肢抬高 Elevation）治疗方案，给予受伤肢体足够的保护、适当的制动，可维护机体创伤后保护性的代谢，促进损伤恢复；冰敷可以减少出血、减轻水肿；同时给予弹力带或弹力袜轻轻地包扎患肢，并将患肢抬高，肢体远端必须高于近端且高于心脏 30cm，以促进静脉回流，消除肿胀。早期四肢肌群的等长收缩练习也可促进回流。

2. 预防肌肉萎缩

（1）等长运动　骨折固定初期，主要是以固定肢体的等长收缩训练为主，以预防失用性肌萎缩或粘连，并使骨折断端靠近而有利于骨折愈合，如前臂骨折时进行握拳和手指屈伸活动。

（2）等张运动　骨折周围肌肉的主动运动能够有效地预防肌肉萎缩，还可维持关节的活动度、消除肿胀、增强肌力以及促进骨折愈合。在治疗手段和身体状况允许的前提下，除骨折处上下关节不运动外，身体的其他部位均应进行正常的活动。一般在骨折固定后 2 周，开始逐渐恢复骨折部位近端、远端未固定关节的活动，并由被动活动逐渐转为主动活动。

（3）低中频电治疗　刺激局部肌肉收缩，促进血液循环，有效预防肌萎缩。

3. 正常活动和呼吸训练　应鼓励患者尽早离床，绝对卧床患者需每日做床上功能训练体操，以维持整体功能，预防废用性综合征、压疮等的发生。长期卧床的患者，尤其是老年人及骨折较严重者易并发坠积性肺炎，可通过呼吸训练和背部叩击排痰训练来预防。

4. 物理因子治疗　超短波疗法、低频磁疗、超声波、高电位治疗、冲击波等均可促进成骨，加速骨折愈合，低频率电磁场更适合软组织较薄部位的骨折（如手、足部骨折），而深部骨折则适用于超短波治疗。红外线、短波等可改善局部血液循环，促进渗出液吸收；音频、超声波等可减少瘢痕与粘连。这些治疗可在石膏或夹板外进行，但有金属内固定时禁忌使用。在物理疗法前后，护理人员应根据治疗方法的不同，给予相应的护理措施。

（三）骨折中期

骨折后 3 ~ 8 周。此期骨折处有足够的骨痂形成，局部肿胀已经消退，疼痛减轻，软组织的损伤已逐步趋于修复，骨折端日益稳定。此期的康复目标是软化和牵伸挛缩的纤维组织，增加关节活动范围，增强肌力，避免发生关节挛缩、粘连、僵硬。

1. 关节活动度训练　尽可能鼓励患者进行受累关节各个运动轴方向的主动运动，轻柔牵伸挛缩、粘连的关节周围组织，每个动作重复多遍，每日 3 ~ 5 次。运动幅度应逐渐加大，遵循循序渐进原则。当外固定刚去除时，可先采用主动助力运动，以后随着关节活动范围的增加而相应减少助力。若关节挛缩、粘连严重，且骨折愈合情况许可时，可给予被动运动，动作应平稳、缓和、有节奏，运动方向与范围符合其解剖及生理功能，以不引起明显疼痛及肌肉痉挛为宜，避免再骨折；可配合器械或支架进行辅助训练，如 CPM 机等。

2. 肌力训练 逐步增加肌肉训练强度，引起肌肉的适度疲劳。外固定解除后，可逐步由等长收缩练习过渡到等张收缩练习及等张抗阻练习。当肌力为 0～1 级时，可采用水疗、按摩、生物反馈电刺激、经皮神经电刺激、主动助力运动等；当肌力为 2～3 级时，以主动运动或主动助力运动为主，辅以水疗、经皮神经电刺激等；当肌力达到 4 级时，应进行抗阻练习，但需保护骨折处，避免再次骨折。

3. 物理因子治疗 红外线、石蜡疗法等热效应治疗可作为关节功能牵引等手法治疗前的辅助治疗，能够显著提高牵引疗效；局部紫外线照射可镇痛消肿，促进骨折愈合；音频治疗、超声波疗法能软化瘢痕、松解粘连。

（四）骨折愈合后期

骨折后 8～12 周。此期从骨折临床愈合到骨痂改造塑型完毕，骨折端已稳定，能耐受一定的应力，外固定已拆除，患肢的肌肉和关节得以进行更大范围的训练。此期康复目标是扩大关节各方向的活动范围，恢复肌力，增加肢体运动功能，重新训练肢体的协调性和灵巧性，促进生活和工作能力的最大限度恢复。

但需注意，骨折从临床愈合到骨性愈合需要相当长的时间，功能训练的时间和强度应循序渐进，逐步使患者适应，既不能超前，也不能滞后。要根据患者的体征及影像学表现判定是否骨折愈合，确定能够适应的运动。若骨折尚未愈合，而判定错误后过早使用患肢，会影响骨折的对位对线，最终畸形愈合。

1. 肌力训练 应首先确定主要受损和次要受损肌群，及该肌群现有的功能水平，根据肌力情况选择肌力训练方式，本阶段可逐步进行等张抗阻训练，有条件者可进行等速训练。

2. 关节活动度训练 除继续进行前期的关节主动运动、被动运动、助力运动外，若仍存在关节活动度受限，可进行关节牵引、关节松动技术等。关节牵引是在固定器械上利用自身体重进行被动的关节牵引，使关节周围的软组织在其弹性范围内得到牵伸。牵引力量以患者感到可耐受的酸痛、但不产生肌肉痉挛为宜，每次 10～20 分钟，每日 1～2 次。对于关节中度或重度挛缩者，可在两次功能训练的间歇期，使用夹板固定患肢，减少纤维组织弹性回缩，维持治疗效果。对僵硬的关节，可配合热疗进行手法松动，即关节松动技术。医护人员一手固定关节近端，另一手握住关节远端，在轻度牵引下，按其远端需要的运动方向松动，使组成骨节的骨端能在关节囊和韧带等软组织的弹性范围内发生移动。

3. 负重练习及步态训练 对于上肢骨折，如全身状况允许，原则上不卧床休息，应尽早下地进行步行训练。对于下肢骨折，需根据骨折的类型、固定的方式及骨科医生的随访决定何时开始负重练习，并遵循循序渐进的原则，在站立练习的基础上依次作不负重、部分负重、充分负重的步行练习，并从持双拐步行逐步过渡到健侧单拐、单手杖、脱拐步行。若患者能充分负重，可做提踵练习、半蹲起立练习等以增加负重肌肌力。此期也应加强站立位平衡训练，可进行重力转移训练，由双侧重力转移过渡到单侧重力转移、由矢状面不稳定平面过渡到冠状面，以训练患者的平衡能力。当患者获得了一定的动态稳定性后还可运用平衡系统训练仪进一步提高患者的平衡性。

4. 日常生活活动能力及工作能力训练 可通过进行各种日常生活活动的训练（如进

食、更衣、如厕、个人卫生及家务劳动等)、作业疗法（如编织、木工、缝纫、装配等）和体育锻炼，来改善和恢复患肢的灵活性和技巧性、提高身体素质、恢复 ADL。

（五）中医康复护理措施

骨折常用的中医康复措施包括中药疗法、针灸疗法、推拿疗法和热敷熏洗法等。康复护理人员应积极配合医生、治疗师，做好各项操作的准备和操作后的护理，如房间和物品的消毒、安排患者的体位、密切观察患者的反应和严格查对制度等。如果发生烫伤，要通知医生及时处理，同时加强护理，避免感染。

四、康复教育

（一）心理调适

骨科患者因疼痛及担心预后不良，易产生紧张、猜疑心理，创伤严重者甚至会出现焦虑、恐惧和躁动等负面情绪。护士应加强护患沟通，适时给予安慰与支持，并向患者提供因人而异的病情解释和健康教育，以缓解患者因知识缺乏，或不能正确应对疾病所致的健康、工作、生活等方面的改变而出现的不良情绪。此外，护士要主动与患者家属沟通，共同鼓励、引导患者调适好心理状态，积极参与到康复训练中去。

（二）饮食指导

绝大部分骨折患者食欲下降，易便秘，所以需给予易消化的食物，鼓励多吃蔬菜和水果。老年人常伴有骨质疏松，骨折后也易引起废用性骨质疏松，宜给予高钙饮食，必要时补充维生素 D 和钙剂，甚至是接受专业的骨质疏松用药。适量的高蛋白、高热量饮食有助于骨折后骨折愈合和软组织修复。骨折后患者体内的锌、铁、锰等微量元素的血清浓度均明显降低，动物肝脏、海产品、黄豆、蘑菇等含锌较多；动物肝脏、鸡蛋、豆类、绿叶蔬菜等含铁较多；麦片、芥菜、蛋黄等含锰较多，可指导患者适当补充。

（三）指导患者合理进行功能锻炼

根据骨折部位不同，指导患者进行相关肢体的活动度、肌力训练，以及转移和行走等功能训练。向患者及家属详细说明锻炼中的注意事项，避免发生意外。功能训练需循序渐进，活动范围由小到大，次数由少到多，时间由短到长，强度由弱到强，以患者不感到很疲劳、骨折部位无疼痛为度。

（四）指导患者定期复查

告知患者如何识别并发症。若患者肢体肿胀或疼痛明显加剧，骨折远端肢体感觉麻木、肢端发凉，夹板、石膏或外固定器械松动等，应立即到医院复查。进行功能锻炼者，需每 1~2 周至康复科随访，由专业人员评估当前的训练状况及功能恢复情况，及时调整训练方案。

（海润玲）

扫码"练一练"

扫码"学一学"

第七节 截 肢

▷案例

患者，女性，68 岁，患糖尿病 10 余年，近 2 个月右下肢刺痛、麻木、感觉迟钝丧失，右足第 3、4 脚趾变黑坏死，伴局部组织溃疡。后逐渐向脚掌和小腿蔓延，右小腿已发黑坏死，建议截肢。

1. 截肢患者可能出现哪些功能障碍？

2. 针对以上问题，应该采取哪些康复护理措施？

一、概述

截肢是指为挽救生命，通过手术切除失去生存能力、没有生理功能、危及个体安全的部分或全部肢体。外伤、周围血管疾患、肿瘤及感染是截肢最常见的原因。截肢康复是以假肢的装配、使用为中心，贯穿从截肢手术、术后处理、康复训练、临时和永久假肢的安装和使用，直至重返家庭和社会的全过程。截肢康复的主要目标，是使患者尽可能地重建丧失肢体功能，早日回归社会，防止或减轻截肢对患者身心造成的不良影响。据 2006 年底中国残疾人联合会报告，我国截肢者约有 220 万人，其中部分患者因截肢后没有得到及时、合理的康复，或因残肢并发症以及其他原因尚未安装和穿戴假肢，或因假肢不理想，影响了残肢功能的发挥，最终导致其自理生活和劳动能力的不同程度的丧失，给个人、家庭及社会都造成很大的影响。因此，对截肢者进行及时、有效的康复具有重要的现实意义。

二、主要功能障碍及评定

（一）主要功能障碍

1. 运动功能障碍　截肢平面的选择对患者的运动功能有着至关重要的影响，截肢平面越高，运动功能的丧失越严重。且由于高位截肢可利用的关节和肌肉少，加之假肢的主动控制系统更为复杂、笨重、操纵困难，假肢的装配和使用难度更大，功能恢复也更差。其他影响截肢后运动功能的因素主要表现为关节挛缩，活动范围受限。常见原因包括术后残肢关节长期置于不合理体位，如膝上截肢，髋关节长时间外展；截肢术后残肢关节没有合理固定，如小腿截肢，膝关节应固定在伸直位；瘢痕挛缩、残肢痛等。

2. 心理创伤严重　截肢会给患者带来的躯体残疾和缺陷，不仅影响其正常生理功能，而且会使其工作、生活自理能力下降甚至丧失，患者往往难以接受现实，产生严重的心理障碍，出现一系列不良心理反应和消极情绪，如悲观、沮丧、焦虑、自我封闭等，对于家庭、婚姻、工作、生活等问题忧心忡忡。不同年龄段截肢者的心理状态各异，截肢后的幻肢痛也会加重患者的恶性心理反应。

（二）康复护理评定

1. 截肢总体情况评定　截肢的总体情况评定包括全身状况的评定和残肢状态的评定。前者包括患者的一般情况，如患者年龄、性别、截肢部位、截肢原因等；是否患有其他系统疾病；是否伴有其他肢体功能障碍。后者主要包括以下几个方面。

（1）残肢外形　为了适合现代假肢接受腔的配戴，目前残肢形状以圆柱形为佳。

（2）残肢长度　测量膝上截肢应从坐骨结节开始、膝下截肢应从胫骨平台或髌韧带中点开始、上臂截肢应从肩峰开始、前臂截肢应从肱骨外上髁开始，测量从上述位置到残肢末端的距离。测量时要注意分别测量骨和软组织的长度。截肢尽可能保留残肢的长度，但小腿截肢除外，小腿截肢以中下 1/3 交界处为佳。残肢长度如能保证 15cm，就能安装理想的假肢。

（3）残肢周径 上臂残肢，从腋窝每隔2.5cm测量1次，直至断端。前臂残肢，从尺骨鹰嘴向下每隔2.5cm测量1次，直至断端。大腿残肢，从坐骨结节开始每隔5cm测量1次，直至断端。小腿残肢，从胫骨外侧髁起每隔5cm测量1次，直至断端。

（4）残端皮肤状况 包括是否有溃疡、感染、窦道、破损或皮肤松弛、褶皱，重点承重区是否有瘢痕等。

（5）关节功能 主要包括残肢关节是否存在畸形、残肢关节活动范围等。

（6）残端主要肌群的肌力 至少达到三级以上才能配戴假肢。

（7）残肢痛 疼痛的程度、发生时间、诱因等，重者不能配戴假肢。

（8）假肢舒适程度 分舒适、一般、不好。

（9）平衡 包括安装假肢前、后的平衡状况。

2. 日常生活活动能力评估

（1）上肢假肢日常生活活动能力评估 对于一侧上肢为假肢者，应观察其假肢辅助正常手动作的功能。主要评估指标为10项动作，计100分，包括穿脱上衣、穿脱假肢、穿脱袜子、系扣子、翻书页、穿针、钥匙的使用、书写、用筷子进食、削水果皮。能独立完成每项计10分，不能完成计0分。

（2）下肢假肢日常生活活动能力评估 主要评估站立、上楼梯、下楼梯、粗糙地面行走、手拐的使用、单拐的使用、双拐的使用、迈门槛、平地前进5m、平地后退5m，共计10项动作，计100分。能独立完成每项计10分，不能完成计0分。

三、康复护理措施

（一）康复目标

1. 使用假肢前的康复目标

（1）躯体方面 ①保持正确的残肢的肢体位置，一般要求各关节保持中立位；②增强残肢关节活动度、增强肌力；③消除残端肿胀；④增强健侧上肢、下肢和躯干的肌力；⑤提高平衡能力；⑥增强全身体能。

（2）心理方面 ①接受和建立使用假肢的思想；②了解假肢的构造和功能；③了解护理残肢的重要性和方法；④了解康复训练的目的、程序、内容和所需时间。

2. 穿戴临时假肢后的康复目标 掌握穿戴假肢的正确方法；立位平衡、假肢侧单腿站立时间在2~5秒及以上；不使用辅助具行走，上、下台阶，迈门槛，左右转；提高步行能力；提高实用动作能力。

3. 穿戴正式假肢后的康复目标 主要目标是尽可能实现日常生活活动自理。同时要求能正确穿戴、使用、保养假肢。

（二）康复护理的具体措施

1. 纠正自我形象紊乱 截肢后必然带来不同程度的躯体残疾和缺陷，影响形象，患者往往难以接受，从而产生巨大的心理压力，出现情绪低落、抵触、绝望、无助等一系列心理问题，所以在术前必须做好患者的心理护理。护士应与家属一起，为患者营造一个友善的氛围，平稳患者的情绪。待患者情绪平稳后，耐心向患者说明截肢的必要性，告之患者术后可以安装假肢，通过康复训练恢复正常的工作、生活，并预先告知患者其截肢平面的高低将影响美观和术后的伤残程度等。鼓励患者正视现实,取得患者的信任与配合,建立良好的护患关系。截肢术后,医护人员应以热情关怀的态度,消除患者心中的恐惧、自卑、逃避,在与医护人员的交流中建立起截肢后与人交流的信心。还可通过向患者展示配戴假肢者的生活、工作图片,鼓励患者多与开朗、乐观者接触,让患者看到希望,积极调整心态,积极投入到术后的康复训练中。当患者可以坐起、日常生活能自理时,应及时给予赞扬以巩固信心,让患者体会到新的行为和生活方式带来的愉快心情,以此来强化新的行为方式。

2. 预防患者潜在性的生命体征不稳 床旁备齐各种抢救用品;患者取仰卧位,血压未稳定前切忌翻身,注意观察并改善血压及重要脏器的生理功能,防止并发症发生;全麻及危重患者应保持呼吸道通畅,注意观察并改善血压及重要脏器的生理功能,防止并发症发生;保持静脉输液通畅,以免影响全面治疗。

3. 使用假肢前的功能训练

(1) 呼吸训练 使用假肢的患者,由于惯常运动模式的改变等原因,行走时比正常人需要消耗更多的能量,如外伤性膝下截肢者的耗氧量比正常人约多25%。而截肢术后,患者需长时间卧床休息,身体各项机能均下降。因此,应尽早开始呼吸训练,改善患者的呼吸功能。一般来讲,在患者麻醉清醒后即可开始呼吸训练。

1) 鼓励患者深呼吸、咳嗽、咳痰,以预防肺部感染,每日30~40次。

2) 采用腹式呼吸锻炼膈肌,步骤如下:患者取平卧位;有效咳嗽排出气道内的分泌物;将左右手分别放在上腹部、前胸部,观察锻炼时胸、腹部的呼吸运动情况;患者经鼻慢而深吸气,吸气时有意应用膈肌将腹部鼓起,达到上腹部最大隆起;呼气时将腹部尽量回缩,推动膈肌上移,以帮助排泄和膈肌休息;呼气时间要比吸气时间长1~2倍,每日2次或3次,每次5分钟。

(2) 关节活动训练 原则是从被动活动到主动辅助活动再到主动活动,循序渐进。具体方法如下:术后24小时在不引起不能耐受的疼痛的情况下,进行被动的范围尽量接近正常的最大限度的关节屈、伸、外展、内收等活动,活动时速度要缓慢,动作要轻柔。屈、伸、外展、内收每日2次,每次3遍,当患肢疼痛减轻后逐渐过渡为主动辅助运动。最后由患者进行主动运动,每日2次或3次,每次10~15分钟。

(3) 增强肌力与耐力训练 以肌肉的等长运动为主的抗阻运动可以增强肌力与耐力。让患者单纯地做肌肉的等长收缩,患者容易产生厌烦心理,不易坚持。因此,为患者制定以下训练计划。

1) 伸髋肌训练 仰卧,残肢下垫一软枕,嘱患者使残肢向下尽量将软枕压扁并坚持5~6秒。

2) 屈髋肌训练 仰卧,健肢屈髋屈膝,双手抱住健侧膝盖,将残肢尽量屈曲坚持5~6秒。

3) 髋内收肌训练 仰卧或俯卧,双腿间夹一软枕,嘱患者使残肢尽量内收将枕头压扁并坚持5~6秒。

4) 髋外展肌训练 仰卧或俯卧,嘱患者将残肢尽量外展并坚持5~6秒。

以上活动每天各做6~10次,每次各5遍。3~5天后可将软枕换成稍硬的海绵块,让患者看到自己取得的进步,增强信心,坚持锻炼。

4. 穿戴假肢后的训练

（1）上肢假肢的训练　首先从训练截肢者熟悉假肢和假肢控制系统开始，然后训练手部的张开和闭合动作、抓握不同大小和形状的物品。对于双侧上肢截肢，假肢的功能训练更为困难和复杂。通常要为截肢者选择各种工具型手部装置，进行实际操作训练。

（2）下肢假肢的训练　让截肢者面对镜子观察自己使用假肢行走时的步态，对各种异常步态予以纠正。训练截肢者在石子路、砂地等不平路面行走。同时还要进行上下台阶、迈门槛、跨过沟渠及障碍物的训练，灵活性训练，对突发状况作出快速反应得训练等。

5. 残肢疼痛的护理

（1）音乐疗法　音乐疗法作为一种古老的疗法能有效减轻急、慢性疼痛。术后早期及整个住院期间让患者戴耳机听平日喜爱的音乐，每次 30 分钟，每日 5 次或 6 次。

（2）放松疗法　骨骼肌放松减少肌肉异常收缩，减轻疼痛。

（3）拍打疗法　术后局部伤口疼痛减轻后，用手掌轻拍打残端，每次 3～5 分钟，每日 3～6 次。几日后教会患者自行拍打，因患者本人更能掌握拍打力度，拍打可以使残端传递新的末梢神经冲动以减轻疼痛，同时减轻感觉过敏。

（4）温水浴　当残肢切口拆线，完全愈合后使用温水浴，改善患肢血液循环，缓解疼痛。

四、康复教育

1. 保持适当的体重　现代假肢接受腔的形状、容量十分精确，一般体重增减 3kg，就会引起腔的过紧、过松，所以应叮嘱患者注意保持适当的体重。

2. 积极引导患者进行功能锻炼，防止残肢肌肉萎缩　截肢后的患者无论年龄大小、教育程度高低，均表现出对康复训练的抵触。其原因除了疼痛外，更多是因为患者认为活动对残肢恢复不利，本质是患者康复知识的匮乏。残肢肌肉训练可防止残留部分肌肉发生萎缩，最大限度地发挥残肢的功能。功能训练前要帮助患者了解锻炼肌力、防止关节僵硬、支具使用训练的意义，从而全身心地投入到康复训练中来。

3. 防止残肢肿胀或脂肪沉淀　截肢者在不配戴假肢时，残肢应使用弹力绷带包扎，尤其是夜间或因某些原因而一段时间内不能配戴假肢时。

4. 保持残肢皮肤和假肢接受腔的清洁。

5. 其他　指导患者注意安全，搬动残肢时，注意保护残端；更换床上用物时动作轻巧，避开残端。密切观察残肢病情变化，定期复查。

（海润玲）

第八节　颈椎病

📖**案**例

患者，女性，48 岁。1 年前感颈、肩部不适，未延医诊治。后因工作繁重，颈项强直，颈、右肩明显疼痛，并有右上肢放射痛，手指麻木，右上肢沉重，偶有持物坠落。体查项部皮下有结节感，右肩肌肉紧张，C_5、C_6 横突旁有深压痛，右上肢肌力下降，肱二头肌腱

扫码"练一练"

扫码"学一学"

反射正常。X线片示颈椎生理曲度变直，部分稍呈反弓，$C_3 \sim C_7$颈椎椎体后上缘见不同程度唇刺状骨质增生影，C_5、C_6椎体两侧钩突变尖。患者系电脑程序员，有长时间坐位工作史。

1. 颈椎病分为哪几型？该患者颈椎病属何型？
2. 应采取哪些康复护理措施？
3. 怎样对患者做好健康教育？

一、概述

颈椎病（cervical spondylosis），是颈椎椎间盘组织退行性改变及其继发病理改变累及周围组织结构（神经根、脊髓、椎动脉、交感神经等），出现相应的一系列临床表现。颈椎病是中、老年人的常见病和多发病，近年来其发病年龄有年轻化的趋势。21世纪初，世界卫生组织（WHO）公布《全球十大顽症》，其中颈椎病就位列第二。目前我国颈椎病患者约有2亿多人，无性别差异。年龄增长，日常不良的生活习惯及工作姿势不当，如长期低头工作、床上看书、高枕睡眠、坐位睡觉等都可能使颈椎病患病率增加。

二、主要功能障碍及评定

（一）主要功能障碍

颈椎病按临床症状可分为颈型、神经根型、脊髓型、椎动脉型、交感型和混合型六型，其主要功能障碍分别如下。

1. 颈型　又称"软组织型颈椎病"，主要表现有颈部疼痛、酸胀、僵硬等不适症状，在颈后棘突、棘突间或棘突旁常有相应的压痛点。该型为颈椎病的起始阶段。X线片颈椎有曲度改变、椎间关节不稳等表现。

2. 神经根型　在颈椎病中发病率最高，主要表现为颈部活动受限及颈肩部疼痛。上颈部病变，颈椎疼痛向枕部放射，表现为枕部感觉障碍、皮肤麻木。下颈部病变，颈肩疼痛向前臂放射，表现为手指呈神经根性的麻木和疼痛。体检可见臂丛神经牵拉试验阳性，椎间孔挤压试验阳性，受累神经支配区皮肤感觉障碍，肌肉萎缩及肌腱反射改变。

3. 脊髓型　脊髓型颈椎病是由椎间盘的突出物刺激或压迫交感神经纤维，反射性地引起脊髓血管痉挛、缺血而产生脊髓损害的症状，是颈椎病中最严重的类型，占颈椎病的10%~15%。早期表现为单侧或双下肢发紧，以后无力，软弱，以至行走困难，抬步慢，行走不稳，双足有踩棉花样感觉。上肢运动功能障碍、感觉功能障碍表现为手部肌无力、手指精细运动功能障碍、上肢发麻。严重者发展至四肢瘫痪，体检时见，四肢肌力减弱，下肢肌张力高，肌反射亢进，病理反射征阳性；上肢肌张力降低，腱反射迟钝，浅反射消失；感觉障碍平面往往与病变节段不相等，并缺乏规律性。

4. 椎动脉型　是椎间关节退变压迫并刺激椎动脉，引起椎基底动脉供血不足。主要症状是头痛、头晕、眩晕，甚至猝倒，可伴有恶心、呕吐、耳鸣等。症状严重者，可出现脑供血不足，进食呛咳、咽部异物感。X线片显示上颈椎节段性不稳或枢椎关节骨质增生。体检时，可出现椎动脉扭曲试验阳性。

5. 交感型　根据患者病情不同，有的患者以交感神经兴奋为主，有的以抑制为主，有的先兴奋后抑制。主要表现为头痛、头晕、眼胀、流泪、视物模糊、肢体发凉、心率异常、血压异常、少汗或无汗等。体检时，头后仰压颈试验多呈阳性。

6. 混合型　为上述两种或两种以上类型的症状和体征混合存在。常以某一类型为主，其他类型不同程度地合并出现。

（二）康复护理评定

颈椎病可以从疼痛、关节活动度、肌力、感觉、反射、压痛点等方面进行单项评定。

1. 疼痛评定　疼痛是最常见的症状，疼痛与病变的类型和部位有关。颈型表现为颈部疼痛。神经根型表现为颈后部和肩部的疼痛，当神经根受到压迫或刺激时，疼痛可放射到患侧上肢及手部。若头半棘肌痉挛，可刺激枕大神经，引起偏头痛。

2. 颈椎活动范围评定　采用量角器对颈椎旋转、伸展、屈曲、侧屈的角度进行测量。颈椎的屈曲与伸展的活动度，寰枕关节占50%，旋转度寰枢关节占50%，所以，上颈椎的疾病最易引起颈椎活动度受限。神经根水肿或受压时，颈部出现强迫性姿势，影响颈椎的活动范围导致颈椎活动受限。

（1）旋转　嘱患者在尽可能舒服的情况下向一侧转头，然后再向另一侧转头。旋转的范围为70°。肌紧张定位明确提示肌肉张力增高，疼痛弥散提示软组织受刺激或炎症，局限性疼痛提示关节突综合征或关节囊受刺激。

（2）伸展　嘱患者在尽可能舒服的情况下向上看。在颈椎主动伸直过程中，患者应能在感觉很舒服的情况下看到天花板。伸展使关节突、关节间隙及椎间孔截面积减小，如果存在关节突关节固定或关节囊刺激，则会引发局限性疼痛。伸展时枕骨下肌群紧张，会引起枕骨下区疼痛；如果颈前肌群已受损，则会引起颈前区疼痛。肩、头区或肩胛区的牵涉剧痛提示关节受刺激；若前臂、上臂或手部相应皮节的牵涉痛则提示可能有臂丛神经根疾患。

（3）屈曲　嘱患者在尽可能舒服的情况下屈头至前胸部。在颈椎主动屈曲时，下颌与前胸间有两个手指尖宽的距离属于正常颈椎屈曲活动范围。屈曲时，椎骨关节突关节张开，使关节疾患引发的疼痛得到缓解。然而，屈曲会拉伸包括颈椎伸肌与斜方肌在内的颈背部与肩部的肌肉，引起牵拉感和疼痛。

（4）侧屈　患者取坐位或站位，嘱患者使耳朵尽可能地向肩部靠。正常屈曲范围约45°。侧屈时同侧疼痛通常提示椎关节疾患，对侧疼痛或紧张通常提示颈部肌肉损伤或肌张力增加。侧屈使同侧关节突关节间隙和椎间孔截面积减小，可引发肩部和头部的弥散性牵涉痛。如果有关节刺激，则疼痛可牵涉至肩胛区。若有神经根刺激，侧屈可引发臂或手相应皮节的剧痛、麻木或麻刺感。颈部侧屈受限则提示关节囊纤维化或退行性关节病。

3. 肌力评定　常用徒手肌力评定法对易受累肌肉进行评定，并与健侧对照。常评定的肌肉有：①冈上肌（冈上神经，C_3），作用为外展、外旋肩关节；②三角肌（腋神经，C_5、C_6），作用为屈曲、外展、后伸、外旋、内旋肩关节；③胸大肌（胸内、外神经，C_5～T_1），作用为肩关节屈曲、内收、内旋；④肱二头肌（肌皮神经，C_5、C_6），作用为肘关节屈曲、前臂旋后；⑤肱三头肌（桡神经，C_7、C_8），作用为肘关节伸展；⑥伸腕肌（桡神经，C_6、C_7），作用为腕关节伸展；⑦骨间肌（尺神经，C_8～T_1），作用为手指内收、外展。

三、康复护理措施

（一）物理疗法

1. 颈椎牵引　颈椎牵引是治疗颈椎病常用且有效的方法，操作简便安全。颈椎牵引有助于解除颈部肌肉痉挛，使肌肉放松，缓解疼痛；松解软组织粘连，牵伸挛缩的关节囊和韧带；改善或恢复颈椎的正常生理弯曲；使椎间孔增大，解除神经根的刺激和压迫；拉大椎间隙，减轻椎间盘内压力；调整小关节的微细异常改变，使关节嵌顿的滑膜或关节突关节的错位得到复位。颈椎牵引治疗时必须掌握牵引力的方向（角度）、重量和牵引时间3大要素，才能取得牵引的最佳治疗效果。颈椎牵引对严重脊髓型颈椎病和有明显颈椎节段性不稳者要慎用。

常采用枕颌吊带牵引，有坐位和仰卧位之分，一般每日牵引1~2次，每次时间为10~30分钟，10次左右为一疗程。牵引的角度可根据颈椎病变的部位进行调整，牵引角度越小，牵引力作用的位置则越靠近颈椎上段。病变部位在上颈段，宜采用颈前屈0°~10°的牵引角度；在中颈段宜采用颈前屈10°~15°的牵引角度；在下颈段宜采用颈前屈15°~30°的牵引角度。同时，还要注意结合患者的舒适度来调整牵引角度。神经根型者头部应前倾20°~30°，椎动脉型者前倾角宜小或呈垂直位，以患者无不适感为度。牵引的重量一般自3~4kg开始，逐渐增加至体重的1/5~1/10。在牵引过程中患者若出现不适症状，如大量出汗、面色改变、恶心、心慌、头晕或有窒息感等，症状较轻的应立即调整牵引重量及角度，并密切观察患者的反应，症状若无改善，应立即停止牵引，静卧休息。

2. 颈部制动　颈部制动的方法包括支架、颈托、颈围三类。可起到制动和保护颈椎，减少对神经根的刺激，减轻椎间关节创伤性反应，并有利于组织水肿的消退和巩固疗效，防止复发的作用。用石膏围领或颌胸石膏托，可应用于各型颈椎病患者，对急性发作期患者，尤其对颈椎间盘突出症、交感型及椎动脉型颈椎病的患者更为合适。颈围使用时高度要适宜，以保持颈椎处于中间位最适宜，建议最好量身定做。因长期使用颈围易引起颈部肌肉萎缩，关节僵硬，不利于患者的康复，因此颈椎病急性期过后应去除颈围。

3. 运动训练　运动疗法可增强颈与肩胛带肌肉的肌力，保持颈椎的稳定，改善颈椎各关节功能，防止颈部僵硬，改善血液循环，促进炎症的消退。矫正不良体姿或脊柱畸形，促进机体的适应代偿能力，防止肌肉萎缩、恢复功能、巩固疗效、减少复发，多在缓解期使用。运动训练时，应选择合适的动作和运动量，若训练时患者症状加重，应停止训练。常用颈部旋转运动、仰头运动、左右摆头运动等，必要时可以让患者学习颈椎操。颈项运动疗法有：①与项争力；②往后观瞧；③颈项侧弯；④前伸探海；⑤回头望月；⑥颈椎环转。脊髓型颈椎病及椎动脉型颈椎病发作期应当限制运动。

4. 颈椎关节松动术　按颈部的解剖结构、生理运动、附属运动和生物力学特点，对颈椎间各关节进行推、压和牵动等被动活动，改变神经根与椎间孔、椎动脉与钩椎关节以及横突孔等相对位置，缓解神经根受压、椎动脉迂曲、痉挛、肌肉紧张、疼痛等症，改善局部血液循环，增加颈椎的关节活动范围。常用旋转颈椎、拔伸牵拉、松动棘突横突及椎间关节等手法。

5. 其他物理因子疗法　主要目的是扩张血管、改善局部血液循环，解除肌肉和血管的痉挛，消除神经根、脊髓及其周围软组织的炎症、水肿，减轻粘连，调节自主神经功能，促进神经和肌肉功能恢复。常用的有：①直流电子导入法。主要应用直流电导入各种中西药，如普鲁卡因、醋等。每日或隔日1次，每次20~30分钟，每个疗程15~20次。②中药电熨法。每日或隔日1次，每次20~30分钟，15~20次为1个疗程。③高频电法。常用的有超短波、短波、微波等疗法，每日或隔日1次，15~20次为1个行程。接受高频治疗，患者身上不可有金属物。颈椎手术有内固定钢和戴有人工心脏起搏器的禁用高频治疗。

（二）中医康复护理技术

针灸、推拿疗效颇佳，亦可采用中药疗法。

（三）心理护理

颈椎病的治疗和恢复需要较长的时间，患者容易产生紧张、烦躁、焦虑、悲观的心理。给患者做详细的病情解释，使患者对颈椎病有一定的认识，并及时告知患者病情的好转情况，使患者增强战胜疾病的耐心和信心，保持良好的心态，积极配合治疗。让患者掌握必要的颈椎病知识和康复技术，进行主动康复。使患者主动进行康复，这对患者的心理也是十分有益的。

四、康复教育

1. 解释　向患者解释本病的发病原因、表现及其诊治计划。

2. 学习自我按摩　颈部按摩可改善局部血液循环，缓解软组织紧张，消除颈部肌肉疲劳，防止颈部僵硬。手法如下：①用双手拇指肚在风池穴（头颈交界，后正中线旁一指凹陷处）摩擦、点按1~2分钟；②用一侧拇、示指自颈后拿捏颈椎两旁肌肉或用双手拇指肚揉按颈椎两旁肌肉2~3分钟，应重点拿捏或揉按酸痛点；③将一侧手经前方放至对侧肩胛上部，用示、中、无名指肚揉按肌肉1~2分钟，再侧掌叩击上部肌肉10次左右，每日按摩1次，颈部疲劳不适时，可随时按摩。

3. 防寒预湿　避免风寒、潮湿，注意颈部保暖，寒冷季节外出时应戴围巾或穿高领毛衣等，夏季应避免空调冷风长时间直接吹向颈部，防止颈部受风寒侵袭，若颈部受凉，肌肉中的小血管收缩，代谢产物堆积，可以刺激肌肉发生痉挛，不仅使椎体之间的压力增加，而且颈部肌肉也容易发生劳损。如果一侧颈部肌肉痉挛，颈椎会长时间处于失衡状态。因此，颈部受凉不仅是颈椎病的重要病因，还会促使颈椎病发作。所以，夏季颈部久吹电扇，卧睡风口或冬季睡觉时被头压不紧等，颈部易受风寒，应尽量避免。

4. 防止外伤　应避免各种生活意外损伤和运动损伤。如乘车打瞌睡，若突然紧急刹车，易导致颈椎损伤，因此，乘车时应系好安全带，避免睡觉。体育锻炼方法不得当时，易导致颈椎运动性损伤。一旦发生损伤，应及时去医院早诊断和治疗。良好的睡眠体位，既能满足舒适度的需要，又能维持脊柱的生理曲度与支撑性。

5. 矫正不良姿势　纠正日常生活工作中的不良姿势，保持正常体位对预防颈椎病有较大的意义。①睡眠时，宜睡硬板床，注意睡眠姿势，枕头的合适高度是自己拳头的1.5倍高，枕芯填充物不要太软或太硬，最好用荞麦皮、稻壳、绿豆壳等透气好、经济实惠的物质作枕芯。②避免头偏向一侧，眼离桌面很近、头颈前屈加大等都是伏案工作时的不良姿势。正确的伏案工作姿势是：头颈端正，略向前屈，眼睛距离桌面的距离大约30cm，桌面面向自己20°斜面，能减少头颈前屈。③长时间伏案低头不动，颈部肌肉、韧带等组织受拉时间长，容易发生劳损，除书写、缝纫等工作、学习外，长时间操作电脑、打麻将也非常容易发生颈部劳损。一次伏案工作时间不宜过长，应在 1 小时左右做 1~2 分钟头颈部活动，在 2 小时左右起身做 1 次颈椎保健操。长时间视物可将物体放于平视处或略低于平视处。

（闵芬梅）

扫码"练一练"

扫码"学一学"

第九节　肩周炎

> **案例**
>
> 患者，男性，42 岁，1 个月前无明显诱因引起右肩关节疼痛，活动受限，梳头困难。后疼痛逐渐加重，入睡困难。体查肩峰明显可见，三角肌萎缩，肩峰下、结节间沟、冈下肌腱处压痛，右肩关节后伸、外展、内旋困难。X 线片示右肩关节肩峰下脂肪线消失，关节周围数个浓淡不均的钙化斑点，肩关节各骨位置关系正常。
>
> 1. 肩周炎的主要功能障碍有哪些？
> 2. 该患者应如何进行功能训练？

一、概述

肩关节周围炎（scapulohumeral periarthritis）简称肩周炎，又名粘连性关节囊炎、冻结肩、露肩风、五十肩等，是肩关节周围肌肉、肌腱、滑囊及关节囊等软组织慢性损伤性炎症。以肩关节疼痛、活动受限为主要表现。肩周炎多发生于 40 岁以上的中老年人，尤其以 50 岁左右多见，女性多于男性，男女发病率之比约为 1:3。本病有自愈趋势，自然病程在 1 年左右，长者达 2 年以上。

肩周炎按发病过程可分为急性期、慢性期、功能恢复期。按病理过程可分为凝结期（疼痛期）、冻结期（僵硬期）、解冻期（恢复期）。凝结期主要以疼痛为主，有束缚及不适感；冻结期主要以活动受限为主，仍有持续性肩疼，且夜间加重；解冻期主要以功能恢复为主，表现为疼痛逐渐减轻、活动度逐渐增加、炎症逐渐消退。

肩周炎病因迄今不明。一般认为肩周炎是在肩关节周围软组织退变基础上发生的。肩关节在生活中活动频繁，活动范围大且关节囊比较松弛，使周围软组织常受到挤压和摩擦，随着年龄逐渐增长肩关节承受外力能力减弱易发生退行性病变。疼痛和肌肉痉挛是引起活动障碍的原因。任何慢性损伤累及关节囊及周围的肌肉、肌腱、滑囊，均可造成非特异性炎症反应；此外，急性创伤（如骨折、脱位、挫伤）、颈椎病、冠心病引起肩部疼痛、肌肉痉挛均可造成关节囊周围粘连，诱发肩周炎。常见于以下 4 种情况：①肩部变应性疾病，如肩峰下滑囊炎、肱二头肌长头腱腱鞘炎、肩锁关节增生性关节炎等；②肩部以外远隔部位的疾病，如颈椎病、心脏病、肺尖癌、膈下疾病等均可引起肩部牵涉疼；③过久的不适当制动，如前臂、肘、腕部骨折后应用颈腕吊带悬吊上臂而未充分活动；④局部长期不动或少动，如脑外伤、脑卒中后瘫痪侧肢体肩关节所处的状态或上肢骨折、肩关节脱位固定时间过长等，使肩关节活动减少，从而导致周围软组织粘连和关节囊挛缩。

肩周炎病变主要发生在盂肱关节周围，包括肌、肌腱、滑囊、关节囊受损。常累及外层的三角肌，内层的冈上肌、冈下肌、肩胛下肌和小圆肌及其联合肌腱，此外三角肌下滑囊炎、肩峰下滑囊炎及喙突下滑囊炎也常与周围结构相互影响，以及累及盂肱关节囊。上述部位的病理变化主要表现为渗出和炎细胞浸润，继之出现纤维化，关节内、外粘连，从而产生疼痛和功能受限。

二、主要功能障碍及评定

（一）主要功能障碍

1. 疼痛　肩周炎疼痛主要表现为肩部周围阵发性或持续性疼痛，寒冷和疲劳易加重疼痛。急性期疼痛严重，可坐卧不安，夜间因疼痛无法睡眠，即使入睡也往往会因疼痛而惊醒，可以引起其他许多问题，因此解除疼痛是康复治疗的重要目的，也是患者的迫切要求。

2. 肩关节活动障碍　患者因肩部疼痛、肌肉痉挛、关节囊和肩部其他软组织挛缩及粘连而直接导致肩关节活动受限。早期症状为肩部活动度减小，进而出现持续性肩部疼痛，伴有肌痉挛。后期肩关节各方向的主动和被动活动均受限，梳头、穿衣等动作难以完成，甚至洗脸漱口也有困难。日久可见患肩肌肉萎缩，尤以三角肌明显，背阔肌和胸大肌严重痉挛。肩部有广泛压痛，压痛点常在肩前、外、后侧；肩关节各方向活动严重障碍，主要表现为外展、外旋、后伸、前屈、内旋等活动范围的减小。尤其做外展动作时，患者须侧身耸肩，可见典型的"扛肩"现象。

3. 日常生活活动能力下降　由于疼痛及关节活动受限，日常生活和工作受到极大影响，甚至梳头、穿衣、刷牙、洗脸、提物、个人卫生等基本活动明显受限。

4. 心理障碍　患者可因严重而持续的疼痛造成情绪波动，严重者可产生焦虑和忧郁，如果病程迁延较长则可能产生悲观失望。

（二）康复护理评定

1. 一般护理评定　对肩关节周围炎患者进行生理、精神心理、营养、皮肤、肢体观察、疼痛等方面评估。为进一步确定神经受损的性质、制定康复护理计划和判断预后提供可靠依据。

2. 运动功能评定　主要是肩关节活动度评定和肌力评定。用量角器测定肩关节活动度，肩关节周围炎患者肩关节外展上举、前屈上举、后伸及内旋等运动范围均小于正常范围，评定时注意与健侧进行对照性测量。长期制动，缺乏功能锻炼可导致肌肉萎缩无力、肌力下降，可用握力计、拉力计等测试系统或徒手肌力测试。

3. Constant – Murley 法　Constant – Murley 法是国内目前评定肩关节功能采用较多的方法，该方法简便、全面又科学。主要从疼痛、日常生活活动（ADL）、关节活动度（ROM）、肌力四方面对肩功能进行评定。满分 100 分，其中 35 分是来自患者的主观感觉，包括疼痛的 15 分和 ADL 的 20 分；65 分是来自医生的客观检查，包括 ROM 的 40 分和肌力的 25 分。具体见表 5 – 14。

表 5 – 14 Constant – Murley 肩功能评定标准

项目	评分
疼痛（最高15分）	无疼痛15分；轻度疼痛10分；中度疼痛5分；严重疼痛0分
ADL（最高20分）	日常生活活动的水平：全日工作4分；正常的娱乐和体育活动3分；不影响睡眠2分
	手的位置：上抬到腰部2分；上抬到剑突4分；上举到颈部6分；上举到头顶部8分；举过头顶部10分
ROM（最高40分）	前屈、后伸、外展、内收4种活动分别按下列标准评分（每种活动最高10分，4项最高40分）：$0°\sim30°$为0分；$31°\sim60°$为2分；$61°\sim90°$为4分；$91°\sim120°$为6分；$121°\sim150°$为8分；$151°\sim180°$为10分
	外旋（最高10分）：手放在头后、肘部保持向前为2分；手放在头后、肘部保持向后2分；手放在头顶、肘部保持向前2分；手放在头顶、肘部保持向后2分；手放在头顶、再充分向上伸直上肢2分
	内旋（最高10分）：手背可达大腿外侧0分；手背可达臀部为2分；手背可达腰骶部为4分；手背可达腰部（L_3水平）为6分；手背可达T_{12}椎体水平为8分；手背可达肩胛下角水平（T_7水平）10分
肌力（最高25分）	0级0分；Ⅰ级为5分；Ⅱ级为10分；Ⅲ级为15分；Ⅳ级为20分；Ⅴ级为25分

4. ADL评定 关节炎患者从事日常生活活动有受限的情况，应对其患侧进行 ADL 评定。评定时应了解其受限的程度，如穿脱上衣的困难程度；个人卫生时（洗澡、梳头等）活动受限的程度；从事家务劳动时（提拿物品、洗衣、拖地）活动受限的程度等。

三、康复护理措施

（一）物理因子疗法

1. 超短波或微波疗法 每次20分钟，每日1次，15~25次为1个疗程。治疗前严格掌握剂量和适应证，治疗后注意局部皮肤反应。

2. 红外线及蜡疗 用红外线照射肩前或肩后。蜡疗用蜡饼法，敷于肩关节区，每次20~40分钟，每日1~2次，15~25次为1个疗程。治疗中注意保护皮肤，防止烫伤。

3. 磁热按摩疗法 每次20分钟，1~2次/日。

（二）运动疗法

运动疗法是肩周炎最主要的治疗方式，可减轻关节周围软组织粘连，恢复肩部肌群力量，改善肩关节活动度。在无痛或轻度疼痛范围内，应积极进行关节功能的运动训练，急性期以被动活动为主，慢性期更强调主动运动。主要方法是使患肩做内旋、外旋、外展、环转、上举等运动，早晚练习，循序渐进，持之以恒。同时也应加强肩部肌群力量的锻炼。

1. 关节活动度练习 首先必须强调关节活动度练习应该在肩关节可忍受的轻度疼痛范围内进行，这也是肩周炎运动疗法的基本原则。ROM 练习在急性期主要作用是改善全身状况，促进血液循环和缓解炎症反应，防止组织粘连和肌肉萎缩，预防关节活动受限；恢复期主要作用是松解粘连，增强肩关节周围肌腱和韧带的弹性，从而逐步增加肩关节的活动度。根据不同的病情，选择不同的运动方法。

（1）急性期 急性期的 ROM 练习主要以被动活动为主，可以由医护人员或患者本人健侧肢体施行。患者患肢完全放松，健肢通过绳带或棍棒牵引或者由医护人员直接带动患肢进行肩关节各个轴面内的关节活动。患者个人通过采取适当的体位，充分放松肌肉，适当利用重力也可进行主动练习，通常采用下垂放松摆动法。如患者站立位因疼痛无法完成患肩前屈或外展90°，或虽可完成但引起明显疼痛，通过在床边采取俯卧位或仰卧位，患肩完全放松在床边缘外，利用重力即可完成前屈或外展90°。但是，急性期患者往往有明显的疼痛，肌肉的痉挛性保护非常明显，要做到完全放松有时会非常困难。因此，需要细致地指导患者学会如何放松，并反复训练直到患者可以做到随时完全放松。在此放松的体位，指导患者利用重力进行上肢的自由摆动，往往可以得到较好的关节活动训练效果。疼痛减轻时要尽量使用患侧进行日常生活活动。

（2）恢复期　恢复期的ROM练习主要以主动活动为主，可以借助各种运动器械。如徒手的爬墙或墙上画圈练习、肋木练习、棍棒练习、滑轮练习或拉力器练习等。仍然应该强调无痛练习原则。为了取得良好的练习效果，练习时要保证足够的练习时间和次数，每天2~3次，每次15~30分钟。

1）手指爬墙法　取立位且面对墙壁，患者手掌触摸墙壁或双手摸墙壁，缓慢向上摸爬，直到受限难忍为止，休息会儿再缓慢把手向下放回原处，反复练习。

2）拉轮法　双手分别握住通过定滑轮的绳索，上下拉动锻炼。

3）体后拉手法　双手反背，然后由健侧手握住患侧手，慢慢向上提拉，以能忍受为度。

4）旋转摇肩法　取弓箭步，一手叉腰，另一手握拳，靠近腰部做前后、内外环绕旋转动作，反复数遍。

5）梳头动作　患者采取站位或卧位，患侧手经前额、对侧耳部绕头一圈，做梳头动作。

2. 肌力练习　肩关节固定状态下，进行肩关节内收、外展、上举、内旋、外旋的等长性肌力训练，以维持和增强肩关节周围肌的肌力。肌力练习主要适用于恢复期，训练时也应该遵循无痛原则，常和关节活动度练习同时进行。有明显的肌力下降和肌萎缩者，应强调抗阻训练。

（三）日常生活活动护理训练

在有目的的活动中增强肩关节功能。一些治疗性的作业活动如推沙模板、套管、插件练习也十分有益。

（四）中医康复护理技术

针灸推拿适用于肩周炎任何一期的治疗。推拿常用揉法、按法、点穴法、弹拨法、摇法、扳法等。

（五）心理护理

肩关节周围炎的治疗和恢复需要较长的时间，故要给患者做详细的病情解释，使患者对肩关节周围炎的病情有一个较好的认识，并及时告知患者病情的好转情况，鼓励患者坚持进行体育锻炼，使患者增强战胜疾病的耐心和信心。

四、康复教育

1. 避免诱发因素　注意肩关节的保暖，防止肩关节长期受冷风吹袭，夏天睡觉时不要露肩吹风。避免肩关节长期不活动。避免双肩长期不良姿势造成慢性劳损和积累性损伤。一旦发生损伤应及时治疗。

2. 坚持肩关节疗法的护理 以防关节功能障碍与肌萎缩的发生。

3. 坚持体育锻炼 可进行太极拳、太极剑、保健操、打羽毛球等适合自身特点的锻炼项目。但要注意运动量。

4. 注意饮食调养 早期饮食宜清淡、易消化，水分要充足，忌生冷辛辣食物。病情迁延不愈或久病体虚，宜适当增加滋补食品等。补充钙质及含蛋白丰富的食物。

5. 保持良好的心态 合理地安排工作、学习和生活，树立战胜疾病的信心。

（闵芬梅）

扫码"练一练"

扫码"学一学"

第十节　腰椎间盘突出症

案例

患者，男性，45岁，2周前无明显诱因出现腰部疼痛，左小腿后放射性疼痛、麻木，活动后加重，夜间疼痛加重，膝关节以后发凉。体查腰椎前突消失，轻度侧右弯；L_4、L_5、S_1棘突右侧深压痛，可诱发右下肢放射性疼痛、麻木；右侧直腿抬高试验及加强试验阳性（30°），右跟腱反射消失，小腿后及足底皮肤浅感觉迟钝，踇趾跖屈肌力4级。MRI示L_4~L_5、L_5~S_1椎间盘突出，L_3~L_4椎体骨质增生。

1. 该患者应采取哪些护理措施？

2. 应对该患者进行怎样的康复教育？

一、概述

腰椎间盘突出症（lumbar disc herniation，LDH）是由于腰椎间盘在各种因素影响下，纤维环破裂，髓核突出或脱出，压迫神经根及周围组织，产生以腰腿痛为主要表现的临床症候群。引发腰椎间盘突出症的原因很多，主要为腰椎间盘的退行性变，但也与腰椎过度负荷、外伤、受寒等因素有关。椎间盘突出以L_4~L_5、L_5~S_1最多见。腰椎间盘突出是发病率较广的脊椎病，劳动强度较大的行业发病率偏高，多发于20~50岁的青壮年。腰椎间盘突出症的临床症状与其突出和压迫的部位有关。单侧突出者可伴有一侧下肢放射性疼痛或麻木，双侧突出者则出现双侧下肢症状。中央型突出者可伴有间歇性跛行等。压迫马尾神经者可出现会阴麻木及大小便障碍等。

二、主要功能障碍及评定

（一）主要功能障碍

1. 疼痛 是患者最常见的症状，急性期以神经根性疼痛为主，常伴烧灼感。缓解期以慢性疼痛为主，常反复发作。其中腰痛又是最早出现的症状，打喷嚏、咳嗽时症状加重。休息后疼痛减轻，站立时疼痛加重，坐位最严重，下肢放射疼是该病主要症状，一般是从下腰部向臀部、大腿后方、小腿外侧及足底部放射。多为一侧疼痛，少数患者有双侧痛。常为一侧或双侧下肢放射疼痛。

2. 肌力改变 神经根长时间受压，下肢肌力可出现减退、松弛或亢进状态。

3. 腰椎活动度受限 急性期腰椎各方向活动度前屈、后伸、侧屈等均可出现受限减小。

4. 腰骶椎曲度改变 可出现曲度变直、侧凸、腰骶角的变化。

5. 感觉障碍 椎间盘组织压迫神经的触觉纤维和本体感觉时引起下肢麻木、发冷、发胀等。以大腿外侧较常见。

6. 对社会功能的影响 因长期腰椎活动受限和疼痛，影响工作和日常生活，给患者带来痛苦。

（二）康复护理评定

1. 疼痛评定 可通过视觉模拟评分法（VAS）、口述描绘评分法、数字疼痛分级法（NRS）、麦吉尔疼痛调查表法来评定，或利用日本骨科协会创立的 JOA 下腰痛评价表法进行评定。主要了解疼痛的部位、程度、性质等。

2. 腰椎活动度评定 采用量角器对前屈后伸、侧屈、旋转的角度进行具体测量，并与正常活动范围进行比较。

（1）前屈后伸 以 L_5 棘突为轴心，固定臂与脊柱矢状面中线平行，移动臂与 L_5 和 C_7 的连线平行，正常活动度前屈 $0°\sim45°$，后伸 $0°\sim30°$。腰椎间盘突出症患者腰椎前屈不超过 $0°\sim20°$，后伸可接近正常范围。

（2）左右侧屈 以 L_5 棘突为轴心，固定臂与脊柱冠状面中线平行，移动臂与 L_5 和 C_7 的连线平行，正常活动度左右各 $0°\sim30°$。腰椎间盘突出症患者腰椎向患侧屈时疼痛加重，不超过 $0°\sim10°$。

（3）左右旋转 以头顶正中为轴心，固定臂与脊柱冠状面中线平行，移动臂与顶正中肩峰平行。正常活动度左右各 $0°\sim45°$。腰椎间盘突出症患者腰部旋转受限，旋转范围不超过 $0°\sim20°$。

3. 其他评定

（1）身体状况评定 可出现椎旁压痛，患侧下肢放射痛，直腿抬高试验和加强试验阳性，脊柱侧凸身体姿势异常等。直腿抬高试验，患者仰卧，两腿伸直，被动抬高患肢。若抬高在 $60°$ 内出现坐骨神经痛则为直腿抬高试验阳性。直腿抬高加强试验，在直腿抬高试验阳性时，缓慢降低患肢高度，待放射痛消失，再被动屈曲踝关节，若再次出现坐骨神经痛则为阳性。注意加强实验仅在腿抬高试验阳性情况下进行。

（2）神经功能评定 可根据不同神经根受累表现出的感觉障碍、肌力改变、反射改变判断神经功能。

（3）影像学检查评定 腰椎 X 线片、CT 及 MRI 检查均可判断腰椎间盘突出部位及程度。

（4）心理评定 由于长期慢性疼痛和活动受限，易引起患者的抑郁和焦虑。对患者进行抑郁和焦虑评估，常用抑郁评估量表如 Beck 抑郁问卷、自评抑郁量表、抑郁状态问卷及汉密尔顿抑郁量表；常用焦虑评估量表如焦虑自评量表、汉密尔顿焦虑量表等进行评估。

三、康复护理措施

（一）原则和目的

防治结合、动静平衡。所谓防，是要防止发生，特别是防止复发，因而功能训练是长期的。所谓动静平衡，强调恢复脊柱的协调性与稳定性，即动态、静态的力学平衡。康复护理的目的主要是缓解疼痛、降低肌肉痉挛、改善关节活动度、提高肌力、矫正姿势、改善功能。

（二）具体措施

1. 物理疗法

（1）运动疗法

1）早期　在患者疼痛缓解后即可开始腰背肌功能训练。①五点支撑法：把头部、双肘及双足跟作为支撑点，使劲向上挺腰抬臀。②三点支撑法：腰背肌功能加强后在五点支撑法的基础上，可改用头部及足跟三点作为支撑。③飞燕式：俯卧位，双手后伸置于臀部，以腹部为支撑点，胸部和双下肢同时抬离床面，保持一定时间，然后放松。训练应循序渐进，逐渐加量，避免疲劳，训练时一定要使用腰部保护用具，如佩带护腰等，并注意避免腰部突然受力。

2）恢复期　可通过身体前屈、后伸、侧弯，弓步行走，腿后伸，提髋，蹬足等训练以加强腰背肌力量和脊柱稳定性。①仰卧起坐：患者取仰卧位双腿弯曲，双手上举，收缩腹肌使上身离开床直到坐起。②双膝触腋：患者取仰卧位，腰背部紧贴床面，双手抱住双膝，用力收缩腹肌使双膝接近腋部，保持30秒。

（2）肌力训练　当神经根刺激症状消除后可开始针对背伸肌和屈肌进行专门训练。常用的有 Mckenzie 式背伸肌训练和 Williams 式前屈肌训练。

（3）腰椎牵引　腰椎牵引可缓解腰背部肌肉痉挛，增加椎间隙，使突出物充分还纳，减轻对神经根的压迫，减轻关节滑膜的挤压，缓解疼痛，松解神经根粘连，改善神经的运动和感觉功能。常用的腰椎牵引有骨盆牵引、自身体重悬挂牵引等方法，牵引时应根据患者病情选择适合的牵引重量、方法、角度、时间。特别要注意不同牵引方法的适应证和禁忌证。

（4）物理因子疗法　是非手术治疗的重要手段，具有改善损伤局部血液循环、消炎、镇痛、兴奋神经肌肉、促进组织再生和松解粘连等作用。常用局部冰敷、中频治疗、超短波、微波、红外线、蜡疗、直流电药物离子导入、超声波等治疗方法。

2. 手法治疗　常用的有西医的脊柱力学治疗法和脊柱关节松动术，中医有针灸推拿。推拿可使突出物回纳、消炎镇痛、改善血液循环、纠正腰椎错位等作用，每次 15 ~ 20 分钟。手法使用时应由轻到重，由浅入深，忌用力过猛。

3. 康复工程　合适的腰围或护具，具有制动和保护腰椎的功能，急性期可使用内置支撑钢条的弹力腰围，以限制腰椎的运动，保证损伤组织得到充分休息。穿戴时间不能超过1个月，需要注意长期使用腰围带来的废用性肌萎缩和脊柱稳定性变差，心理依赖和相邻部位代偿性运动所致的疲劳性损伤。对家庭和工作环境常用设施进行改造，减少患者弯腰等动作，利于患者疾病康复。

4. 药物　常用非甾体抗炎药，疼痛剧烈时可选用激素类和甘露醇等。中药以活血通络止痛的药物口服或膏药、酊剂外用。

5. 心理护理　多倾听患者意见，与患者交流对疾病及康复治疗的看法，了解患者心理状态，用实际疗效鼓励患者，减少担忧和顾虑，增强患者战胜疾病的信心，坚持康复治疗。

6. 饮食护理　注意多食蔬菜、水果等粗纤维的食物，可促进肠蠕动，防止便秘使腹压增加，从而使症状加重。戒烟戒酒。

四、康复教育

1. 纠正不良姿位 使患者了解并维持正确的卧、坐、立姿势，卧位时尽量选用硬板床。保持正常的腰椎生理屈度，防止腰部肌肉劳损，延缓椎间盘退变。生活和工作中注意劳逸结合，避免长时间同一姿势或重复同一动作，不宜久坐久站，定时调整体位。劳累后注意卧床休息。

2. 运动指导 通过运动锻炼加强腰背肌力量，减轻腰椎负荷，延缓椎间盘退行性改变，防止腰椎间盘突出症的发生和复发。指导患者根据自身情况选择适合的运动锻炼方式，循序渐进坚持锻炼。可采用站立时前脚掌踩一本厚书使人体重心后移减少腰椎曲度的方法。倒走锻炼、太极拳、广播体操、健美操、游泳等锻炼方法均可使用。在运动前应先做好准备活动，注意避免锻炼过量，应保持低强度的温和训练。

3. 节能技术 搬抬重物时尽量采取屈膝屈髋下蹲的方法，采用合理方法，充分利用杠杆原理，学会省力的姿势和动作，减轻腰椎应力和负荷。避免长时间的弯腰拿物和直腿弯腰搬物等。工作和日常生活中遇到有腰部活动大的时候可佩带腰围，注意定期更换姿势，避免二次伤害。

4. 其他 肥胖者控制体重以减轻腰椎负荷。女性应避免穿过高的跟鞋，以免人体重力线改变引起腰肌劳损，应多穿软底的平鞋。卧具宜选硬板床。高靠背椅子中下 1/3 处应加靠垫，避免长期坐较软的沙发或椅子。注意腰部的保暖，避免腰部受寒刺激。

（闵芬梅）

扫码"练一练"

扫码"学一学"

第十一节 骨质疏松症

案例

患者，女性，64 岁。8 年前提重物时突发腰背疼痛，诊断为 L_2 压缩性骨折，之后腰背疼痛反复发作。1 周前再次发作腰背痛且较重，疼痛为持续性胀痛。X 线片提示 T_6、T_7、L_2 压缩性骨折。患者年轻时身高 164cm，近 6 年驼背明显，身高缩短为 158cm。X 线片检查椎骨密度降低，骨小梁变细、减少，间隙增宽。实验室检查：血钙 2.25 mmol/L，血磷水平 1.11 mmol/L，碱性磷酸酶（ALP）水平 98 U/L，甲状旁腺激素（PTH）水平 72 pg/ml。双能 X 线骨密度仪（DXA）测量的骨密度：$L_2 - L_4$ 0.682 g/cm²，T 评分 − 3.0；右股骨颈 0.503 g/cm²，T 评分 − 3.2；右大粗隆 0.578 g/cm²，T 评分 − 3.4。

1. 该患者应进行怎样的康复护理？

2. 应对该患者进行怎样的健康教育？

一、概述

骨质疏松症（osteoporosis，OP）是以骨量减少、骨组织显微结构发生改变、骨小梁松弛、骨的韧性降低和骨折的危险程度增加为特征的疾病。主要临床表现为疼痛、驼背、骨折、身长缩短等，其中骨痛是最常见的表现，而骨折则是最严重的表现。

骨质疏松症是由免疫、内分泌、营养、遗传等多种因素共同作用的结果。可分为原发性骨质疏松和继发性骨质疏松，原发性骨质疏松症包括老年性骨质疏松症（Ⅱ型）和绝经后骨质疏松症（Ⅰ型），占骨质疏松发病总数的85%～90%。继发性骨质疏松症主要由疾病等医学原因及不良嗜好所致，占骨质疏松发病总数的10%～15%。流行病学调查报告，60岁以上男性发病率约为10%、女性约为40%，常见于绝经后妇女和老年人，患有骨质疏松症者约有15.6%发生了骨折。

扫码"看一看"

二、主要功能障碍及评估

（一）主要功能障碍

1. 骨痛　原发性骨质疏松症常以骨痛为主要表现，其中女性患者骨痛的发生率占80%，男性占20%，骨痛可发生在不同部位，疼痛程度和性质也不同。骨痛最常发生在腰背部、肩部和足跟及病变部位。疼痛性质多呈酸痛、胀痛、持续性疼痛，可出现突发加剧。其特点是：在长时间保持固定姿势时出现疼痛，或疼痛加重。表现为早晨起床时疼痛明显，活动后减轻，同时伴有脊柱强直感，弯腰困难，挺直时酸痛。部分患者可伴随有腓肠肌阵发性痉挛，俗称"小腿抽筋"。也有部分男性患者骨病不明显，仅表现为全身乏力、体力下降、精神不足、负重能力降低。

2. 身高缩短和驼背　当骨质疏松时，椎体内骨小梁数量减少，骨质疏松而脆弱，椎体受压，致椎体缩短，身高缩短；此外，骨质疏松时负重或体重本身的压力使椎体受压变扁平致胸椎后突畸形，即驼背，驼背使身高进一步缩短。脊柱后突引起胸廓畸形，使肺功能受到影响。

3. 骨折　骨质疏松时，由于骨皮质变薄，骨的脆性增加，易发生骨折。骨折常是骨质疏松最先出现的症状。轻度的扭伤就可能发生骨折，有时无外力作用也可能发生骨折。骨折好发于股骨颈、腰椎和桡骨远端，因股骨颈含有丰富的松质骨且是主要的负重骨骼，最易发生骨折导致股骨头缺血性坏死，骨折不愈合，致残率较高。腰椎骨折主要表现为腰背突然出现锐痛，局部叩击痛，脊柱后凸等。若骨质疏松明显，桡骨远端在各种外力的作用下均有导致骨折的可能。

（二）康复护理评定

1. 诊断标准　用同性别同种族健康成人骨密度峰值的平均值减去测得的骨密度值，依据骨密度减少来判断（用标准差 SD 表示）：>2.5SD 并伴有骨折为严重骨质疏松；>2.5SD 为骨质疏松；1.0～2.5SD 为骨量减少；≤1SD 为正常。

2. 骨密度检查　是目前诊断骨质疏松症，预测骨质疏松性骨折风险，监测自然病程及评价药物干预疗效的最佳定量指标。常见的检测仪器有单光子骨密度仪、双光子骨密度仪、双能 X 光吸收仪等。

3. 骨痛分级　骨质疏松症引起的疼痛常用4级评分法。

Ⅰ级：剧痛，活动时疼痛无法忍耐（3分）。

Ⅱ级：中度疼痛，活动时疼痛可以忍耐（2分）。

Ⅲ级：轻度疼痛，活动时疼痛可以意识到（1分）。

Ⅳ级：无痛（0分）。

三、康复护理措施

对骨质疏松未发生骨折的患者，治疗目的主要是缓解疼痛，防止摔倒，降低骨折发生率。对骨质疏松骨折的患者，治疗目的主要是控制病情发展，消炎止痛，促进骨折愈合。

（一）运动疗法

运动时通过肌肉的收缩活动，刺激骨形成。运动量过度减少易引起骨质流失。维持一定的运动量，可以通过神经内分泌机制，为骨形成提供充分的矿物营养素，使骨矿含量增加。运动有利于绝经后妇女雌激素含量增加，使骨组织对甲状旁腺激素的敏感性降低，减弱破骨细胞的活动。因此，运动是防治骨质疏松的有效方法。常用方法如下。

1. 握力锻炼 用握力器每日训练 30 分钟以上能防止桡骨远端、肱骨近端骨质疏松。

2. 全身运动 以慢跑为主要方式，隔日跑 1～2km。

3. 俯卧撑 每日 1 次，尽量多做，每次所做数目不得少于前一次，此运动能防止股骨颈、肱骨远端、桡骨远端骨质疏松症。

4. 肢体运动 伸展或等长运动的最大作用是增加耐力，在此运动训练过程中，相关部位骨的负荷应力增加，血液循环改善，骨密度增加。上肢外展等长运动用于防止肱、桡骨骨质疏松，每日 1～2 次；下肢后伸等长运动用于防止股骨近端骨质疏松，每日 1 次；躯干伸肌过伸等长运动主要防止脊柱骨质疏松，每周 2～3 次，每次 10～20 分钟，可在站位或俯卧位下进行，重度骨质疏松患者可在坐位进行训练。

采用以上方法进行运动时，应避免运动量过大对身体造成伤害，预防运动时出现跌倒、摔跤等导致骨折。患者应选择适合自己的运动，循序渐进，持之以恒。

（二）物理因子疗法

1. 温热疗法 通过温热疗法可减轻骨痛，常用的有超短波、微波、红外线治疗，每日 1 次，疼痛明显时可采用中频电疗，骨质疏松合并骨折急性期采用冷热交替理疗。

2. 紫外线疗法 采用紫外线疗法，通过紫外线照射皮肤，内源性维生素 D 生成增加，促进钙的吸收及钙在骨中沉积，利于骨的生成。紫外线治疗的同时，应补充一定量的钙剂。紫外线照射法可用人工紫外线照射，也可进行日光浴，多进行全身照射，日光浴时也可局部照射。

（三）药物治疗

有证据表明许多药物可预防或降低骨质疏松患者骨折的发生，常用的药物治疗方法有：抗骨吸收的药物如雌激素、孕激素、钙制剂、维生素 D、降钙素等；促骨形成的药物如氟化物、雄激素、前列腺素、骨生长因子等。需注意药物疗效，避免不良的药物反应。

（四）饮食护理

均衡饮食，食用低盐、适量蛋白质和含钙丰富的食物。应注重维生素 D 和蛋白质的摄入。均衡的饮食为骨的再建提供重要的营养素。

（五）腰围和矫形器护理

腰围和矫形器的佩戴有助于矫正姿势、缓解疼痛、预防骨折发生。但不宜长期佩戴。

四、康复教育

1. 加强锻炼 尽可能多的参加一些运动，如散步、慢跑、打太极拳，做健身操、跳舞等，通过运动加强肌肉的收缩力和调节能力，增加骨的刺激量，改善骨组织代谢。研究表明，每日步行5000～10000步对防止脊柱和下肢骨质疏松有重要作用。运动尽量在室外，多晒太阳，因为日光照射有利于钙的吸收。

2. 合理饮食与营养　与骨质疏松关系密切的元素和营养素有钙、镁、锌、铜、锰、维生素D、维生素C及蛋白质，其中机体最缺乏的是钙和维生素D。因此，鼓励骨质疏松高危人群多食含钙及蛋白质丰富的蔬菜、水果，每日饮牛奶250ml以上，多食豆制品，食物品种要多样，粗细搭配，戒烟酒，不要过量饮用咖啡和碳酸饮料，养成良好的饮食习惯。女性生殖期对钙和维生素D的需求量增加，应指导及时正确地补钙和补充饮食。绝经前后由于女性激素的变化，骨的代谢受到很大的干扰，应指导妇女正确使用激素替代疗法，提高钙摄入量，保持心情愉快，适当锻炼，减轻工作和生活中的压力。

3. 注意环境安全　骨质疏松时，由于骨皮质变薄，骨的脆性增加，易发生骨折。因此，在锻炼和日常生活中要注意运动的幅度和强度，注意防止跌倒等意外的发生。老年人行走时防止摔倒可使用手杖辅助。患者应减少去往容易引起跌倒的地方，家居要注意照明、防止地滑、减少地面杂物等。患者的鞋需防滑，对站立不稳的患者，应配置合适的步行器。

（闵芬梅）

第十二节　退行性骨关节炎

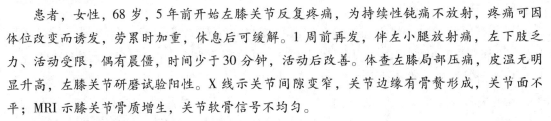

患者，女性，68岁，5年前开始左膝关节反复疼痛，为持续性钝痛不放射，疼痛可因体位改变而诱发，劳累时加重，休息后可缓解。1周前再发，伴左小腿放射痛，左下肢乏力、活动受限，偶有晨僵，时间少于30分钟，活动后改善。体查左膝局部压痛，皮温无明显升高，左膝关节研磨试验阳性。X线示关节间隙变窄，关节边缘有骨赘形成，关节面不平；MRI示膝关节骨质增生，关节软骨信号不均匀。

1. 退行性骨关节炎有哪些功能障碍？
2. 该患者应采取怎样的康复护理措施？

一、概述

退行性骨关节炎（osteoarthritis，OA）又称骨关节炎、肥大性关节炎、增生性关节炎等，是一种常见、缓慢发展的关节疾病。主要为关节软骨退行性改变和继发性骨质增生。分为原发性骨关节炎和继发性骨关节炎两大类。原发性骨关节炎主要指病因不明确的骨关节炎。继发性骨关节炎主要指继发于感染、创伤、长期劳损、肥胖等因素的骨关节炎。退行性骨关节炎是引起成人局部或广泛关节疼痛的常见原因，起病缓慢，早期常没有症状，呈良性的发展过程，疾病的终末期可出现明显的疼痛、僵硬、关节活动受限，导致关节失用。特别容易发生在负重大、磨损多、活动频繁的关节，如膝、髋、脊柱、手等关节，其中膝关节发生率最高。

调查显示，在美国骨性关节炎是导致50岁以上男性丧失工作能力的第二大因素。在中国，骨关节炎发病率较高的人群主要是老年人，男女比 1∶2，随着年龄的增长骨性关节炎的发病率逐渐上升。随着中国人口老龄化的加速，骨性关节炎越来越引起大家的重视。

二、主要功能障碍及评估

（一）主要功能障碍

1. 疼痛　关节疼痛为首发症状，主要与肿胀、关节炎症渗出有关，呈钝痛或酸胀痛。早期疼痛较轻，主要表现为活动后疼痛，主要是机械性或肌腱、韧带接头处损伤所致；休息时疼痛减轻或消失，此时的疼痛主要为炎症所致。后期随着病情进展，疼痛逐渐加重，从间歇性发展到持续性，可出现休息痛，且常有夜间痛发生。夜间痛提示骨内压增高。酸胀痛感觉和放射学检查的结构改变并不绝对呈正比，即有放射学改变并不一定有症状，但有症状往往有放射学改变，手关节的退行性骨关节炎放射学改变较多，但症状较其他关节轻，髋关节炎比膝关节炎少见，但症状较重。

2. 关节僵硬　长时间不活动，关节可出现暂时僵硬，变换姿势时，如久坐后站起或晨起时，髋部、膝部会有酸胀感及活动不灵活，活动后僵硬渐消失，酸胀减轻，但活动过度，仍然会出现酸胀痛和活动受限。

3. 关节变形　关节软骨磨损和骨质增生导致骨赘形成和关节畸形，骨赘刺激肥厚的滑膜皱襞时疼痛加重，关节畸形使其活动受限，但无关节强直。当外伤、劳损或寒冷时会诱发。初期一两年发作一次，间歇期无症状，以后间歇期渐短，最后症状变为持续性。患者多不伴全身症状。关节畸形进一步破坏了正常关节结构，影响了关节力线，加重了关节不稳，从而更加导致关节畸形的加重，形成恶性循环。

4. 肌肉萎缩　一般无肌肉萎缩，但患者由于疼痛或长期活动受限导致活动量减少时可出现相关肌肉的废用性萎缩。

5. 心理变化　由于关节疼痛的反复发作和日常生活活动的受限，患者常会产生焦虑抑郁等消极心理，生活质量显著下降，同时产生严重心理障碍。而慢性疼痛本身也有显著的心理成分，因此心理压抑可加重疼痛症状。

（二）康复护理评定

退行性骨关节炎发病后常呈持续缓慢发展，病情较严重的患者除疼痛外还可见肌肉萎缩、肌无力、关节活动受限和关节畸形，并出现日常生活活动障碍，甚至不能步行或卧床不起。进而患者日常生活自理困难，社会生活参与受限。

1. 疼痛评定

（1）视觉模拟评分法（VAS）　方法简单，是临床评估疼痛强度最常采用的方法。取一把从左到右均匀标有 0～10 刻度的直尺，共分为 10 个等级，判断结果：0～3，轻度疼痛；4～7，中度疼痛；8～10，重度疼痛。指数越大，疼痛程度越大。

（2）数字疼痛评分法（NRS）　不同程度的疼痛用 0～10 的数字代表。让患者从 0～10 选一个数字代表患者此刻的疼痛程度。数字越大，疼痛越剧烈。判断结果：0，无痛；1～3，轻度疼痛（疼痛不影响睡眠）；4～6，中度疼痛；7～9，重度疼痛（睡眠中痛醒或因疼痛不能入睡）；10，剧痛。

2. 肢体围度和关节周径的测量　主要了解患肢和患病关节周围的肌肉有无萎缩，患病关节有无肿胀或膨大。上肢围度测量常选上臂围度和前臂围度。下肢围度测量常选大腿围度和小腿围度。

3. 肌力评定 采用徒手肌力评定法对患肢和受累关节周围肌群的肌力进行检测。

膝关节 OA 要检测股四头肌和股二头肌、半腱肌、半膜肌的肌力。

髋关节 OA 选择性检测其屈、伸肌群，内收、外展肌群及内外旋肌群的肌力。

手关节 OA 选择性检测掌指关节、近端指间关节、远端指间关节屈伸有关肌肉的肌力，以及手指内收外展肌肉的肌力，或进行控力测定。

脊柱关节 OA 主要检测颈椎和腰椎屈伸活动有关肌群的肌力。

4. 关节活动度测量评定 关节活动度是指关节活动时可以达到的最大活动度。目的在于了解受累关节的关节活动受限程度，进而判断是否对日常生活活动产生影响。

5. 手功能评定 主要包括手的关节活动度、肌力、感觉、体积和手的灵巧性及协调性等方面的评定。

6. 日常生活活动能力评定 OA 患者 ADL 能力评定，可采用关节功能障碍对 ADL 影响的评定。也可利用 Stewart 设计的量表对 OA 患者的躯体活动能力进行评定。

7. 影像学检查 X 线片、CT 及 MRI 检查明确关节病变程度和肢体力线的改变。X 线片主要用于评估关节的骨性损伤和肢体力线的改变，为辅助具的使用和手术方案提供借鉴。X线片根据其表现可分为 0 ~ Ⅳ 五个等级：0 级：无改变；Ⅰ 级：轻微骨赘；Ⅱ 级：明显骨赘，但未累及关节间隙；Ⅲ 级：关节间隙中度变窄；Ⅳ 级：关节间隙明显变窄。

CT 检查可以精确地反映关节骨性损伤如骨质增生等，但是无法像 X 线片一样反映肢体力线改变。四肢关节 MRI 可以精确显示关节软骨、滑膜、韧带和周围软组织的病变，对临床治疗有重要意义。

三、康复护理措施

（一）运动疗法

运动疗法有助于改善关节功能，减轻患者疼痛，增加肌肉的肌力、耐力和柔韧性。在实施时要注意根据患者关节的耐受度来确定合理的运动量，运动中一旦关节出现疼痛，提示运动量过大，应停止；注意预防慢性劳损，避免对某一关节长期、反复、过大强度的训练；注意防止运动损伤。可采取如下训练。

1. 增加关节活动度训练 可进行关节体操练习，以维持关节活动度，预防关节挛缩，尽量做全方位运动，以不引起疼痛为佳。

2. 增强肌力康复训练 每次等长收缩坚持 5 秒以上，然后放松，重复进行 30 ~ 40 次，可增强肌肉力量，防止肌肉萎缩。

3. 伸展训练 可改善肌肉的协同能力，防止挛缩，对下肢退行性骨关节炎患者能改善步态。

4. 耐力训练 如膝关节不负重下进行有氧运动，如蹬固定自行车、游泳、太极拳、平地步行等适宜的耐力训练，每次时间应少于 10 分钟。

（二）其他康复护理措施

1. 物理因子疗法 可采用如电疗、热疗、蜡疗、中药热浴等，可联合应用，以达到消炎、镇痛、改善血液循环的目的。

2. 中医康复护理技术 针灸推拿有较好疗效。

3. 使用辅助用具　可根据患者病情需要选择手杖、矫形器、轮椅等辅助用具。手杖可减轻患侧关节的负荷；矫形器有矫正关节畸形、保护关节等作用；轮椅主要适用于不能行走的患者。

4. 心理护理　骨性关节炎病程长、疼痛较严重，活动受限，容易使患者产生焦虑等消极的心态。心理护理重点是帮助患者调整抑郁焦虑等心理状态，以积极的心态面对，有助于缓解疼痛。

四、健康教育

健康教育的目标包括减轻焦虑、加强治疗方面的合作及增强关节功能和自我形象的行为转变。健康教育的主题包括退行性骨关节炎自然病程及其对运动、心理、工作和休闲活动方面影响的讨论。包括向患者讲解退行性骨关节炎的发病特点，引导及时就诊；避免长时间负重或长时间处于同一姿势。注意合理的饮食，避免肥胖。

（闵芬梅）

扫码"练一练"

扫码"学一学"

第十三节　冠心病

🖝**案例**

患者，男性，67 岁，心绞痛病史 10 年。3 小时前无明显原因突然出现胸骨后剧烈疼痛，连续含服 3 片硝酸甘油疼痛仍不缓解，并伴有大汗淋漓及烦躁不安，恶心呕吐。体查：T 38.5℃，HR 110 次/分，R 20 次/分，BP 90/62 mmHg。神志清楚，表情痛苦，心前区无隆起，心尖搏动位于第 5 肋间左锁骨中线内 0.5 cm，心尖部第一心音减弱，心前区听诊闻及收缩期杂音。腹平软，无压痛、反跳痛及肌紧张，肝、脾肋下未触及。心电图见异常深、宽的 Q 波，ST 段在 Ⅱ、Ⅲ、avF 呈弓背向上抬高 1.2～1.5mV，T 波倒置。

1. 对该患者需采取哪些康复护理措施？
2. 如何对患者进行康复教育？
3. 对该患者进行康复教育的要点有哪些？

一、概述

冠心病，又称冠状动脉粥样硬化性心脏病，是由于血脂代谢异常、血管内损伤等原因，脂质斑块在冠状动脉壁沉积，造成血管腔狭窄或阻塞，和（或）因冠状动脉功能性改变（痉挛）引起心肌供血不足或心肌缺血坏死而引起的心脏病，亦称缺血性心脏病。冠心病是临床最常见的心血管疾病之一，目前我国年发病率为 120/10 万，年平均死亡率：男性为 90.1/10 万，女性为 53.9/10 万。随着我国人民生活水平的提高、寿命的延长和膳食结构的改变，我国冠心病发病率和死亡率均呈升高趋势。冠心病的康复涵盖无症状型冠心病、心绞痛型冠心病、心肌梗死型冠心病、缺血性心肌病型冠心病，冠状动脉搭桥术（CABG）和冠状动脉腔内成形术（PTCA）后等。

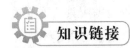 **知识链接**

介入治疗技术的应用和发展：1977年，Gruentzig在瑞士苏黎世大学医院成功地完成了世界第一例经皮冠状动脉腔内成形术（PTCA）。1980年以后，这项技术快速发展，成为冠心病血运重建治疗的重要方法。1986年3月，Puel在法国首次成功地将金属支架置入患者的冠状动脉，这是冠心病介入治疗的一个重要进展。20世纪末和21世纪初，开始使用药物洗脱支架，它极大地降低了介入治疗后血管的再狭窄率，是冠心病介入治疗的一大突破。目前，介入治疗已成为冠心病血运重建治疗的主要方式。

二、主要功能障碍及评定

（一）主要功能障碍

冠心病患者的主要功能障碍是由冠状动脉狭窄导致的心肌缺血缺氧直接引起的，且还有一系列继发性躯体和心理等功能障碍，包括低水平的耗氧运动能力，高抑郁评分和肌力下降。

1. 循环功能障碍 冠心病患者活动后心脏负荷增加，耗氧增加，造成患者担心活动后引起心绞痛而不敢活动，患者往往因减少或缺乏体力活动导致心血管系统适应能力减退，活动能力下降。为了改善患者心血管功能，患者需要进行适当的运动训练。

2. 呼吸功能障碍 冠心病患者长期的心血管功能障碍可导致肺循环功能障碍，影响肺通气和肺换气功能，致使其自身呼吸能力下降，诱发或加重缺氧症状。需重视和加强患者呼吸功能训练。

3. 全身运动耐力减退 由于病情需要采取的制动对患者带来很大的负面影响，冠心病和制动造成的体力缺乏可导致机体呼吸功能障碍、运动系统出现肌肉的废用性萎缩，循环系统出现血液回流受影响，从而限制了全身运动耐力；改变和提高运动训练的适应性是提高运动功能和耐力的重要环节。

4. 代谢功能障碍 冠心病及缺乏运动可导致血糖及血脂代谢的障碍。临床检查可出现血胆固醇和三酰甘油增高，高密度脂蛋白胆固醇降低。因此有必要进行适当的运动训练。

5. 心理障碍 冠心病属于心身疾病，由于患者对于疾病的相关知识缺乏，对自身活动能力认识缺乏，并且病情容易反复发作，经常出现心绞痛、心律失常等不适情况，加之常因一些危险因素随时可能发生心肌梗死，往往产生濒死感而有恐惧心理。此外，患者由于疾病原因致使其活动耐力、自理能力及社会角色等受到限制，常有抑郁、自卑等心理障碍出现。

（二）康复护理评定

1. 心电运动试验 心电运动试验是一种简便、实用、可靠的诊断检查方法。心电运动试验是指通过逐步增加运动负荷，以心电图为主要检测手段，并通过试验前、中、后心电和症状以及体征的反应来判断心肺功能的试验方式。心电运动试验常用的有活动平板运动试验和踏车运动试验，运动强度用症状限制运动试验。出院前心电运动试验强度则用低水平运动试验，或改用6分钟步行试验进行评定。

2. 超声心动图运动试验 超声心动图可以直接反映心肌活动情况，揭示心肌收缩和舒张功能，还可以反映心脏内血流变化情况，所以有利于提供运动心电图所不能显示的重要信息。该项检查，运动时比安静时检查更有利于揭示潜在的异常，提高试验的敏感性。检查方式一般采用卧位踏车运动试验或活动平板运动试验方式，以保持在运动时超声探头可以稳定地固定在胸壁，减少检测干扰。

3. 冠状动脉造影试验 冠状动脉造影对心肌缺血的诊断很有价值。用特制的心导管经股动脉、肱动脉或桡动脉送到主动脉根部，分别插入左、右冠状动脉口，注入少量造影剂，使左、右冠状动脉及其主要分支能够清楚的显影。并可进行电影摄影、快速连续摄片或光盘记录。可发现各支动脉狭窄性病变的部位并估计其程度。一般认为，管腔直径减少70%~75%或以上会严重影响血供，官腔直径减少50%~70%者对血供也有一定影响。

4. 行为类型评定 A型性格的人易患冠心病，且其应激反应较为强烈，康复中要将对其应激反应的处理作为基本内容之一。A型性格往往有以下特征：工作主动、有进取心和雄心，有强烈的时间紧迫感（同一时间总是想做两件以上的事），往往缺乏耐心、易激惹、情绪易波动。

三、康复护理措施

（一）病情观察

护理人员应动态观察患者的生命体征、心功能、日常生活活动能力等情况，及时发现可能出现的新的功能障碍和并发症；尤其在患者康复训练过程中和训练后，更是需要观察患者的生命体征变化情况，一旦发现病情变化，应及时分析原因并报告医生，做好相应记录并积极配合治疗。注意患者是否有抑郁、自卑或急躁、焦虑等不良情绪。

（二）一般护理措施

在患者绝对卧床期间，为了避免并发症发生，护理人员应指导患者取舒适卧位，在床上排便以及进行呼吸训练；注意保持床单的整洁、干燥，保持皮肤清洁，大小便后及时清洗擦干，减少局部受压，促进血液循环。注意监测患者生命体征的变化，特别是训练中心率的连续变化，为康复治疗小组提供动态资料。

（三）分期康复护理

冠心病的康复一般可分住院时康复期（Ⅰ期）、出院后康复期或恢复初期（Ⅱ期）和慢性期或恢复中期（Ⅲ期），运动训练是最主要的康复措施。最适合冠心病患者的运动方式是等张收缩和节律性的有氧运动，常为大肌群运动，如行走、慢跑、骑自行车、游泳等。在运动训练中，保证患者的安全是首要的，必须严格按照运动处方进行，康复护理人员应加强对患者的观察，要随时注意患者运动耐受的动态变化，以确保康复训练能够顺利进行。

1. Ⅰ期 此期的康复目标是争取尽早的生活能自理和出院，逐渐从监视下的活动过渡到家中无监视下的安全的活动。当患者无明显心绞痛、气短、气促；安静心率<110次/分；活动时ST段变化不超过1mm；血压基本正常，病情无加重时，即可开始渐进的运动训练。

首先可进行关节活动范围训练，从被动运动逐步过渡到低强度的主动抗阻运动，以减少绝对卧床对身体带来的不利影响。开始各关节各方向活动5~10次；床上、床边坐位训练5~10分钟，每天2次，运动强度1~1.5代谢当量（METs）。并同时进行ADL训练，如床上自行翻身、摄食、刷牙、洗脸、梳头、床边排便等。在患者转出监护室后，即可开始早期行走练习。早期的步行训练可在活动平板上进行，开始以1.6km/h（1mph）的速度行走 10~15 分钟，然后逐渐增加至 4.8km/h（3mph）。活动时心率增加应 <10 次/分，并且不可以出现缺血或心律不齐等不良反应，次日训练可进入下一阶段。在运动最初 3 分钟后和增加运动速度之前要测量血压。在此时期血压升高不应超过 20mmHg。如果训练中血压开始降低应该立即停止训练。在这一期患者可进行渐进式的作业疗法训练，以增强自我照顾能力和日常生活活动的耐力。经过约 2 周的活动训练，运动能力一般可达到 2~3 代谢当量。

2. Ⅱ期 出院后至病程中 12 周左右为冠心病Ⅱ期，即恢复初期。此期康复目标主要是保持并进一步改善出院时的心功能水平，逐步恢复到生活能够完全自理，能进行正常的社会生活，提高生活质量。

患者最常用的康复训练方法是行走，包括户内、户外行走，须每天不间断进行。康复训练的过程要注意坚持循序渐进的原则，禁止过分用力，活动中不可有气喘、气促及疲劳。行走可逐渐增强其耐力，从 15~30 分钟开始，在可耐受的情况下逐渐增加行走速度。此阶段应在医院门诊康复科监护下进行有氧运动训练，可用靶心率进行监测，活动强度为最大心率的 40%~50%。在进行较大强度的活动时，可采用远程心电图监护系统监测，或在指导下进行，以确立其安全性。对于没有异常表现的患者，可以通过自我监护或在家属的帮助下过渡到无监护训练。

一般心肌梗死瘢痕形成需 6 周左右的时间，这一阶段康复一般需要 6~12 周。对于进展顺利，无明显异常表现的患者，6~8 个月即可达到 6 代谢当量（METs）的运动负荷，并顺利地进入冠心病康复的第Ⅲ期。

3. Ⅲ期 病程的 12 周以后至 6~12 个月为慢性期或恢复中期，即Ⅲ期。其康复目标是巩固Ⅱ期康复成果，控制危险因素，改善或提高心血管功能和身体活动能力，最大限度地恢复其正常生活与工作。此期仍是持续进行运动训练，以进一步改善心血管功能。强化的、高水平的第Ⅲ期冠心病康复，可能需要 6~12 个月，这是一个漫长的艰苦训练过程，要帮助和鼓励患者坚持按运动处方的要求及注意事项进行，以维持康复效果，提高生存质量。

（四）指导排便

如患者过度用力排便可能导致冠心病病情加重，因此护理人员应告知患者保持大便通畅，防止便秘，不可自行去卫生间，指导其在床边使用坐便器坐位排便，禁忌蹲位排便或在排便时用力过度。如患者已有便秘，帮助患者采用正确的排便方法，如使用开塞露或服用润肠通便的药物，慎用灌肠法。患者有腹泻时也需要注意密切观察，必要时服用止泻药物，因为过多的肠道活动可以诱发迷走神经反射，导致心律失常或心电不稳。

（五）心理康复

心理疏导在冠心病患者的康复中具有非常重要的作用，而康复护理在此扮演着很重要的角色。首先，应舒缓抑郁、焦虑等不良情绪，唤起患者生活的动力和康复的信心。Ⅰ、Ⅱ期患者，可采用听音乐、读书报等方式缓解情绪，应注意观察强度和刺激性，尽量不要让患者激动。Ⅲ期的康复持续时间较长，要针对患者的急躁情绪，告知其注意安全训练的重要性，不要随意增加运动量，应循序渐进，以免加重病情。必要时，通知心理治疗师对患者进行心理治疗。

（六）传统康复护理措施

1. 针灸推拿疗法 通过针灸推拿疗法能改善症状、疏通气血，针灸治疗可使用以下穴位进行治疗：心俞、厥阴俞、合谷、内关、丰隆、足三里等。适用于冠心病的Ⅰ、Ⅱ、Ⅲ期。

2. 传统运动康复 在传统中医运动疗法中，有很多适合冠心病患者的康复运动，如太极拳、八段锦、气功等。特别是太极拳动作舒缓，刚柔相济，动中求静，对合并高血压患者尤为合适。可指导患者长期练习，以增强心脏功能，预防病情复发，尤其适合于Ⅱ、Ⅲ期的患者。

3. 食疗 冠心病患者除了注意平时饮食应低盐、清淡、富营养之外，还可以选择一些食疗方，如：芥菜粥、加味桃仁粥。

四、康复教育

1. 疾病相关知识宣教 向患者及家属形象地介绍心脏结构、功能、冠状动脉病变，药物治疗的作用及运动的重要性；避免剧烈运动、重体力劳动、驾驶员、高空作业及精神紧张的工作。

2. 危险因素宣教 向患者及家属介绍冠心病的危险因素，生活行为与冠心病的影响关系。患者能理解训练应因人而异，应定期检查和修正运动处方，避免过度训练。

3. 饮食指导 给予低盐、低脂、清淡、易消化饮食，但应富有营养，估算每天热量摄入，避免摄入辛、辣、刺激性食物；勿食或少食脂肪、胆固醇含量高的食物；戒烟酒。多吃水果蔬菜、禽类、鱼类、坚果类、菌类如木耳及藻类如紫菜等食物。测定体重指数，积极治疗高血压、糖尿病、高脂血症和肥胖。

4. 了解心理障碍程度 如抑郁、焦虑、孤独、自卑、情绪易激动等。通过个人或小组形式进行咨询和教育，使患者改变不正确的生活方式和树立健康行为的自信心，教会患者处理应激的技巧和放松方法等。

5. 注意周围环境因素对运动反应的影响 包括寒冷和炎热气候要相对降低运动量和运动强度，避免在阳光下和炎热气温时剧烈运动（理想环境：温度4~28℃，风速<7m/s）；穿戴宽松、舒适、透气的衣服和鞋子；上坡时要减慢速度；饭后不作剧烈运动；感冒或发热症状和体征消失2天以上再恢复运动。训练必须持之以恒，如间隔4~7天或以上，再开始运动时宜稍减低强度。

6. 识别病情加重征兆 懂得心绞痛、心肌梗死临床表现，知道硝酸甘油的使用注意事项：随身携带，保证药物有效，避光保存；如发生心绞痛立即舌下含服，如无效可连服3次；服用后应取坐位或卧位；若服用3次仍无效则高度怀疑心肌梗死，应立即送医院诊治；硝酸甘油不要与酒精、咖啡、浓茶同时服用。应定期到医院进行检查。

（海润玲）

第十四节 慢性阻塞性肺疾病

👉**案例**

患者，男性，72岁。因"慢性咳嗽、咳痰16年，活动后气短5年，加重10天"入院。查体：T 37.5℃，P 98次/分，R 30次/分，BP 126/80mmHg，神清，消瘦，口唇发绀，桶

扫码"练一练"

扫码"学一学"

状胸，肋间隙增宽，呼吸动度减弱，叩诊呈过清音，双肺呼吸音粗，可闻及干湿啰音。心率 98 次/分，律齐，未闻及杂音。患者既往吸烟 35 年。

1. 对该患者需采取哪些康复护理措施？
2. 如何对患者进行康复教育？

一、概述

（一）概念

慢性阻塞性肺疾病（chronic obstructive pulmonary disease，COPD）是一种可以预防和治疗的常见疾病，其特征是持续存在的气流受限。气流受限呈进行性发展，伴有气道和肺对有害颗粒或气体所致慢性炎症反应的增加。急性加重和合并症影响患者整体疾病的严重程度。COPD 主要累及肺部，也可引起肺外其他器官的损害。临床上，慢性支气管炎（chronir bronchitis）和阻塞性肺气肿（obstructive pulmonary emphysema）是 COPD 最常见的疾病。

（二）特点

本病起病缓慢、病程较长，社会经济负担重，是呼吸系统的常见病和多发病，患病率和病死率均高。COPD 目前居全球死亡原因的第 4 位，据世界银行/世界卫生组织预计，至 2020 年 COPD 将位居世界疾病经济负担的第 5 位。我国流行病学调查表明，40 岁以上人群 COPD 患病率为 8.2%，而全球 40 岁以上发病率已高达 9%～10%，并且有逐年增加的趋势。这类病变以气流阻塞和受限、肺功能进行性减退为特征，临床表现主要为慢性咳嗽（通常为首发症状）、咳痰、气短和呼吸困难（COPD 标志性症状）。

知识链接

自 2002 年起，全球慢性阻塞性肺疾病倡议组织（GOLD）倡议将每年 11 月第三周的周三定为世界慢性阻塞性肺疾病（简称慢阻肺）日，目的在于提高公众对慢阻肺作为全球性的健康问题的了解和重视程度。首次世界慢阻肺日的主题为"提高疾病知晓度"，并提出了"为生命呼吸"的口号。此后，我国每年均设置主题，开展相应活动。如 2003 年主题为"关爱肺，让呼吸更加畅快"，2013 年主题为"关注慢阻肺永远不晚"。

二、主要功能障碍及评估

（一）主要功能障碍

1. 有效呼吸降低 肺气肿使肺组织弹性回缩力减低，呼气时将肺内气体驱赶到肺外的动力减低，气流速度减慢，同时肺组织弹性回缩力减低后，失去了对小气道的牵拉作用，呼气末期小气道容易发生闭合，气道阻力进一步增加，有效通气量降低，影响气体交换功能；长期慢性炎症，使黏膜充血和水肿，管壁增厚，管腔狭窄，同时分泌物增加，引流不畅，加重换气功能障碍，常导致缺氧和二氧化碳潴留；不少慢性支气管炎患者年龄偏大，有不同程度的驼背，肋软骨有不同程度的钙化，胸廓的活动受限，肺功能进一步下降，使有效呼吸降低。

2. 病理式呼吸模式　慢性阻塞性肺气肿的患者，肺组织弹性逐渐减退，平静呼吸过程中膈肌的上下移动减弱，肺通气功能明显减少。为了弥补呼吸量的不足，患者加快胸式呼吸，增加呼吸频率，甚至动用辅助呼吸肌（如胸大肌、三角肌、斜方肌等），以提高氧的摄入，形成病理式呼吸模式。这种病理式呼吸模式使正常的腹式呼吸模式无法建立，进一步限制了有效呼吸。

3. 呼吸肌无力　患者呼吸困难及病理性呼吸模式的产生，有效呼吸减少，影响膈肌、肋间肌等呼吸肌的活动，失代偿后产生呼吸肌无力。

4. 能耗增加和活动能力减退　病理式呼吸模式中，许多不该参与呼吸运动的肌群参与了呼吸运动，同时呼吸困难常使患者精神和颈背部乃至全身肌群紧张，机体能耗增加。另外，患者因惧怕出现劳累性气短，开始限制自己的活动，甚至长期卧床，容易丧失日常活动能力和工作能力。

5. 心理障碍　患者因长期有效通气功能下降，机体供氧不足，导致乏力、气短、精神紧张，部分重度患者可出现喘息，影响休息和睡眠。反过来又增加了患者体能的消耗，形成恶性循环，给患者带来极大的心理压力和精神负担，产生焦虑、紧张、暴躁或抑郁等心理不良情绪，有些患者伴有各种神经精神症状。

（二）康复护理评定

1. 呼吸功能评定

（1）气短、气急症状分级　结合日常生活能力可分为5级（表5-15）。

表5-15　日常生活能力气短临床分级评定

分级	临床特征
0级	患者有肺气肿，但不影响日常生活，活动无气短
1级	较大量的劳动或运动时有气短
2级	平地步行不气短，较快步行、上坡时气短
3级	慢步行走不到百步就气短
4级	讲话、穿衣等轻微活动即发生气短
5级	安静时出现气短，无法平卧

（2）呼吸功能改善或恶化程度　可采用5分法评定（表5-16）。

表5-16　5分法评定

分值	呼吸功能改善或恶化程度	分值	呼吸功能改善或恶化程度
5	明显改善	-1	症状加重
3	中等改善	-3	中等加重
1	轻度改善	-5	明显加重
0	不变		

（3）肺功能测试　①肺活量：尽力吸气后缓慢而完全呼出的最大空气容量，是最常用的指标之一，随病情的严重性增加而下降。②FEV_1：指尽力吸气后尽最大努力快速呼气，第1秒能呼出的气体容量。FEV_1与用力肺活量（FVC）的比值与COPD的严重程度及预后相关性良好。

（4）COPD严重程度分级　根据FEV_1/FVC（用力肺活量）、$FEV_1\%$预计值和临床表现，可对COPD的严重程度作出临床严重度分级，见表5-17。

表 5-17 COPD 的临床严重程度分级

分级	临床特征
Ⅰ级（轻度）	$FEV_1/FVC < 70\%$；$FEV_1 \geq 80\%$ 预计值；伴或不伴慢性症状（咳嗽、咳痰），在此期患者不易察觉自己肺功能异常
Ⅱ级（中度）	$FEV_1/FVC < 70\%$；50% 预计值 $\leq FEV_1 < 80\%$ 预计值；常伴有慢性症状（咳嗽、咳痰、活动后呼吸困难），此期患者会因呼吸困难或疾病加重而常去医院就诊
Ⅲ级（重度）	$FEV_1/FVC < 70\%$；30% 预计值 $\leq FEV_1 < 50\%$ 预计值；多伴有慢性症状（咳嗽、咳痰、呼吸困难），反复出现急性加重，此期疾病已影响患者生活质量
Ⅳ级（极重度）	$FEV_1/FVC < 70\%$；$FEV_1 < 30\%$ 预计值或 $FEV_1 < 50\%$ 预计值；伴慢性呼吸衰竭，可合并肺心病及右心功能不全或衰竭，此期患者生活质量明显下降，若出现急性加重则可能有生命危险

2. 运动功能评定 呼吸功能评定的目的是了解掌握患者运动能力的大小，其在运动时是否需要氧疗，指导制定安全、适宜、个体化的运动治疗方案。通过运动功能试验可获得最大耗氧量、无氧阈、定量运动耗氧量等资料。主要的测定方法如下。

（1）运动负荷试验 让患者在运动仪（活动平板、功率自行车）上进行运动量按一定程序递增的运动，通过心电图仪和气体分析仪，对运动中的心肺功能和体力情况进行动态分析。常用的指标有：最大吸氧量、最大心率、最大代谢当量（METs）值、运动时间等相关量化指标来评估患者运动能力。

（2）计时步行距离测定 6 分钟或 12 分钟的计时步行距离是呼吸康复中最常用的评定运动功能的方法。一般用于不具备运动负荷试验条件的情况或身体状况差、体能低下的患者。试验结束后，记录患者行走总距离，以及暂停和吸氧的次数及时间，以判断患者的运动能力及运动中发生低氧血症的可能性。

（3）耐力运动试验 为了使康复计划更加有效，应于训练计划开始前和完成时，用一些运动耐力的标准测量进行评估，如在固定自行车上或步行器上，用最大负荷（由开始的渐进练习试验测得）测定耐力，选用的固定负荷为最大负荷的 75%～85%，并记录其速度和时间。

（4）呼吸肌力测定 呼吸肌是肺通气功能的动力泵，主要由肋间肌、膈肌和腹肌组成。呼吸肌功能评定 3 项指标中最重要的一项是呼吸肌力测定，包括最大吸气压（MIP 或 PIMAX）、最大呼气压（MEP 或 PEMAX）以及跨膈压的测定。它反映吸气和呼气期间可产生的最大能力，代表全部吸气和呼气肌肉的最大功能，是反映咳嗽和排痰能力的一个指标。

3. 日常生活活动与生存质量评定

（1）日常生活能力评定 评定主要包括自我照顾、家务劳动、日常活动、交通（活动性）以及人际关系等。

（2）生存质量评定 卫健委提出了我国 COPD 患者生活质量评价量表，结果具有很好的可靠性和有效性。全表共有 35 项，每项分为 4 个等级，质量由高到低评为 1～4 分。生存质量评定通常在康复治疗前后进行。

4. 营养状况评定 COPD 患者营养不良，会导致疾病恶化，死亡危险性增加。理想的营养状况有利于患者获得最好的健康状况，改善呼吸肌总体感觉和功能，从而改善疾病状况。最简便的方法是查看前臂屈侧或上臂伸侧下 1/3 部位的皮下脂肪的充实程度。因为这两处脂肪分布个体差异较小，所以被作为判断皮下脂肪充实程度最适宜、最方便的部位。除此之外，可运用体质指数公式评估患者营养状况。体质指数（body mass index，BMI）是世界卫生组织于1990年公布的、反映成人体重与身高关系和判断人体胖瘦程度的一项重要指标。公式为体质指数（BMI）＝体重（kg）÷身高（m）^{2}，BMI < 18.5 为营养不良，BMI > 25 为肥胖。

5. 心理社会评定　COPD患者由于病程长、疗效差，长期治疗增加家庭经济负担，极易出现焦虑、抑郁、失落、否认、发怒和孤独的心理状态。所以应充分详细的了解患者及家属对疾病的态度。家属对患者的关心和支持不足，以及医疗费用保障不足，会使患者产生悲观消极的情绪，不利于疾病的治疗。此外，由于COPD患者慢性缺氧，会引起器质性脑损害，表现出认知、情绪等障碍，因此，需定期对COPD患者进行相应的心理评估。

三、康复护理措施

（一）康复护理原则

COPD患者的康复护理应遵循个体化、整体化、循序渐进、持之以恒的原则。

1. 个体化原则　依据COPD患者不同阶段、合并症、全身情况、康复要求、职业情况及家庭情况等，制订不同的康复护理方案。

2. 整体化原则　在进行护理时不仅要针对呼吸功能，还要结合心脏功能、心理功能、全身体能和环境因素等进行全面康复护理。

3. 循序渐进原则　COPD患者在实施康复护理时，内容应由少到多，程度由易到难，训练量由小到大，使患者逐渐适应，注意运动强度、运动时及运动后反应，严防呼吸性酸中毒和呼吸衰竭。

4. 持之以恒原则　COPD患者的整体康复不能局限于急性发作期，而应长期进行康复训练，以减轻病痛和改善功能。患者坚持一段时间的康复训练之后，要根据实施情况定时评定，及时调整康复护理方案。

（二）康复护理措施

1. 保持和改善呼吸道的通畅

（1）体位　指导患者采取坐位或半卧位，有利于肺扩张。

（2）指导进行有效咳嗽　咳嗽是呼吸系统的一种防御性反射，可以在主观控制下产生自主性咳嗽，也可因气道受到刺激产生反射性咳嗽。COPD患者必须配合用力呼气技术进行有效咳嗽，避免持续性反射性咳嗽，后者可使胸腔内的压力过度增高，给患者带来危险。指导患者进行有效咳嗽的具体方法是：身体尽量坐直，深吸气后，用双手按压腹部，身体稍向前倾斜，连续咳嗽，咳嗽时收缩腹肌，用力将肺部深处的痰液排出。但需注意的是，在进行有效咳嗽时，患者气道内黏液必须有一定厚度，无或仅有少量稀薄分泌物时，用咳嗽来清理气道是无效的，有时还会加重疲倦、胸痛、呼吸困难和支气管痉挛。所以护理人员应让患者学会和掌握有效咳嗽方法和时机。

（3）胸部叩击和振动　临床体位引流时配合胸部叩击技术，可使黏附在支气管内的分泌物脱落并移至较大的支气管较易排出。叩击时，应持续一段时间或直到患者需要改变体位咳嗽时，应保持肩、肘和腕部灵活和松弛的操作。此操作不应引起身体不舒适或者疼痛。高龄或皮肤易破损者可用薄毛巾或其他保护物包盖在叩击部位以保护皮肤。注意观察患者的生命体征和表情。良好的振动操作来自从肩到手的等长收缩上肢的肌肉。（胸部叩击和振动具体方法参照排痰技术中的叩击和振动技术）

（4）体位引流　通过摆放适当的体位，使患者受累肺段支气管尽可能垂直地面，利用重力作用，促使肺叶特别是肺段气道内的分泌物引流排出。适用于神志清楚、体力较好，分泌物较多的老年人。

1）体位引流的原则　基本原则是将病变部位置于高处，使引流支气管的开口方向向下。不同的引流部位有不同的体位要求（表5-18）。

表5-18　常见的肺部引流体位

引流部位	患者体位
双上叶前段	仰卧位
双上叶尖段前部	躯干后倾坐位
双上叶尖段后部	躯干前倾坐位
左上叶后段	右侧卧位，左侧向前转45°，头侧抬高45°
右上叶后段	左侧卧位，右侧向前转45°
左舌叶	右侧卧位，左侧向后转45°，头低位30°
右中叶	左侧卧位，右侧向后转45°，头低位30°
双下叶前基底段	仰卧，头低位45°
双下叶后基底段	俯卧，头低位45°
双下叶背段	俯卧位
左下叶外基底段和右下叶内基底段	右侧卧，头低位45°
右下叶外基底段	左侧卧，头低位45°

2）体位引流方法　引流频率视痰量多少而定，痰量多可每日引流3~4次，宜餐前进行，痰少则每日上、下午各引流1次。每次引流1个部位，时间由5~10分钟逐渐增至15~30分钟。

2. 呼吸训练

（1）放松练习　放松练习有利于气急、气短所致的肌肉痉挛和精神紧张症状的缓解，减少体内能量消耗，提高呼吸效率。患者可采取卧位、坐位或站立体位，放松全身肌肉。还可以选择一个安静的环境，进行静气功练习或借助肌电反馈技术进行前额和肩带肌肉的放松。对肌肉不易松弛的患者可以教其练习使肌肉放松的方法，让患者先充分收缩待放松的肌肉，然后再松弛紧张的肌肉，达到放松的目的，还可以做肌紧张部位节律性摆动或转动，以利于该部肌群的放松。缓慢地按摩或牵拉也有助于紧张肌肉的放松。

（2）缩唇式呼吸　患者闭嘴经鼻吸气后，将口唇收拢为吹口哨状，让气体缓慢地通过缩窄的口形，徐徐吹出。一般吸气2秒，呼气4~6秒，呼吸频率<20次/分，吸与呼时间之比为1:2或1:3。这一方法可以减少下呼吸道压力递减梯度，避免小气道过早闭合。呼气的时间不必过长，否则会导致过度换气。呼气流量以能使距口唇15~20cm处的蜡烛火焰倾斜而不熄灭为度，以后可逐渐延长距离至90cm，并逐渐延长时间。

（3）腹式呼吸　患者取立位、坐位或半卧位，左右手分别放于上腹部腹直肌上，吸气时用鼻吸入，尽量挺腹，胸廓保持最小活动幅度；呼吸时用口呼出，同时收缩腹部，缓呼深吸。每分钟7~8次，每次10~15分钟，每日2~3次，持续6~8周。以后逐渐增加次数和时间，争取成为自然呼吸习惯。

（4）膈肌阻力训练　在进行腹式呼吸训练的同时，可在腹部放一个小重物以进行抗阻力呼吸训练。施加的压力既可吸引患者的注意力，又可诱导呼吸的方向和部位。此法可有效训练膈肌肌力，横膈活动范围每增加 2~3cm，可有效地增加通气量达 500ml 以上。

（5）主动呼气的习惯代替主动吸气的习惯　患者在呼气时轻轻收缩腹肌，使横膈上升，胸廓下降。每次呼气后不要急于吸气，应稍停片刻，适当延长呼气过程，减少肺泡内残存的气体。然后放松肌肉，轻轻吸气。这样，不但增加了呼气量，吸气量自然也增加，使呼吸更加完全。初练者应避免过多的深呼吸而发生过度通气综合征，每练习 3~5 次后暂停数分钟，然后再练，反复练习直到完全掌握。

（6）咳嗽训练　咳嗽是呼吸系统的防御机制之一，COPD 患者的咳嗽机制受到损害，痰液黏稠，更不易排出，所以应教会患者正确的咳嗽方法加以训练，以促进分泌物的排出，减少反复感染的发生。具体方法是让患者闭口，尽量深吸气后屏气 1~2 秒，再用力咳出。可由操作者先示范再指导患者进行。但应注意咳嗽时应短促有力，而并非剧烈咳嗽，若咳嗽时气体不是突然冲出或在喉头发出咳嗽假声，都不是有效咳嗽，不仅达不到排痰的目的，还会使患者感到疲劳。

3. 提高活动能力的训练

（1）氧疗　COPD 患者由于通气和换气功能障碍导致缺氧和二氧化碳潴留。对 COPD 患者应进行长期的氧疗计划。呼吸衰竭者，应每日持续低流量（1~2L/min）、低浓度（25%~29%）吸氧 10 小时以上。

（2）有氧训练　如户外步行（走平路）、游泳、踏车、上下楼梯、爬山、做呼吸操、练气功等都是有效的锻炼方法。通常先作最简单的 12 分钟行走距离测定，了解患者的活动能力。然后采用亚极量行走和登梯练习，改善患者的耐力。开始进行 5 分钟活动，休息适应后逐渐增加活动时间。当患者能耐受每次 20 分钟运动后，即可增加运动量。每次运动后心率应至少增加20%~30%，并在停止运动后 5~10 分钟恢复到安静值。有氧训练方案的制定应结合患者个体情况、环境及兴趣爱好等因素，以达到持久训练的目的。

（3）上肢锻炼　方法包括上肢功率计法、扔球等，也可以让患者用体操棒作高度超过肩部的各个方向的练习或高过头的上肢套圈练习，还可让患者手持重物（0.5~3kg）做高过肩部的活动，每活动 1~2 分钟，休息 2~3 分钟，每日 2 次。上肢锻炼有助于增强辅助呼吸肌群的力量和耐力，如胸大肌、胸小肌等。

（4）下肢训练　常用活动平台 Treadmill，或步行、登山、骑车等方法。以骑自行车和行走锻炼的方式训练耐力是最常见的训练方法。下肢训练可以增加 COPD 患者的活动耐力、减轻呼吸困难的症状、改善整体功能和精神状态，是运动锻炼的主要组成部分。

4. 作业疗法　如训练下肢活动功能，内容包括日常生活活动能力、自我照顾能力（如穿衣、洗漱、洗澡、烹饪、清洁等能力）；功能性训练（如写字、打字等；娱乐消遣类训练，如绘画、园艺、弹琴等）；生产性训练（如木工、编织、缝纫等）。有针对性地选择可以提高全身耐力和肌肉耐力的作业活动，能改善心肺功能，恢复活动能力。所以应根据患者具体情况，指导患者根据实际情况，选择可以胜任的工作进行操作练习，以减少患者对他人的依赖，增强患者独立生活的信心。

5. 营养支持　营养状态是 COPD 患者症状、残疾和预后重要的影响因素。由于 COPD 在静息状态下属于高代谢状态，且长期摄入不足及营养成分吸收不完全等因素，COPD 患者多存在不同程度的营养不良。约 25% COPD 患者体重指数下降，这是导致 COPD 患者死亡的危险因素。而合理的膳食安排、食品调配、科学的烹饪方法、正确的饮食制度，可以改善代谢功能，增强机体抵抗力，促进疾病的康复，所以 COPD 患者的营养支持十分重要。对于 COPD 的饮食营养，可以少食多餐，摄取足够的营养，适量增加鱼类、蛋白质和水果。同时，进食过度和缺乏体力活动易造成 COPD 患者营养过剩，则表现为肥胖。肥胖者呼吸系统做功增加，加剧了 COPD 患者症状，所以控制体重是 COPD 患者需要注重的事项。

6. 中医康复疗法　太极拳、五禽戏、八段锦等对 COPD 都有良好治疗作用，针灸、推拿等也有一定的作用。此外还可应用防感按摩操，基本方法有按揉迎香穴、擦鼻两侧、按太渊穴、浴面拉耳和按风池穴等。

7. 用药指导　在开始康复之前应根据情况给药，包括支气管扩张剂、祛痰药、糖皮质激素、抗生素和抗过敏药等。在呼吸道感染过程的初期应尽早给予药物治疗，首选吸入治疗。同时根据需要湿化空气、摄入充足的液体，促进气道分泌物的清除。

8. 心理康复　心理社会支持是 COPD 康复治疗方案中的一个重要组成部分。COPD 患者由于严重的疾病影响和经济压力而常常会有无望、抑郁、焦虑、失落、否认、发怒和孤独等负面情绪。心理康复可改善异常的心理状态，帮助患者积极面对疾病，配合治疗，提高疗效。

四、康复教育

1. 疾病知识教育　应向患者及家属解释本病的发生、发展过程及导致疾病加重的因素；嘱患者注意防寒、保暖，防治各种呼吸道感染；对于吸烟的患者应向其告知戒烟的必要性，在 COPD 的任何阶段戒烟，均可以延缓病情的发展和恶化，COPD 患者进行肺康复时如果仍在吸烟，必须将戒烟放在第一位；改善环境卫生，加强劳动保护，避免烟雾、粉尘和刺激性气体对呼吸道的影响；在呼吸道传染病流行期间，应戴口罩或尽量少去公共场所。

2. 家庭氧疗指导　应让患者及家属了解吸氧的目的及必要性。长期持续低流量吸氧可提高患者生活质量，使 COPD 患者生存率提高 2 倍。告知患者在进行氧疗时应注意用氧安全，做到"四防"，即"防火、防热、防震、防油"，远离火源、高温，搬运时要轻拿轻放，防止火灾和爆炸。吸氧过程中禁止吸烟。同时氧疗装置需要定期更换、清洁和消毒。

3. 康复训练指导　根据患者心肺功能和体力情况，为患者制订康复锻炼计划，如慢跑、快走、打太极拳等，提高机体抵抗力。鼓励患者采取坐位或半卧位，进行有效咳嗽、胸部叩击、体位引流，保持和改善呼吸道的通畅。指导患者进行放松练习、腹式呼吸、缩唇呼吸、以主动呼气的习惯代替主动吸气的习惯等呼吸训练。鼓励患者进行耐寒锻炼，如冷水洗脸、洗鼻等。教会患者及家属判断呼吸困难的程度，合理安排工作和生活。康复训练一定要在病情稳定的时候进行，在训练中如果感到不适及时与医生取得联系。康复训练应量力而行、循序渐进、持之以恒。

4. 预防感冒指导　COPD 患者易患感冒，继发细菌感染后，可使支气管炎症加重。可采用冷水洗脸、食醋熏蒸、积极参加户外体育运动锻炼、增强呼吸道局部免疫力、增强体质的方法来预防感冒。

扫码"练一练"

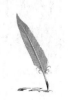

（薛　瑶）

扫码"学一学"

第十五节 糖尿病

案 例

患者，男性，65岁。以"多饮、多食、多尿、消瘦5年，加重1个月"入院。5年前无明显诱因出现多饮，每日约2000ml，多尿，每日约2500ml，血糖高（具体不详），诊断"糖尿病"，予口服降糖药治疗，平日未严格控制饮食，无自我监测血糖。体格检查：T 37.0℃，P 80次/分，R 18次/分，BP 110/80mmHg。身高180cm，体重95kg。皮肤无丘斑疹及溃疡，巩膜无黄染，双眼晶状体透明无混浊，心肺（－），肝脾肋下未触及，双下肢无水肿。辅助检查Glu 8mmol/L，血酮（－）。尿常规：蛋白（＋＋），尿糖（＋＋＋），尿酮（－），镜检（－）；空腹血糖11.5mmol/L。

1. 对该患者的功能障碍，应采取哪些康复护理措施？

2. 如何对该患者进行健康教育？

一、概述

（一）概念

糖尿病（diabetes mellitus，DM）是一组以慢性血浆葡萄糖（简称血糖）水平增高为特征的代谢性疾病，是由于胰岛素分泌和（或）作用缺陷引起。长期三大产热营养素的代谢紊乱可引起多系统损害，导致眼、肾、神经、心脏、血管等组织器官的慢性进行性病变、功能减退甚至衰竭。

（二）分类

根据目前对糖尿病病因的认识，将糖尿病分为四大类型，即1型糖尿病（T1DM）、2型糖尿病（T2DM）、特殊类型糖尿病（8个亚型）和妊娠期糖尿病。我国糖尿病患者中90%以上都属于T2DM。据最新的流行病学资料，全球目前有超过1.5亿糖尿病患者，中国糖尿病患病人数已超过9200万，居世界第一位。

（三）临床表现

严重高血糖时出现典型的"三多一少"症状，即多饮、多尿、多食和体重减轻，多见于1型糖尿病。而2型糖尿病发病前常有肥胖，若未及时诊断，体重会逐渐下降，同时伴有疲乏无力。

知识链接

2006年12月20日，联合国大会通过第61/225号决议，将由民间组织国际糖尿病联盟（IDF）提议的每年11月14日的国际糖尿病日确定为联合国日（United Nation Day）而进行官方活动。联合国大会为单一疾病通过的决议，仅有艾滋病和糖尿病两项。由此可见，糖尿病全球流行的严重性已引起众多国家的关注。

二、主要功能障碍及评定

（一）主要功能障碍

糖尿病造成的多组织器官的并发症，成为其致残，甚至死亡的主要原因。由于糖尿病生理功能障碍会不同程度地影响患者的生活质量、劳动、就业和社会交往等能力，易引发患者严重的心理障碍。

1. 运动功能障碍　糖尿病可致足部麻木甚至足部皮肤溃疡、肢端坏疽或感染，是截肢、致残的主要原因。晚期由于经久不愈的溃疡，甚至深及肌腱，造成骨破坏，引起行走功能障碍。

2. 感觉功能障碍　糖尿病神经病变以周围神经病变最常见，表现为疼痛和感觉异常，疼痛为刺痛、灼痛、钻凿痛，感觉异常为麻木、蚁行、虫爬、发热、触电样。通常呈对称性，由远端至近端发展，下肢病变较上肢严重。糖尿病微血管病变引起视网膜病变，病程超过 10 年者，大部分合并视网膜病变，轻者出现视力模糊，严重者可致失明。此外，糖尿病还可引起白内障、青光眼、黄斑病变等，导致视力障碍。

3. 心功能障碍　糖尿病微血管病变致心肌广泛性坏死，可诱发心力衰竭、心律失常、心源性休克和猝死。糖尿病大中动脉粥样病变，可引起冠心病，甚至心肌梗死危及生命。

4. 泌尿生殖功能障碍　糖尿病血管病变可致毛细血管间肾小球动脉硬化和肾动脉硬化，严重者导致肾衰竭。糖尿病自主神经病变可引起膀胱功能障碍，导致尿潴留并继发尿路感染。

5. 日常生活活动能力障碍　糖尿病患者可出现的全身症状有乏力、易疲劳、生活工作能力下降等。若发生眼、脑、心、肾脏、大血管和神经并发症，也可致日常生活活动能力严重受限。

6. 心理功能障碍　糖尿病是慢性代谢性疾病，患者需终身治疗且须严格控制饮食，给患者生活及经济带来了极大的影响，使患者产生悲观情绪，缺乏自信，不能坚持治疗。糖尿病可引起躯体疼痛、失明、脑梗死等严重并发症，甚至截肢，造成患者有抑郁、焦虑、沮丧、恐惧心理。

（二）康复护理评定

1. 病史评定　详细询问发病年龄、病程、生活方式、饮食习惯、营养状态、体重变化、儿童和少年期的生长和发育状况、家族史、运动习惯，有无日常生活活动耐力改变；了解患者的经济文化水平、家庭和社会地位、医疗保险类型等情况。

2. 生理功能评定　详细检查血常规、血糖、胰岛素、血脂、肝功能、肾功能等；尿液检查包括尿常规、尿蛋白、尿糖检查，以及还应进行心电图、胸部拍片、关节拍片等检查。

3. 尿病并发症评定　主要是针对视网膜病变、糖尿病肾病、糖尿病多发性周围神经病变、糖尿病足等的评定。

三、康复护理措施

（一）饮食疗法

饮食疗法是不管何种糖尿病类型最基本的治疗护理措施，是糖尿病任何阶段预防和控制手段中不可缺少的组成部分。它按照生理需要定出总热量和均衡的营养成分，定时、定量、定餐，以促进胰岛功能的恢复。

1. 控制总热量　糖尿病饮食治疗的首要措施是控制每日的总热量。能量摄入的标准，成人以能够达到或维持理想体重为标准；儿童、青少年则以保持正常生长发育为标准；妊娠期糖尿病则需要同时保证胎儿与母体的营养需求。

扫码"看一看"

2. 三大营养素的热量分配　以蛋白质占总热能 15%～20%，脂肪占总热能 20%～25%，碳水化合物占总热能的 50%～60% 为宜。儿童、孕妇、哺乳期妇女、营养不良及消耗性疾病患者，蛋白质可酌情增加；少食动物脂肪，尽量用植物油代替；提倡食用粗制米、面和一定量的杂粮。

3. 制定食谱　三餐热量分布大概为 1/5、2/5、2/5 或 1/3、1/3、1/3，或分成四餐为 1/7、2/7、2/7、2/7，可按患者的生活习惯、病情及配合治疗的需要来调整。

4. 适当补充维生素和矿物质，限盐和忌酒　糖尿病患者每日的摄盐量不应超过 6g，有高血压者应小于 3g。

（二）运动疗法

运动疗法是糖尿病康复治疗的重要方法之一。轻度和中度糖尿病患者都可以进行运动治疗，特别是肥胖体型的患者更适合运动疗法。运动处方应根据患者的病情、年龄、心肺功能、工作生活习惯等制定，开始应在护士的监护下实施，逐渐过渡到自我监护，并定期复查，调整运动处方。

1. 运动项目　糖尿病患者的运动锻炼应选择低至中等强度的有氧运动。有氧运动有利于能量的消耗。运动项目可根据患者的兴趣爱好和环境条件加以选择。常见的运动种类有步行、慢跑、游泳、跳绳、上下楼梯、骑自行车等。也可进行适当的球类活动、太极拳或中等强度的医疗体操，如举哑铃或四肢和躯干的医疗体操。

2. 运动量　运动量的大小由运动强度、运动时间和运动频率三个因素决定。

（1）运动强度　可以用活动平板运动试验检测出其最大运动量（代谢当量值），取其 50%～75% 作为其运动强度。临床中常用靶心率来表达适合糖尿病患者的运动强度，通常选择最大心率的 70%～80% 作为运动中的靶心率，相当于 50%～60% 最大摄氧量。还有一种判断运动强度是否合适的方法是根据患者运动中的主观感觉，即合适的运动强度应为运动中能和别人说话而不感到气喘、气促。

（2）运动时间　运动时间包括预备阶段、训练阶段和结束阶段三部分的时间总和。达到靶心率的运动训练时间以 20～30 分钟为宜。训练时间从 10 分钟开始，适应后逐渐增至 30～40 分钟，其中可穿插必要的间歇时间。运动持续时间很大程度上取决于运动强度，在运动量一定的情况下，年轻或体力好的糖尿病患者运动强度较大时，训练时间可相应缩短，而老年糖尿病患者运动强度一般较小，可相应延长训练时间。

（3）运动频度　以每天一次或每周 3～4 次为宜。次数过少，运动间歇超过 3～4 天，则运动训练的效果及运动蓄积效应将减少，已获得改善的胰岛素敏感性将会消失，这样就难以达到运动的效果。肥胖者可适当增加活动量和活动次数；使用药物者最好每日定时活动。

3. 注意事项

（1）运动前着装、穿鞋应合适，质地柔软，注意足部保护和护理。

（2）糖尿病患者应避免空腹晨练，在餐后进行运动时，还应避开药物作用的高峰期，以免发生低血糖并随身携带糖块或饼干；准备足够的液体饮用以免脱水。

（3）运动负荷适量，运动量要循序渐增。避免运动强度过大、时间过长，以免疲劳，诱发酮症。

（4）运动中最好有家属或他人陪同，应随身携带写有姓名、家庭地址和病情的卡片以及甜点等以备急需。

（5）运动后会引起食欲增加，消化功能增强，应注意饮食控制。注意监测血压、血糖。

（6）运动时注意监测病情变化：注意监测心率、血糖、有无心前区闷痛等。糖尿病患者血糖 >13.3mmol/L 或尿酮体阳性者不宜活动；周围神经病变者避免过度伸展、不负重。

（7）急性并发症如酮症、酮症酸中毒或空腹血糖 >15.0mmol/L、心力衰竭、心律失常等患者应避免应用运动疗法。

（三）心理康复

糖尿病患者有悲观、抑郁、恐惧等情绪，为树立患者信心，积极配合治疗，及时讲解糖尿病基本知识、治疗的意义，提高治疗的依从性。鼓励亲属和朋友多给予亲情和温暖，使其获得感情上的支持。鼓励患者参加各种糖尿病病友团体活动，增加战胜疾病的信心。常用的方法有：精神分析法、生物反馈疗法、音乐疗法、生活指导座谈会等。

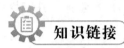

知识链接

> 手术治疗可明显改善肥胖症伴 T2DM 的血糖控制，甚至可以使一些患者的糖尿病"治愈"。2011 年 3 月，世界糖尿病联盟正式发表声明，承认减重手术（即糖尿病胃转流手术）可以作为治疗 T2DM 的手段之一，并推荐早期进行干预。2011 年 7 月，由中华医学会糖尿病学分会与中华医学会外科学分会共同发布了《手术治疗糖尿病专家共识》。减重/胃肠代谢手术方式主要有可调节胃束带术和胃旁路术 2 种，通过腹腔镜操作。

（四）糖尿病并发症的康复护理

1. 糖尿病足的康复护理 应注意减轻足部的压力，同时可采用有氧运动治疗，但禁忌长时间行走、跑步和爬楼梯。还可以采用物理疗法、作业疗法进行治疗。

2. 糖尿病冠心病的康复护理 参照冠心病的康复护理措施。

3. 糖尿病周围神经病变和脑血管病变 参照神经病变和脑血管病变的康复护理措施。

4. 糖尿病合并白内障、青光眼 可行手术治疗。

5. 糖尿病视网膜病变 视力残疾可采用超短波疗法、直流电离子导入疗法、助行器具的使用及家庭和环境适应性作业训练等。

6. 糖尿病肾病 如导致肾功能障碍主要依靠透析治疗。

四、康复教育

1. 用药指导 糖尿病药物治疗有口服降糖药物、中药及胰岛素三类。常用口服降糖药物有磺脲类、非磺脲类胰岛素促泌剂、双胍类、葡萄糖苷酶抑制剂、胰岛素增敏剂。可根据病情选用一种或两种药物联合治疗。对于使用口服降糖药患者应指导口服方法和对不良反应的观察。对于使用胰岛素的患者应详细讲解胰岛素使用剂量、给药的途径和时间，且对正确的注射方法和不良反应的观察及低血糖反应的处理等也应进行指导说明。

2. 饮食指导 指导患者正确执行饮食治疗。为患者准备一份常用食物营养素含量表和替换表，使之能自我调节饮食种类。

3. 运动指导 使患者了解运动疗法的重要性，掌握运动疗法的具体方法和注意事项。运动时随身携带病情卡片和甜食，以备急需。如果出现头晕、心悸等症状，应立即终止运动。

4. 自我监测的指导 指导患者学习监测血糖、血压、体重指数，以便了解病情变化及尽早防治并发症。一般每2~3个月复诊糖化血红蛋白。如原有血脂异常，每1~2个月监测1次，原无异常每6~12个月监测1次。对体重每1~3个月监测1次，以便了解疾病控制情况，及时调整用药剂量。每3~12个月门诊定期复查，每年对全身检查1次。

5. 并发症预防指导 规律生活，戒烟戒酒，熟悉糖尿病酮症酸中毒及高渗性昏迷等并发症的诱因、主要临床表现及应急处理措施。指导患者掌握糖尿病足的预防和护理知识，提倡注意个人卫生，养成良好的卫生习惯。

（薛瑶）

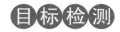

选择题

A1/A2 型题

1. 偏瘫运动功能的评价方法临床上应用最多的是

    A. Bobath 法   B. Brunnstrom 法   C. 上田敏法

    D. Fugl - Meyer 法   E. MAS 法

2. 下列关于脑卒中患者上下楼梯训练的说法中错误的是

    A. 上楼时患足先上，健足后上

    B. 下楼时患足先下，健足后下

    C. 治疗师站在患者的健侧为宜

    D. 循序渐进原则

    E. 心理支持，消除恐惧感

3. 某患者用 GCS 评定为 15 分时，颅脑损伤严重程度可评定为

    A. 无脑损伤   B. 轻度脑损伤   C. 中度脑损伤

    D. 重度脑损伤   E. 昏迷

4. 猜测游戏对颅脑损伤患者主要起何作用

    A. 增加情趣   B. 避免抑郁   C. 提高注意力

    D. 提高记忆力   E. 提高思维力

5. 骨折早期是指骨折后

    A. 12 小时以内   B. 24 小时以内   C. 1~2 天

    D. 1~2 周   E. 1~2 个月

6. 患者，男性，27 岁，打篮球不慎滑倒致左小腿骨折，急诊送至医院，拟行复位及石膏固定。患者出现肢体肿胀，遵循 PRICE 治疗方案，该方案的措施中不包括

A. 患肢抬高   B. 休息   C. 温水擦拭

D. 冰敷   E. 包扎

7. 脑瘫不会发生在以下哪个阶段

A. 出生前   B. 出生时   C. 出生后 1 个月

D. 出生后 2 个月   E. 受孕开始至婴儿期

8. 脑瘫患儿爬行训练时错误的方法是

A. 由腹爬位开始，逐步过渡到膝手位和高爬位

B. 单侧肢体迈出顺序：右手→左膝→左手→右膝

C. 单侧肢体迈出顺序：右手→右膝→左手→左膝

D. 训练初期可由单侧肢体迈出，然后逐渐过渡到正常爬行动作及速度

E. 训练初期固定患儿骨盆并上提，先进行一侧上肢的上抬训练

9. 脊髓休克结束的指征是指

A. 阴茎球海绵体反射再出现

B. 出现痉挛

C. 肌张力增高

D. 肌力增强

E. 以上都是

10. 脊髓损伤水平以下存在感觉功能，但无运动功能，根据 ASIA 分类为

A. A 类   B. B 类   C. C 类

D. D 类   E. 无法判断

11. 冠心病患者训练中出现气促、疲劳、眩晕症状时，应将其运动量调整为

A. 不用改变运动量

B. 减少运动量

C. 维持运动量数天，观察数天

D. 立即停止运动

E. 以上都不对

12. 张某，男性，71 岁，诊断为冠心病，现为 I 期康复，在运动最初 3 分钟后和增加运动速度之前要测量血压。血压增高不应超过

A. 10mmHg   B. 20mmHg   C. 30mmHg

D. 40mmHg   E. 50mmHg

13. 谢某，女性，55 岁，糖尿病且肥胖，可选择的运动项目为

A. 跳绳   B. 行走   C. 游泳

D. 踩自行车   E. 以上都可

14. 吴某，男性，64 岁，诊断为糖尿病，其血糖 >（ ）时不宜运动

A. 110mmol/L   B. 113mmol/L   C. 120mmol/L

D. 123mmol/L   E. 133mmol/L

15. 周围神经病损按严重程度可分为几类

A. 2   B. 3   C. 4

D. 5   E. 6

16. 患者，男性，20 岁。因"上臂桡神经损伤"入院，患者患手会呈现典型的

    A. 垂腕和垂指畸形　　　　B. 爪形指畸形　　　　　　C. 垂腕和爪形指

    D. 握拳状　　　　　　　　E. 手颤抖

17. COPD 是一种可以预防和治疗的常见疾病，其特征是

    A. 持续存在的气流受限　　B. 间断存在的气流受限　　C. 不规律的气流受限

    D. 气流不受限　　　　　　E. 呼吸不受限

18. 对 COPD 患者进行营养状况评估时，最简便的方法是查看

    A. 臀部皮下脂肪

    B. 前臂曲侧或上臂伸侧下 1/3 部位的皮下脂肪

    C. 小腿内侧皮下脂肪

    D. 背部皮下脂肪

    E. 腹部皮下脂肪

扫码"练一练"

参考答案

第一章

1. D 2. E 3. A 4. E 5. D 6. E 7. E 8. C 9. E 10. D

第二章

1. D 2. D 3. B 4. E 5. B 6. B 7. C 8. D 9. A 10. D

第三章

1. A 2. C 3. B 4. C 5. A 6. A 7. C 8. A 9. B 10. B

第四章

1. B 2. B 3. B 4. B 5. C 6. A 7. C 8. A 9. A 10. B

第五章

1. B 2. A 3. B 4. C 5. D 6. C 7. D 8. A 9. E 10. B 11. D 12. B 13. E 14. E
15. B 16. A 17. A 18. B